全国中医药行业高等职业教育"十二五"规划教材

儿 科 学

（供临床医学专业用）

主 编　刘　奉（重庆三峡医药高等专科学校）

副主编　林　梅（四川中医药高等专科学校）

　　　　王龙梅（山东中医药高等专科学校）

编　委（以姓氏笔画为序）

　　　　王龙梅（山东中医药高等专科学校）

　　　　刘　奉（重庆三峡医药高等专科学校）

　　　　杨云红（渭南职业技术学院）

　　　　余德兵（重庆三峡中心医院）

　　　　林　梅（四川中医药高等专科学校）

　　　　季芙红（青海卫生职业技术学院）

　　　　蒋祥林（重庆三峡医药高等专科学校）

中国中医药出版社

·北 京·

图书在版编目（CIP）数据

儿科学/刘奉主编．—北京：中国中医药出版社，2015.12（2017.6重印）
全国中医药行业高等职业教育"十二五"规划教材
ISBN 978 – 7 – 5132 – 2622 – 6

Ⅰ．①儿…　Ⅱ．①刘…　Ⅲ．①儿科学 – 高等职业教育 – 教材　Ⅳ．①R72

中国版本图书馆 CIP 数据核字（2015）第 133016 号

中国中医药出版社出版
北京市朝阳区北三环东路 28 号易亨大厦 16 层
邮政编码　100013
传真　010 64405750
三河市同力彩印有限公司印刷
各地新华书店经销

＊

开本 787 × 1092　1/16　印张 21　字数 471 千字
2015 年 12 月第 1 版　2017 年 6 月第 2 次印刷
书　号　ISBN 978 – 7 – 5132 – 2622 – 6

＊

定价　42.00 元
网址　www.cptcm.com

全国中医药职业教育教学指导委员会

张美林（成都中医药大学附属医院针灸学校党委书记、副校长）

张登山（邢台医学高等专科学校教授）

张震云（山西药科职业学院副院长）

陈　燕（湖南中医药大学护理学院院长）

陈玉奇（沈阳市中医药学校校长）

陈令轩（国家中医药管理局人事教育司综合协调处副主任科员）

周忠民（渭南职业技术学院党委副书记）

胡志方（江西中医药高等专科学校校长）

徐家正（海口市中医药学校校长）

凌　娅（江苏康缘药业股份有限公司副董事长）

郭争鸣（湖南中医药高等专科学校校长）

郭桂明（北京中医医院药学部主任）

唐家奇（湛江中医学校校长、党委书记）

曹世奎（长春中医药大学职业技术学院院长）

龚晋文（山西职工医学院/山西省中医学校党委副书记）

董维春（北京卫生职业学院党委书记、副院长）

谭　工（重庆三峡医药高等专科学校副校长）

潘年松（遵义医药高等专科学校副校长）

秘　书　长　周景玉（国家中医药管理局人事教育司综合协调处副处长）

前　言

中医药职业教育是我国现代职业教育体系的重要组成部分，肩负着培养中医药多样化人才、传承中医药技术技能、促进中医药就业创业的重要职责。教育要发展，教材是根本，在人才培养上具有举足轻重的作用。为贯彻落实习近平总书记关于加快发展现代职业教育的重要指示精神和《国家中长期教育改革和发展规划纲要（2010—2020 年)》，国家中医药管理局教材办公室、全国中医药职业教育教学指导委员会紧密结合中医药职业教育特点，充分发挥中医药高等职业教育的引领作用，满足中医药事业发展对于高素质技术技能中医药人才的需求，突出中医药高等职业教育的特色，组织完成了"全国中医药行业高等职业教育'十二五'规划教材"建设工作。

作为全国唯一的中医药行业高等职业教育规划教材，本版教材按照"政府指导、学会主办、院校联办、出版社协办"的运作机制，于 2013 年启动了教材建设工作。通过广泛调研、全国范围遴选主编，又先后经过主编会议、编委会议、定稿会议等研究论证，在千余位编者的共同努力下，历时一年半时间，完成了 84 种规划教材的编写工作。

"全国中医药行业高等职业教育'十二五'规划教材"，由 70 余所开展中医药高等职业教育的院校及相关医院、医药企业等单位联合编写，中国中医药出版社出版，供高等职业教育院校中医学、针灸推拿、中医骨伤、临床医学、护理、药学、中药学、药品质量与安全、药品生产技术、中草药栽培与加工、中药生产与加工、药品经营与管理、药品服务与管理、中医康复技术、中医养生保健、康复治疗技术、医学美容技术等 17个专业使用。

本套教材具有以下特点：

1. 坚持以学生为中心，强调以就业为导向、以能力为本位、以岗位需求为标准的原则，按照高素质技术技能人才的培养目标进行编写，体现"工学结合""知行合一"的人才培养模式。

2. 注重体现中医药高等职业教育的特点，以教育部新的教学指导意见为纲领，注重针对性、适用性及实用性，贴近学生、贴近岗位、贴近社会，符合中医药高等职业教育教学实际。

3. 注重强化质量意识、精品意识，从教材内容结构、知识点、规范化、标准化、编写技巧、语言文字等方面加以改革，具备"精品教材"特质。

4. 注重教材内容与教学大纲的统一，教材内容涵盖资格考试全部内容及所有考试要求的知识点，满足学生获得"双证书"及相关工作岗位需求，有利于促进学生就业。

5. 注重创新教材呈现形式，版式设计新颖、活泼，图文并茂，配有网络教学大纲指导教与学（相关内容可在中国中医药出版社网站 www.cptcm.com 下载），符合职业院校学生认知规律及特点，以利于增强学生的学习兴趣。

在"全国中医药行业高等职业教育'十二五'规划教材"的组织编写过程中，得到了国家中医药管理局的精心指导，全国高等中医药职业教育院校的大力支持，相关专家和各门教材主编、副主编及参编人员的辛勤努力，保证了教材质量，在此表示诚挚的谢意！

我们衷心希望本套规划教材能在相关课程的教学中发挥积极的作用，通过教学实践的检验不断改进和完善。敬请各教学单位、教学人员及广大学生多提宝贵意见，以便再版时予以修正，提升教材质量。

国家中医药管理局教材办公室

全国中医药职业教育教学指导委员会

中国中医药出版社

2015 年 5 月

编写说明

　　《儿科学》是"全国中医药行业高等职业教育'十二五'规划教材"之一。本教材是依据《国家中长期教育改革和发展规划纲要（2010—2020 年)》精神，为适应中医药高等职业教育的教学发展需求，突出中医药高等职业教育的特色，由全国中医药职业教育教学指导委员会、国家中医药管理局教材办公室统一规划、宏观指导，中国中医药出版社组织，全国中医药高等职业教育学校联合编写出版，供高等职业教育临床医学专业教学使用的教材。

　　本教材适应中国医学教育改革和发展需要，在突出三基（基础理论、基本知识、基本技能）和五性（思想性、科学性、先进性、启发性、适用性）的基础上，坚持"贴近学生、贴近岗位、贴近社会"的基本思路。在内容的选取上，本教材紧紧围绕行业需要和国家执业医师资格考试大纲要求，同时关注儿科疾病谱的变化，注重学生创新能力和终身学习能力的培养，与以往教材相比，增加了近年来发生率显著增高及执业医师考试大纲要求的相关疾病，如支气管哮喘、儿童糖尿病、锌缺乏症、手足口病、皮肤黏膜淋巴结综合征、先天性巨结肠等。

　　本教材在编写体例上，为了让师生明确教学要求，在各章均以"学习目标"开篇，为教师的"教"和学生的"学"指明了方向。为了锻炼学生的临床思维能力，加深对临床知识的理解和掌握，达到使学生"早期接触临床"的目的，在重点疾病前面穿插了典型案例引导。为了拓展学生的知识面，帮助教师开展引导性教学，正文中适当穿插了"知识链接""课堂互动"等模块。每章内容后均安排有"目标检测"，以达到检验学生的学习效果，强化训练，进一步突出重点和难点的目的。

　　本教材第一章、第九章、第十三章由刘奉编写，第二章、第三章由王龙梅编写，第四章、第七章由季芙红编写，第五章、第十五章由蒋祥林编写，第六章、第十章由林梅编写，第八章、第十四章由杨云红编写，第十一章、第十二章由余德兵编写。

　　本教材编写力求概念明确、逻辑严谨、难易适中、文字流畅、浅显易懂、简单实用，以满足高等职业院校临床医学专业教学需要。但由于编者水平有限，本教材难免存在缺点和不足之处，敬请各兄弟院校教师、学生及其他读者提出宝贵意见，以便再版时修订提高。

　　本教材在编写过程中，得到了各参编单位领导和同仁的大力支持和帮助，在此一并致谢。

《儿科学》编委会

2015 年 9 月

第三章　儿童疾病诊疗原则

第四章　儿童营养及营养障碍性疾病

目　录

第一章　绪论

第二章　儿童生长发育与保健

第一章 绪 论

【学习目标】

1. 掌握：儿童年龄分期及各年龄期特点。
2. 熟悉：儿科学的特点。
3. 了解：儿科学的研究任务和范围。

第一节 儿科学的研究任务和范围

一、儿科学的研究任务

儿科学是研究儿童生长发育、卫生保健和疾病防治的综合性学科。它的服务对象是体格、心理和精神均处于不断生长发育过程中的儿童，由于儿童的生理、心理等具有动态变化的特点，其患病率和死亡率均高于成人。儿科学的研究任务就是要不断探索儿科医学理论，在实践的基础上总结经验，提高儿童保健和疾病防治的水平，降低儿童发病率、致残率和死亡率，增强儿童体质，为提高人类健康水平做出贡献。

二、儿科学的研究范围

儿科学是临床医学范畴中的二级学科，其研究对象包括从胎儿到青春期的儿童。儿科学的研究宗旨是：保障儿童健康，提高生命质量。围绕此宗旨，儿科学的主要研究内容包括以下4个方面：①研究儿童生长发育的规律及其影响因素，不断提高儿童体格、智力发育水平和社会适应能力，保障此三者得到全面均衡的发展。②研究各种儿童疾病的发生、发展规律及临床诊断和治疗的理论和技术，不断降低疾病的发生率、致残率和死亡率，提高疾病的治愈率。③研究各种儿童疾病的预防措施，包括免疫接种、先天性遗传性疾病的筛查、科学知识的普及教育等，这是现代儿科学最具有发展潜力的方面，将会占据越来越重要的地位。④研究各种儿童疾病康复的可能性及具体方法，尽可能地帮助患儿提高生活质量乃至完全恢复健康。

随着医学研究的进步和社会发展的需要，儿科学的学科专业分类逐渐细化并不断更新。根据研究内涵和特点，儿科学可分为预防儿科学、发育儿科学、临床儿科学。根据不同的研究系统和重点，临床儿科学又不断派生出呼吸、消化、循环、神经、血液、肾脏、内分泌、遗传代谢、免疫、传染病、急救医学等亚专业。由于小儿的生长发育过程有一定的阶段性特点，又形成了以年龄为划分特征的新学科，如围生期医学、新生儿医学、青春期医学等。小儿外科学则为外科学范畴内的三级学科。新生儿医学和儿童保健医学是儿科学中最具特色的学科，其研究内容是其他临床学科极少涉及的方面。随着医学理论的不断完善和技术的不断进步，儿科学必将向各个分支纵深分化，新的学科、边缘性的学科必将继续应运而生。然而，儿科学的分化发展不是儿科学自身的肢解终结，在学习和研究儿科学某一分支学科时，切忌忽略对儿科学基础和学科总体的研究和关注。

知识链接

儿童疾病综合管理

儿童疾病综合管理是世界卫生组织（WHO）和联合国儿童基金会制定的一项以全世界儿童的福祉为重点的儿童健康综合措施。儿童疾病综合管理的目标是降低5岁以下儿童的死亡、疾病和残疾发生率，并促进他们更好地成长和发育。儿童疾病综合管理包括家庭、社区及卫生机构实施的预防性和医疗性措施内容。该战略包括以下三部分主要内容：提高卫生保健工作人员病例管理的技能，改善整个卫生系统，改善家庭和社区卫生做法。在医疗机构中，儿童疾病综合管理战略促进了在门诊就对儿童期疾病做出准确的确认，疾病保证了对所有重大疾病的综合治疗，加强了对照护者的咨询，并提高了严重疾病患儿的转诊速度。在社区医疗服务机构和家庭里，该战略促进了寻求适宜保健的行为，提高了儿童营养和预防保健水平，并保障了医嘱的正确执行。

第二节　儿科学的特点

儿科学具有与其他临床学科不同的特点，这些特点产生的根本原因在于儿科学研究的对象是儿童。儿童时期是机体处于不断生长发育的阶段，主要表现出以下基本特点：①个体差异、性别差异和年龄差异都非常大，因此无论是对健康状态的评价，还是对疾病的临床诊断都不宜采用单一标准衡量。②疾病造成损伤后的恢复能力较强，表现为在生长发育的过程中，比较严重的损伤可以自然改善或完全修复。因此，如果渡过危重期，常可满意恢复，适宜的康复治疗常有事半功倍的效果。③自身防护能力较弱，容易受各种不良因素的影响，导致疾病的发生和性格行为的偏离，而且一旦造成损伤，往往影响一生，因此应该特别重视预防保健工作。因此，儿科学的特点主要表现在以下几个方面。

1. **解剖特点**　儿童在生长发育过程中，其外观如身长、体重、身体各部分比例，以及器官大小和位置等，随年龄增长而发生改变，囟门的闭合、牙齿的萌出、骨化中心的出现都有一定的规律。在体格检查时，必须熟悉各年龄期儿童的解剖特点，才能正确判断和处理临床问题。

2. 功能特点　儿童各系统器官的功能随年龄增长逐渐发育成熟，不同年龄小儿的生理生化正常值，如心率、呼吸、血压、周围血象、体液成分等各不相同。此外，某年龄阶段的功能不成熟常是疾病发生的内因，如婴幼儿时期生长发育旺盛，所需能量和水分相对较多，但消化功能发育不成熟，容易患消化功能紊乱和营养障碍。因此，掌握各年龄儿童的功能变化特点是儿科临床工作的基本要求。

3. 病理特点　同一致病因素对不同年龄的儿童可引起不同的反应和病理过程。如肺炎球菌感染，在婴幼儿常为支气管肺炎，而年长儿及成人则易表现为大叶性肺炎；维生素 D 缺乏时，儿童患佝偻病，成人则患骨软化症。

4. 免疫特点　儿童年龄越小，其非特异性免疫、细胞免疫、体液免疫功能越不成熟，抗感染能力低下，易患感染性疾病。如婴幼儿时期分泌型 IgA（SIgA）和 IgG 水平均较低，容易患呼吸道和消化道感染。

5. 心理和行为特点　儿童时期是心理、行为形成的基础阶段，可塑性非常强。与体格发育一样，儿童的心理和行为发育也具有一定的规律性和年龄特点，根据不同的年龄特点给予正确的教养和耐心的引导，可以培养儿童良好的行为习惯和个性。

6. 临床特点　①疾病种类：儿童疾病的种类与成人不同。如心血管疾病，儿童主要以先天性心脏病多见，而成人则以冠状动脉粥样硬化性心脏病多见；儿童白血病以急性淋巴细胞白血病多见，成人则以粒细胞白血病居多。另外，不同年龄儿童的疾病种类也有差异，如新生儿疾病常与先天遗传和围生期因素有关，婴幼儿疾病以感染性疾病居多等。②临床表现：与成人差别甚大，年幼体弱儿对疾病的反应差，无明显定位症状和体征，病情变化快，来势凶险，应密切观察病情变化。③疾病诊断：儿童自诉病史常有困难且不准确，采集病史须同时详细询问家长；全面准确的体格检查对于儿科疾病的诊断非常重要，有时甚至是关键性的；发病的年龄和季节，以及流行病学史常有助于某些疾病的诊断。

7. 治疗特点　儿童疾病的治疗强调综合治疗，同时应重视并发症治疗、心理支持、护理和支持疗法。儿童用药剂量应按体重或体表面积仔细计算，同时注意液体出入平衡。

8. 预后特点　儿童疾病往往来势凶险，但如能及时诊治，恢复也较快，较少转成慢性或留下后遗症，因此临床的早期诊断和治疗显得尤其重要。

9. 预防特点　对儿科疾病的预防是降低发病率和死亡率的根本环节，也是预防成年疾病的重要基础。预防的重点包括开展计划免疫、围生期及儿童保健、科学育儿知识宣教，还要及早筛查先天性遗传性疾病、视听异常、弱智儿并早期干预，重视某些成人疾病如高血压、动脉粥样硬化的儿童期预防，重视家庭对小儿的心理行为教育等。

第三节　儿童年龄分期及其特点

儿童的生长发育是一个连续渐进的动态过程，而随着年龄的增长，儿童的解剖、生理和心理功能等在不同阶段表现出与年龄相关的规律性。在实际工作中，将小儿年龄划分为七个时期，以便更好地开展儿童保健和疾病预防工作。

1. 胎儿期 从受精卵形成到胎儿出生共 38 周，一般则从孕母的末次月经算起，共经历 40 周。最初 8 周为胚胎期，为机体各器官原基分化的关键时期，此时如受到各种不利因素影响，可造成流产或先天畸形；第 9 周起到出生为胎儿期，是各系统、器官发育完善的时期。胎儿完全依赖母体而生存，孕母的身心健康、胎盘和脐带的异常、环境因素等均可影响胎儿的生长发育，因此加强孕期保健及胎儿保健十分重要。

2. 新生儿期 自胎儿娩出、脐带结扎开始至出生后 28 天，包含在婴儿期内。此期小儿脱离母体，开始独立生活，内外环境发生巨大变化，但其适应能力尚不成熟，发病率及死亡率高，尤以早期新生儿（第一周新生儿）最高。应加强护理，注意保暖，细心喂养，预防各种感染，建立新生儿访视制度，进行先天性遗传代谢疾病筛查及听力筛查。

围生期是指胎龄满 28 周（体重 ≥1000g）至生后 7 天，这一时期从妊娠晚期经分娩过程到新生儿早期，小儿经受了巨大的变化，是生命遭受最大危险的时期。此期小儿发病率与死亡率最高。围生期死亡率是衡量一个国家或地区医疗卫生水平的重要指标。应加强围生期保健，重视优生优育。

3. 婴儿期 从出生到 1 周岁前为婴儿期，又称乳儿期。此期是小儿生长发育最迅速的时期，对营养需要量相对较大，但消化吸收功能尚不完善，易发生消化功能紊乱和营养障碍性疾病，故应提倡母乳喂养，指导科学喂养，定期进行体格检查。同时，婴儿体内来自母体的抗体逐渐减少，而自身的免疫功能尚未成熟，抗感染能力弱，易发生各种感染和传染性疾病，应按时进行预防接种。

4. 幼儿期 1 岁至满 3 周岁前为幼儿期。此期体格发育速度较前稍减慢，而智能发育迅速，语言、思维和应人应物能力及自我意识发展迅速，活动范围扩大，但识别危险和自我保护能力都有限，意外伤害发生率非常高，应格外注意防护。此阶段的消化系统功能仍不完善，营养需求量仍然相对较高，饮食变化大，由乳类向成人饮食过渡，仍然容易发生消化功能紊乱和营养障碍性疾病，适宜的喂养仍然是保证正常生长发育的重要环节，应加强断奶后的营养和喂养指导。此期免疫力仍然比较低下，易患感染性和传染性疾病，故应加强预防接种，同时应定期进行体格检查，合理安排生活日程，培养良好的卫生习惯。

5. 学龄前期 3 周岁到 6~7 岁入小学前为学龄前期。此期体格发育稳步增长，智能发育更加迅速，是性格形成的关键时期，知识面扩大，自理能力和初步社交能力得到锻炼。此期应重视学前教育，培养良好的道德品质和生活习惯。因活动范围和能力增强，对危险的识别和自我保护能力有限，意外伤害发生率增加。因免疫功能逐渐成熟，自身免疫性疾病（如急性肾炎、风湿热等）和恶性肿瘤发病率增高。

6. 学龄期 自入小学开始（6~7 岁）到青春期前为学龄期。此期体格生长相对缓慢，到本期末，除生殖系统外，各系统器官外形均已接近成人。智能发育更加成熟，是接受科学文化教育的关键时期。发病率相对较低，但免疫性疾病、近视、龋齿、恶性肿瘤等逐渐增多，心理、行为问题也开始增多。此期应提供适宜的学习条件，培养良好的学习习惯，加强素质教育和体育锻炼，合理安排生活，预防近视、龋齿、缺铁性贫血等常见疾病。

7. 青春期 年龄范围一般为 10～20 岁，女孩青春期的开始年龄和结束年龄都比男孩早 2 年左右。此期体格生长发育再次加速，出现第二次生长高峰，生殖系统也迅速发育并渐趋成熟。由于广泛接触社会，加之神经、内分泌调节不够稳定，易发生心理、精神和行为等方面的问题。应重视青春期保健、心理卫生和正确的性知识教育，注意加强营养，保证身心健康。

第四节　我国儿科学的发展和展望

祖国医学有数千年历史，在儿科学方面有丰富经验和卓越贡献。中医对儿科的相关记载最早见于公元前 11 世纪的商代甲骨文中对"龋"的描述。我国现存最早的医学典籍《黄帝内经》中对儿科学的范围进行了划分。东汉时期的《伤寒杂病论》、唐代的《备急千金要方》等中医专著从不同侧面对儿童的生长发育与喂养、疾病诊疗等进行了描述。唐朝时期开始在太医署内设少小科，与内、外、五官科并列。宋代儿科发展迅速，钱乙的《小儿药证直诀》、刘昉的《幼幼新书》和陈文中的《小儿病源方论》均为著名的儿科专著。明代的儿科预防成就突出，薛铠提出用烧灼脐带法预防新生儿破伤风。清代张琰的《种痘新书》中记载了人痘接种预防天花，比西欧琴纳发明牛痘接种早半个多世纪；清代的《幼科铁镜》《幼儿集成》等均为祖国儿科学的瑰宝。

19 世纪下半叶，西医儿科学随着商品和教会传入我国，到 20 世纪 30 年代逐渐受到国人重视，20 世纪 40 年代，儿科临床医疗规模初具。1937 年，我国成立了中华儿科学会。1942 年，国内首家儿童医院——北平私立儿童医院建成。1943 年，我国现代儿科学的奠基人诸福棠教授主编的首版《实用儿科学》问世，成为我国第一部大型儿科学参考书，标志着我国现代儿科学的建立。自 19 世纪至 20 世纪末，西医儿科学在防治传染病和营养不良方面做出了重大贡献。多种传染病疫苗的研制成功使得儿童常见传染病的发生率明显下降，婴儿死亡率逐年降低；由于抗生素的不断发展和广泛应用，儿童感染性疾病的发病率和死亡率大幅度地下降；代乳食品和配方乳粉的研究和提供曾经拯救了无数儿童的生命，近年来大力提倡母乳喂养更加提高了儿童的健康水平。

中华人民共和国成立以后，党和政府对于儿童医疗卫生事业非常关心，先后制定了多项法律法规，在城乡各地建立和完善了儿科医疗机构，并且按照预防为主的方针在全国大多数地区建立起儿童保健机构，同时普遍办起了各种形式的托幼机构。这些机构对保障我国儿童的健康和提高儿童的生命质量起了至关重要的作用。通过这些机构，儿童的生长发育监测、先天性及遗传性疾病的筛查、预防接种等措施得到顺利实施，儿童常见病、多发病的诊治状况得到显著改善。以肺炎、腹泻、营养性贫血和佝偻病为代表的我国常见儿童疾病的预防和诊治取得了令人瞩目的成绩，"四病"的防治得以落实。目前，各省、市、县级医院都设有儿科，加上各地的儿童医院和妇幼保健院，全国约有

5.6 万名儿科医师从事儿内、儿外、儿传、儿保等工作。

2011 年，国务院颁布了《中国儿童发展纲要（2011—2020 年）》和《中国妇女发展纲要（2011—2020 年）》，进一步把儿童和妇女健康纳入国民经济和社会发展规划，作为优先发展的领域之一。

随着社会的发展和科学知识的普及，儿科的疾病谱正在发生变化，感染性疾病和营养性疾病等常见病、多发病的发生率和严重性显著降低，而儿童出生缺陷、遗传代谢性疾病、意外伤害、营养过剩、儿童睡眠障碍、心理行为问题及肿瘤性疾病等日益增多。疾病谱的变化昭示着我国儿科工作者的注意力应该开始向新的领域发展延伸，儿科学的任务已经从单纯降低发病率和死亡率向着保障儿童健康、提高生命质量的远大目标迈进。因此，研究儿童正常生长发育规律及其影响因素的儿童保健学日益受到重视，研究儿童罹患各种疾病后得以尽量完善恢复的儿童康复医学及某些成人疾病的儿童期预防应该受到重视。21 世纪是生物 - 心理 - 社会医学模式的时代，生物医学的重大发现和进展都将对儿科学的发展产生深远的影响。

目 标 检 测

一、选择题

1. 以下哪项不属于儿科学的范畴
   A. 研究儿童生长发育规律　　B. 研究儿童发育和行为　　C. 提高儿童健康水平
   D. 提高儿童疾病防治水平　　E. 研究儿童对人类社会的影响

2. 新生儿期是指从出生断脐至足
   A. 7 天　　　　　　　　　　B. 18 天　　　　　　　　　C. 28 天
   D. 30 天　　　　　　　　　 E. 40 天

3. 小儿生命发展过程中，死亡率最高的时期是
   A. 围生期　　　　　　　　　B. 婴儿期　　　　　　　　C. 幼儿期
   D. 学龄前期　　　　　　　　E. 学龄期

4. 小儿生长发育最迅速的时期是
   A. 婴儿期　　　　　　　　　B. 幼儿期　　　　　　　　C. 学龄前期
   D. 学龄期　　　　　　　　　E. 青春期

5. 小儿体格发育的两个高峰期是
   A. 青春期、学龄期　　　　　B. 学龄期、学龄前期　　　C. 青春期、幼儿期
   D. 青春期、婴儿期　　　　　E. 学龄期、新生儿期

6. 幼儿期的特点是
   A. 体格发育最快
   B. 语言思维和应人应物的能力增强
   C. 识别危险的能力强

D. 自身免疫力强，传染病发生率低

E. 不易发生营养缺乏和消化紊乱

7. 以下哪项不是儿童疾病的特点

    A. 起病急   B. 变化快   C. 易发生并发症

    D. 感染性疾病较多   E. 后遗症多

8. 婴儿从母体获得的抗体开始消失的时间是

    A. 9~10 个月以后   B. 7~8 个月以后   C. 5~6 个月以后

    D. 3~4 个月以后   E. 1~2 个月以后

9. 儿童最易发生意外伤害的年龄期是

    A. 新生儿期   B. 婴儿期   C. 围产期

    D. 幼儿期   E. 学龄前期

10. 儿童自我意识开始发展的时期是

    A. 新生儿期   B. 婴儿期   C. 围产期

    D. 幼儿期   E. 学龄前期

二、思考题

1. 儿童与成人相比较最大的特点是什么？

2. 如何进行小儿年龄分期？各年龄期儿童有哪些特点？

第二章 儿童生长发育与保健

【学习目标】

1. 掌握：儿童生长发育规律、儿童体格生长的常用指标、计划免疫程序。
2. 熟悉：儿童神经心理发育规律及评价方法、儿童保健的具体措施。
3. 了解：影响儿童生长发育的因素。
4. 学会：儿童体重、身高、头围、胸围等常用体格发育指标的测量方法，运用有关指标对儿童个体和群体进行生长发育的监测及健康状况的评估。

人的生长发育是从受精卵到成人的成熟过程，是一个连续渐进的动态过程，生长发育是儿童的基本特点。生长是指儿童身体各器官、系统的长大和形态变化，是量的增长；发育是指细胞、组织、器官的分化完善和功能成熟，是机体功能的演进，是质的变化。两者紧密相关，不能截然分开。通过对儿童生长发育的研究，有助于对儿童的生长发育状况做出正确的评价与指导，保证儿童的健康成长。

第一节 生长发育规律及其影响因素

一、儿童生长发育的规律

儿童的生长发育遵循人类共同的规律性，即生长发育是连续的过程，各系统器官发育不平衡，生长发育有一般规律但存在个体差异，生长发育受遗传和环境的共同影响。

(一) 生长发育的一般规律

生长发育遵循由上到下、由近到远、由粗到细、由低级到高级、由简单到复杂的一般规律。如儿童的运动发育顺序为：先俯卧抬头，而后俯撑、翻身、坐爬、站立、行走（由上到下）；先发育的是头部、躯体、双臂、腰部等大肌肉的运动，此后是灵巧的手部小肌肉的运动发育（由近到远）；由最初的握持反射至拇示指对捏（由粗到细）；先会画直线，进而能画圈、图形（由简单到复杂）；对事物的认识由开始的看、听、觉等感性认识发展到记忆、思维、分析、判断等理性认识（由低级到高级）。

（二）生长发育的连续性和阶段性

生长发育是一个连续的过程，但各年龄段生长发育的速度不同，故其具有阶段性。一般体格生长，年龄越小，增长越快，生后头 6 个月生长最快，一周岁后基本稳步生长，至青春期又迅速加快，出现生长发育的第二次高峰（图 2－1）。

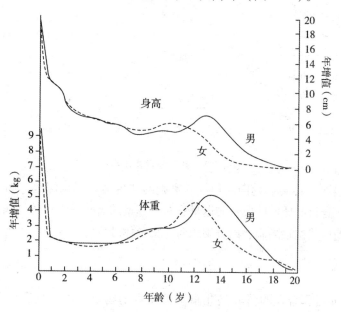

图 2－1　男孩女孩身高、体重发育速度曲线

（三）各系统器官发育的不平衡性

在发育过程中，各系统的发育速度快慢不同，各有先后。一般神经系统发育最早，尤其是脑的发育，7~8 岁大脑的重量已接近成人；生殖系统发育最迟，幼儿时期一直生长缓慢，到青春期才有很快的突发生长；淋巴系统的发育则先快而后回缩，青春期前达到发育高峰，以后逐渐下降；皮下脂肪发育在婴儿时期比较快，以后减慢，青春期又稍微快些；而肌肉组织则需到学龄期才发育加快（图 2－2）。

（四）生长发育的个体差异

儿童的生长发育虽然有一定的规律性，但个体之间并不完全一致，在一定范围内受遗传、性别、环境、营养等方面的影响而存在很大差异。因此，在判断儿童发育是否正常时应充分考虑各种影响因素，并需做连续动态的观察，才能做出正确的判断。

二、影响生长发育的因素

（一）遗传因素

细胞染色体所载基因是决定遗传的物质基础。父母双方的遗传因素决定儿童生长发育

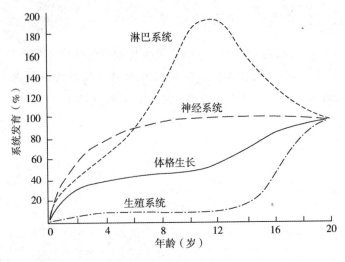

图 2-2　各系统发育不平衡

的"轨道"或特征、潜力、趋向。种族、家族的遗传信息影响深远，如皮肤和头发的颜色、面型特征、身材高矮、性成熟的迟早、对营养素的需要量、对传染病的易感性等。严重影响生长的遗传代谢缺陷病、内分泌障碍、染色体畸形等，更与遗传直接相关。

（二）环境因素

1. 营养　充足和合理的营养是儿童生长发育的物质基础，是保证儿童健康生长的重要因素。儿童的生长发育，包括胎儿在宫内的生长发育，需充足的营养素供给。当营养素供给比例恰当，加之有适宜的生活环境，可使生长潜力得到最好的发挥。宫内营养不良的胎儿不仅体格生长落后，严重时还影响脑的发育；生后营养不良，特别是第 1～2 岁时的严重营养不良，可影响体重、身高及智能的发育。

2. 疾病　疾病对生长发育的阻挠作用十分明显。急性感染常使体重减轻；长期慢性疾病则影响体重和身高的发育；内分泌疾病常引起骨骼生长和神经系统发育迟缓；先天性疾病，如先天性心脏病可造成生长迟缓。

3. 孕母情况　胎儿在宫内的发育受孕母的生活环境、营养、情绪、疾病等各种因素的影响。母亲妊娠早期的病毒性感染可导致胎儿先天畸形；妊娠期严重营养不良可引起流产、早产和胎儿体格生长及脑的发育迟缓；妊娠早期受到某些药物、X 线照射、环境中毒物和精神创伤的影响，均可影响胎儿的发育。

4. 环境　家庭环境对儿童健康的重要作用易被家长和儿科医生忽视。良好的居住环境，如阳光充足、空气新鲜、水源清洁、无噪声、居住条件舒适，配合良好生活习惯、科学护理、良好教养、体育锻炼、完善的医疗保健服务等都是促进儿童生长发育达到最佳状态的重要因素。

综上所述，遗传决定了生长发育的潜力，这种潜力从受精卵开始就受到环境因素的作用与调节，表现出个体的生长发育模式。因此，生长发育水平是遗传与环境共同作用的结果。

第二节　体格生长发育与评价

一、体格生长常用指标与测量方法

（一）体重

体重是机体各器官、系统和体液的总重量。体重测定可以反映儿童体格发育情况和衡量儿童近期营养状况，并作为计算临床用药量和输液量的主要依据。

儿童体重的增长不是匀速的，一般年龄愈小，增长愈快。正常儿童出生时的平均体重约为3kg，其中男婴平均体重为（3.3±0.4）kg，女婴平均体重为（3.2±0.4）kg。出生后一周内可有暂时性体重下降（生理性体重下降），减少原来体重的3%～9%，常于出生后7～10天恢复到出生时的体重。生后及早哺乳或喂水可减少生理性体重下降幅度。年龄越小，体重增长越快，出生后前3个月体重的增加值相当于后9个月体重的增加值，3个月末的体重是出生时的2倍（约为6kg），1周岁时体重增至出生时的3倍（约为10kg），2周岁时体重增至出生时的4倍（约为12kg）。2岁以后到11～12岁，体重稳步增长，平均每年增加2kg。进入青春期后，出现体重增长的第二个高峰，每年增长4～5kg。临床可用以下公式推算儿童体重（kg）：

≤6个月：体重 = 出生体重 + 月龄×0.7

7～12个月：体重 = 6 + 月龄×0.25

2～10岁：体重 = 年龄×2 + 8

测量方法：空腹，排空大小便，脱去衣裤、鞋袜，如室温过低，可酌情保留衣服，但要预估衣服重量并扣除，以保证体重的准确性。小婴儿用盘式杠杆秤测量（图2-3），准确读数至10g。1～3岁的幼儿用坐式杠杆秤测量（图2-4），准确读数至50g。3岁以上用站式杠杆秤测量（图2-5），准确读数到100g。测量前必须对体重计的零点进行校正。

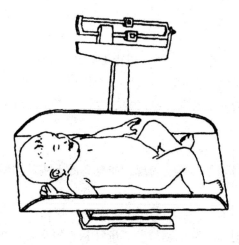

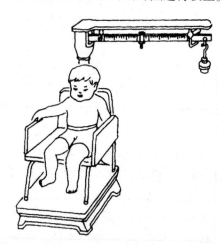

图2-3　盘式杠杆秤测量体重　　　　　图2-4　坐式杠杆秤测量体重

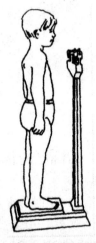 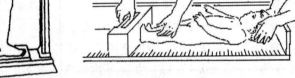 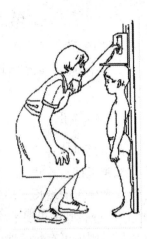

图2-5 站式杠杆　　　图2-6 身长测量　　　图2-7 身高测量

秤测量体重

（二）身高（长）

身高（长）是指从头顶至足底的长度，代表头部、脊柱和下肢长度的总和，主要反映机体骨骼发育和长期营养状况。

身高（长）的增长规律与体重相似，年龄越小，增长越快。正常儿童出生时身长约为50cm，生后第一年增长最快，增长值约25cm。前3个月身长增长值为11～13cm，相当于后9个月的总增长值，至1周岁时身长约为75cm。以后增长减慢，全年增长10～12cm，2岁时身长约87cm。2岁以后生长速度减慢，至青春期前身高年平均增长5～7cm。进入青春期后，身高增长呈现第二个高峰，男性平均每年增长9cm，女性平均每年增长8cm。

临床可用以下公式推算儿童身高（cm）：

≤6个月：身长 = 出生时身长 + 月龄×2.5

7～12个月：身长 = 65 +（月龄 - 6）×1.5

2～10岁：身高 = 年龄×7 + 75

测量方法：不同年龄小儿选用不同的身高测量方法。3岁以内儿童用量板卧位测身长（图2-6），3岁以上儿童可用身高计或将皮尺钉在平直的墙上测量身高（图2-7）。测量时脱去鞋袜，摘帽，取立正姿势，两腿伸直，头顶、足跟紧贴测量板。立位与卧位测量值相差1～2cm。

身高（长）的增长与种族、遗传、环境、疾病等因素有关，受营养的短期影响不明显，但与长期营养状况有关。身高的显著异常是疾病的表现，如身高低于正常均值的30%，应考虑侏儒症、克汀病等。

儿童身高（长）是头、脊柱及下肢的总和，但三者的发育速度是不平衡的，头部发育较早，下肢发育较晚。因此，临床上有时需要分别测量上部量（从头顶至耻骨联合上缘的长度）和下部量（从耻骨联合上缘至足底的长度），以评估其比例关系。上部量

与脊柱的增长有关，下部量与下肢长骨的发育有关。新生儿上部量与下部量的比例为
3：2，中点在脐上；2岁时中点在脐以下；6岁时中点移至脐与耻骨联合上缘之间；12
岁时上、下部量相等，中点在耻骨联合上缘（图2-8）。

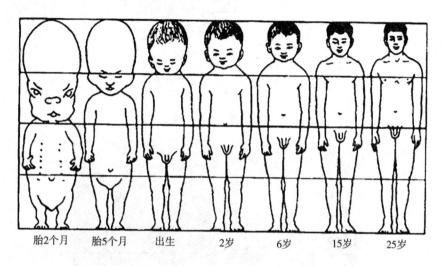

胎2个月　　胎5个月　　出生　　　2岁　　　6岁　　　15岁　　　25岁

图2-8　头与身高的比例

坐高是指从头顶至坐骨结节的长度。出生时坐高占身高的66%，4岁时占身高的
60%，6岁以后小于60%。此百分数显示了上、下部比例随年龄的改变情况，反映了身
材的匀称度，比坐高绝对值更有意义。

（三）头围

头围的大小直接反映了颅骨和脑的发育。足月新生儿出生时头围平均为34cm，出
生后前3个月和后9个月各增长6cm，1周岁时约为46cm，2周岁时约为48cm，5周岁
时约增长至50cm，15岁时接近成人，为54～58cm。

测量方法：用软尺自两侧眉弓上缘处，经过枕骨结节，绕头一周的长度为头围。测
量时儿童应脱帽，软尺应紧贴皮肤，左右对称，松紧适中（图2-9）。

测量头围在2岁以内最有价值，怀疑头围异常时，连续跟踪测量比一次测量更为重
要。头围过小多见于脑发育不良、小头畸形等，头围过大常提示脑积水及佝偻病等。

（四）胸围

出生时胸围约32cm，比头围小1～2cm。1岁时，胸围与头围大致相等（约46cm），
出现头围、胸围生长曲线交叉。1岁以后，胸围超过头围，其差数（cm）约等于儿童岁
数减1。头围、胸围生长曲线交叉的时间与儿童营养和胸廓发育有关。胸围反映胸廓、
肺、肌肉、皮下脂肪的发育状况，一般营养不良或缺少锻炼的儿童胸廓发育差，胸围超
过头围的时间较晚；反之，营养状况良好的儿童，胸围超过头围的时间较早。

测量方法：安静状态下，用软尺沿乳头下缘，向背后经肩胛角下缘水平绕胸一周的
长度即是胸围（图2-10）。

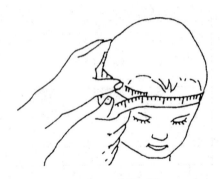

图 2-9 头围测量

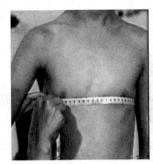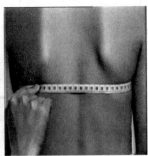

图 2-10 胸围测量

（五）上臂围

上臂围代表上臂肌肉、骨骼、皮下脂肪和皮肤的发育水平，反映了儿童的营养状况。1 岁以内上臂围增长迅速，1~5 岁增长缓慢，增长 1~2cm。因此，在无条件测体重和身高的时候，可测量上臂围筛查 5 岁以下儿童的营养状况：>13.5cm 为营养良好，12.5~13.5cm 为营养中等，<12.5cm 为营养不良。

测量方法：沿肩峰与尺骨鹰嘴连线中点的水平绕上臂一周的长度为上臂围。

二、骨骼和牙齿的发育

（一）颅骨的发育

颅骨随脑的发育而增长，可通过头围和囟门大小，以及骨缝闭合情况来衡量颅骨的发育。前囟为顶骨和额骨边缘形成的菱形间隙，出生时为 1.5~2.0cm（测量对边中点连线长度），6 个月开始骨化而逐渐变小，1~1.5 岁闭合（图 2-11）。后囟出生时很小或已闭合，最迟于出生后 6~8 周闭合。颅骨缝出生后 3~4 个月闭合。前囟早闭或过小见于小头畸形，晚闭或过大见于佝偻病、先天性甲状腺功能减退症或脑积水患儿；前囟饱满反映颅内压增高，前囟凹陷见于脱水或极度营养不良。

（二）脊柱发育

脊柱的发育反映了脊椎骨的生长。自出生至 1 岁，脊柱的生长最快，以后则落后于

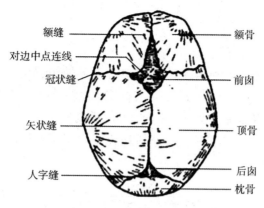

图2-11　囟门测量方法

四肢的生长。出生时脊柱是直的，仅呈轻微后凸，3个月左右儿童抬头时出现颈椎前凸（第一个生理弯曲），6个月儿童能坐时出现胸椎后凸（第二个生理弯曲），1岁儿童站立行走时出现腰椎前凸（第三个生理弯曲），从而形成脊柱的S型弯曲，以保持身体的平衡，至6~7岁时随韧带的发育而固定。

（三）长骨生长

长骨的生长主要由干骺端的软骨逐步骨化，骨膜下成骨，使长骨增长、增粗，骨骺与骨干的融合标志着长骨生长结束。正常儿童长骨的骨化中心随年龄增长按一定时间和顺序有规律地出现，用X线检测不同年龄儿童长骨干骺端骨化中心出现的时间、数目、形态及干骺端融合的情况，可判断骨骼发育年龄，即骨龄。骨龄反映儿童骨骼发育成熟度，较实足年龄更为准确，有重要临床价值。

观察腕部骨化中心出现的顺序及数目是评价骨龄的简单方法。一般通过左手腕、掌、指骨正位X线片来了解和判断小儿的骨骼发育年龄。出生时腕部无骨化中心，1岁时出现头状骨和钩骨的骨化中心，3岁时有3个骨化中心，6岁时有7个骨化中心，1~9岁小儿的腕部骨化中心数约等于其年龄+1，一般10岁时出齐，共10个（表2-1）。骨龄超前，可考虑真性性早熟；骨龄落后，应考虑甲状腺功能减退症、生长激素缺乏症等。

表2-1　腕部骨化中心出现的顺序

年龄（岁）	骨名	骨化中心（个）
1	头状骨、钩骨	2
2~3	三角骨	3
4	月骨	4
5	大多角骨、舟骨	6
6	小多角骨	7
9~13	豌豆骨	8

（四）牙齿生长

人一生有两副牙齿，即乳牙和恒牙。

1. 乳牙 通常儿童出生后 4～10 个月乳牙开始萌出，出牙顺序是先下颌后上颌，自前向后依次萌出，唯尖牙例外（图 2－12）。20 颗乳牙在 2～2.5 岁出齐。出牙为生理现象，一般不伴随任何症状，有的儿童可有暂时的流涎、烦躁不安或低热等症状。出牙时间与遗传、内分泌等因素有关。出牙时间推迟，常见于佝偻病、呆小病、营养不良及甲状腺功能减退等。

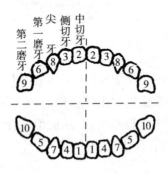

图 2－12　乳牙萌出顺序

2 岁以内的乳牙数可用以下公式推算：

乳牙数 = 月龄 － 4（或 6）

2. 恒牙 6 岁左右开始萌出第一恒磨牙，7～12 岁开始，乳牙按萌出顺序逐个脱落，代之以恒牙。最后一颗恒牙即第三恒磨牙（智齿）一般在 20～30 岁时长出，也有终生不出者，所以，恒牙为 28～32 颗。

三、体格生长评价

儿童处于快速生长发育阶段，身体形态及各部分比例变化较大。充分了解儿童各阶段生长发育的规律、特点，正确评价儿童生长发育状况，及早发现问题，给予适当的指导与干预，对促进儿童的健康成长十分重要。

（一）评价内容

儿童体格生长评价包括发育水平、生长速度及匀称程度三个方面。

1. 发育水平 将某一年龄时点所获得的某一项体格生长指标测量值与参考人群值比较，得到该儿童在同龄人群中所处的位置，即为此儿童该项体格生长指标在此年龄的发育水平，通常以等级表示其结果。发育水平评价适用于所有单项体格生长指标，如体重、身长、头围、胸围等，可用于儿童个体或群体的评价。发育水平评价的优点是简单、易于掌握与应用。对儿童群体的体格发育水平进行评价，可了解该儿童群体的体格状况；个体儿童评价仅表示该儿童已达到的水平，不能说明过去存在的问题，也不能预示该儿童的生长趋势。

2. 生长速度　对某一单项体格指标定期连续测量（纵向观察），将获得的该项指标在某一年龄阶段的增长值与参照人群值比较，得到该儿童该项体格生长指标的生长速度。通过这种动态纵向观察方法，可发现小儿自己的生长轨迹，发现个体差异，及时发现生长偏离并予以纠正。因此，生长速度的评价较发育水平评价更能真实反映儿童生长状况。生长速度正常的儿童则生长基本正常。

3. 匀称程度　是对体格生长指标间关系的评价。通常用身高的体重表示一定身高的相应体重范围，当体重低于或高于身高指标相对应的体重范围时，为体型发育不匀称，如过瘦或过胖。也可以用坐高（顶臀长）与身高（长）的比值反映下肢发育状况，结果以身材匀称、不匀称表示。

（1）体型匀称度　表示体型（形态）生长的比例关系。实际工作中，常选用身高的体重表示一定身高的相应体重增长范围，间接反映身体的密度与充实度。将实际测量值与参照人群值比较，结果常以等级表示。

（2）身材匀称度　以坐高（顶臀高）与身高（长）的比值表示，反映下肢生长状况。将实际测量计算结果与参照人群值计算结果比较，结果以匀称、不匀称表示。

（二）常用的评价方法

1. 均值离差法　适合正态分布的资料，以均值为基值，标准差（SD）为离散距，均值 $\pm 1SD$ 包含 68.3% 的总体，均值 $\pm 2SD$ 含 95.4% 的总体，均值 $\pm 3SD$ 含 99.7% 的总体。均值 $\pm 2SD$ 为正常范围，超出均值 $\pm 2SD$ 者为异常，应注意是否有病理现象。

2. 中位数百分位法　用于正态和非正态分布资料，以 50 百分位为中位数（P_{50}），常用 P_3、P_{10}、P_{25}、P_{50}、P_{75}、P_{90}、P_{97} 表示，$P_3 \sim P_{97}$ 包括总体样本的 94%。当变量呈正态分布时，百分位法与均值离差法两者的数据应相当接近。

3. 指数法　根据人体各部分的比例关系，制定出特定的指数来评价生长发育。常用的有身高体重指数（BMI）：体重（kg）/身高（cm）^{2}，其实际含义是单位面积中所含的体重数，反映人体组织的密度，是评估婴幼儿营养状况的常用指标。目前，BMI 也是判定成人肥胖的最常用指标。

4. 生长曲线法　生长发育曲线图是将同一性别各年龄组儿童的某项身体发育指标（如身高、体重）的主要百分位数值标在坐标纸上，分别连成参考曲线，制成生长发育曲线，作为评价儿童体格生长的指标。采用此法可较客观地了解儿童目前所处的体格发育水平及动态变化，看出发育趋势和生长速度为向下（下降）、向上（增长）或平坦（不增），及时发现偏离，予以干预。

（三）体格生长评价的基本要求

1. 评价结果表示

（1）等级划分　利用均值离差法或直接用百分位数进行分级。等级划分用于横断面的测量值分析，如发育水平、体型匀称度的评价。临床常用的五等级划分方法见表2-2。

表 2 - 2　儿童体格发育五等级划分方法

等级	均值离差法	百分位数法
上	> （均值 + 2SD）	> P_{97}
中上	均值 + （1SD ~ 2SD）	$P_{95} \sim P_{97}$
中	均值 ± 1SD	$P_{25} \sim P_{75}$
中下	均值 - （1SD ~ 2SD）	$P_3 \sim P_{25}$
下	< （均值 - 2SD）	< P_3

（2）测量值的计算　将连续两次测量值的差与参数中相同年龄的数值差比较，用于定期纵向观察的测量分析（如生长速度的评价）。

2. 参照标准　要对儿童生长发育进行客观、正确的评价，必须选择具有代表性的人群生长发育测量值作为参照标准。可根据不同目的和卫生资源来选择参照标准，世界卫生组织推荐美国国家卫生统计中心儿童体格生长标准，我国现有的儿童体格生长标准是依据 2005 年九市城区儿童的体格发育调查数据为参考值制定的。

3. 测量工具和方法　测量和评价儿童体格发育各项指标时，必须选择统一、准确、标准的测量工具和方法，才能使测量结果正确发映其生长发育状况。

4. 定期纵向观察　不能仅凭一次测量结果做出儿童体格生长评价结论，必须定期检查和长期纵向随访，才能正确评价儿童体格生长情况。

第三节　神经心理发育与评价

一、儿童神经心理发育

儿童神经心理发育包括感知、运动、语言、性格、心理活动等方面，是反映儿童发育正常与否的重要指标。它以神经系统的发育和成熟为物质基础，并与体格生长相互影响，相互促进。和体格生长一样，神经心理发育也具有一定的规律和年龄特点，其发育异常可能是某些系统疾病的早期表现，因此，了解儿童神经心理发育规律对疾病的早期诊断很有帮助。

（一）神经系统的发育

1. 脑的发育　在胎儿期，神经系统的发育领先于其他各系统，新生儿脑的重量已达成人脑重量的 25% 左右，此时神经细胞数目已与成人相同，但其树突与轴突少而短。出生后脑重的增加主要是由于神经细胞体积的增大和树突的增多、加长，以及神经髓鞘的形成和发育。神经髓鞘的形成和发育在 4 岁左右完成，在此之前，尤其在婴儿期，各种刺激引起的神经冲动传导缓慢，且易于泛化，不易形成兴奋灶，易疲劳而进入睡眠状态。

2. 脊髓的发育　脊髓在出生时已基本发育成熟，且已具备功能。脊髓的髓鞘化是其成熟的重要标志，在 3 岁左右完成。在胎儿期，脊髓下端在第 2 腰椎下缘，出生时位于第 3 ~ 4 腰椎水平，4 岁时上移至第 1 ~ 2 腰椎水平，临床上进行腰椎穿刺时应注意。

3. 神经反射　新生儿出生时即存在着某些生理反射。角膜反射、吞咽反射、瞳孔对光反射等终生存在，若这些反射出现减弱或消失，表示神经系统有病理变化。吸吮反射在出生时就存在，1 岁后消失。握持反射、拥抱反射在出生时均存在，2 ~ 4 个月时消失，若长期存在，提示大脑发育不全或病理现象。出生后 2 个月开始逐渐形成视觉、触觉、味觉、嗅觉、听觉等条件反射，3 ~ 4 个月开始出现兴奋性和抵制性条件反射。婴儿肌腱反射较弱，腹壁反射和提睾反射也不易引出，到 1 岁时才稳定。4 个月以内的婴儿因肌张力高，凯尔尼格（Kernig）征双侧可为阳性，布鲁津斯基（Brudzinski）征可呈阳性，为正常现象。2 岁以内的双侧巴宾斯基（Babinski）征阳性亦可为生理现象。

（二）感知觉的发育

1. 视觉的发育　新生儿对光感已有反应，但不敏锐，只能短暂地注视 15 ~ 20cm 内缓慢移动的物体；2 个月起，双眼及头可协调地注视物体，初步有头眼协调；3 个月时头眼协调好，可追寻活动的玩具或人；4 ~ 5 个月开始能认识母亲的面容，初步分辨颜色，红色物体最能引起婴儿的兴奋；6 个月时目光能跟随在水平及垂直方向移动的事物，可注视远距离的物体，如汽车、行走的人等；8 ~ 9 个月时出现视深度感觉，能看到小物体；1 岁半时能区别各种形状；2 岁时能区别垂直线与横线，目光可跟踪落地的物体；5 岁时可区别各种颜色；6 岁时视深度充分发育，视力可达 1.0。

2. 听觉的发育　新生儿出生时鼓室充满羊水，无空气，听觉不敏感；出生 3 ~ 7 天时听觉已相当好；3 个月时可转头向声源，能倾听音乐；4 个月时听到悦耳声音会有微笑，对过强声音表示不快；5 ~ 6 个月时对母亲语声有反应；8 个月时开始能区别简单语言的意义；9 个月时能寻找来自不同方向的声源；1 ~ 2 岁时能听懂简单的吩咐；4 岁时听觉发育完善。听觉的发育对儿童语言的发展有重要影响。

3. 嗅觉和味觉的发育　新生儿出生时味觉发育已很完善，对不同味道如甜、酸、苦等反应也不同；5 个月时对食物味道的微小改变很敏感，为味觉发育的关键期，此期应适时添加各类转乳期食物，使其习惯不同味道的食物。

新生儿的嗅觉中枢与末梢早已发育成熟，闻到乳味就会寻找乳头；3 ~ 4 个月时能区别好闻和难闻的气味；7 ~ 8 个月时对芳香气味开始有反应。

4. 皮肤感觉的发育　皮肤感觉包括触觉、痛觉、温度觉。触觉是最早出现的感觉，是引起某些反射的基础。新生儿的触觉已很发达，尤其以口周、手掌、足底、前额和眼睑等部位最敏感。出生时痛觉就存在，但较迟钝，2 个月后逐渐敏感。新生儿对冷刺激比热刺激更敏感。2 ~ 3 岁可辨别物体的属性，如软、硬、冷、热等；5 ~ 6 岁可区别体积和重量不同的物体。

5. 知觉的发育　知觉是人对事物的综合反映，与上述各感觉功能的发育密切相关。5 ~ 6 个月时可通过看、咬、摸、闻、敲击等活动了解物体的属性；2 ~ 3 岁儿童开始有空间和时间知觉；3 岁能辨上、下；4 岁能辨前、后；4 ~ 5 岁开始有时间概念，如早晚、昨天、今天和明天等；5～6岁能辨自身的左、右及前天、后天、大后天等。

（三）运动发育

儿童的运动发育遵循一定的规律，发育顺序是由上到下、由粗到细、由不协调到协调（图2－13）。

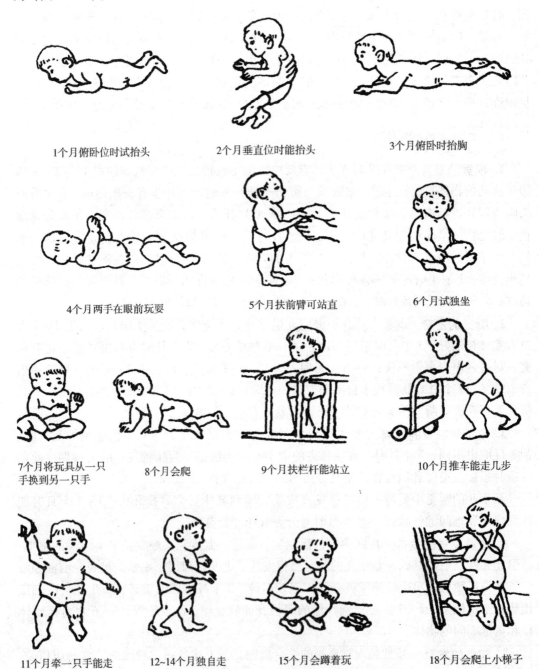

1个月俯卧位时试抬头　　2个月垂直位时能抬头　　3个月俯卧时抬胸

4个月两手在眼前玩耍　　5个月扶前臂可站直　　6个月试独坐

7个月将玩具从一只手换到另一只手　　8个月会爬　　9个月扶栏杆能站立　　10个月推车能走几步

11个月牵一只手能走　　12～14个月独自走　　15个月会蹲着玩　　18个月会爬上小梯子

图2－13　儿童运动发育图

1. 粗动作发育　可归纳为"二抬四翻六会坐，七滚八爬周会走"。

（1）抬头　新生儿俯卧时能抬头 1~2 秒；3 个月时抬头较稳；4 个月时抬头很稳，并能自由转动。

（2）翻身　5~6 个月时开始有目的地翻身，从仰卧位到俯卧位或从俯卧位至仰卧位。

（3）坐　6 个月时，双手向前撑住能坐；8 个月独坐稳，并能左右转身。

（4）爬　8~9 个月可用双上肢向前爬，12 个月左右爬时手膝并用，1 岁半左右能爬上台阶。

（5）站、走、跳　8 个月能扶站片刻；10 个月可扶走；11 个月能独自站立片刻；15 个月能独自走稳；18 个月可跑步和倒退行走；24 个月可双足并跳；30 个月会独足跳；36 个月能双足交替登楼，会骑三轮车。

2. 精细动作发育　是指手指精细运动的发育。新生儿时双手握拳；3~4 个月时能将双手放到面前观看并自行玩手，出现企图抓握玩具的动作；5 个月时眼与手的动作取得协调，能有意识地抓取面前的物品；5~7 个月时能在两手间有意识交换玩具并出现敲、捶等探索性的动作；9~10 个月时可用拇指、食指拾东西；12~15 个月时学会用匙，握笔乱涂；18 个月时能摆放 2~3 块方积木；2 岁时会翻书，模仿画图；3 岁时会穿、脱简单的衣服；4 岁会画正方形；5 岁能写简单字；6 岁能画三角形、房屋等。

（四）语言发育

语言是表达思维、意识的一种方式，与智能发育有直接的联系。语言发育的基础是大脑、听觉及发音器官功能正常，其中任何一项发育异常，均可影响儿童语言的发育。

儿童语言发育要经过发音、理解与表达三个阶段。新生儿仅会哭叫；2 个月能发出无意识的和谐喉音；3 个月发出咿呀之声；4 个月能发出笑声、单音"呀"；6 个月能听懂自己的名字；7~8 个月能发出复音如"爸爸""妈妈"等；1 岁时能说出物品名称及简单的生活用语，如"吃""走""拿"等；1 岁半时能用语言表达自己的要求；2~3 岁时思维、语言发育迅速，模仿力强，已能朗诵及唱歌；5 岁后能用完整的语言表达自己的意思。

（五）心理活动的发展

1. 社会心理行为的发展　2~3 个月的儿童以笑、停止啼哭、伸手或发出声音等行为表现出喜欢熟悉的人如父母、保姆；3~4 个月会对感到高兴的外界事物表现出大笑，通过表情改变如烦躁、哭闹表示不愉快；7~8 个月会对不熟悉的人表现出怕生；9~12 个月是认生的高峰期，会对外界不同的事情做出不同的面部表情反应，开始早期的模仿行为，如挥手再见、躲猫猫等；18 个月的儿童逐渐建立了自我控制能力，可用语言表达大小便要求，在成人附近可以较长时间独自玩耍；2 岁左右对父母的依赖性减弱，不再认生，易与父母分开；3 岁后可与小朋友做游戏，能表现出自尊心、害羞等。

2. 注意的发展　注意是认知过程的开始，可分为无意注意和有意注意。无意注意是指没有目的、不需要人的意志活动参与的注意过程；有意注意是指自觉的、有目的的、需要人的意志活动参与的注意过程。新生儿已有无意注意，婴儿时期以无意注意为主，3个月开始能短暂地集中注意人脸和声音。随着年龄增长、活动范围扩大及动作语言的发展，儿童的有意注意逐渐增多，但幼儿期仍以无意注意为主，有意注意的稳定性差，易分散和转移。5~6岁才能较好地控制其注意力，11~12岁儿童注意力的集中性和稳定性提高，注意的范围也不断扩大。

3. 记忆的发展 记忆是一个复杂的心理活动过程，包括识记（大脑中形成暂时联系）、保持（大脑中留下痕迹）和回忆（大脑中痕迹恢复）。回忆又分为再认和重现。再认是指以前感知的事物再次出现时能认识；重现是指以前感知的事物虽不在眼前，但可在脑中重复出现，即"被想起"。1岁内的婴儿只有再认而无重现，随年龄增长，重现能力增强。幼年儿童只按事物的表面性质记忆信息，而不能抽象概念化，即以机械记忆为主。随着年龄的增加和理解、语言、思维能力的增强，儿童有意识的抽象逻辑记忆逐渐发展，记忆的内容拓宽，复杂性增加。

4. 思维的发展 思维是运用理解、记忆综合分析能力，认识事物的本质，掌握事物规律性的一种神经活动。思维发展经过直觉行动思维、具体形象思维和抽象概括的逻辑思维三个阶段。1岁以后的儿童开始产生思维；在3岁以前只有最初级的具体形象思维，即直觉活动思维，如拿玩具汽车边推边说"汽车来了"；3岁以后开始有初步抽象思维；6~11岁儿童逐渐学会综合分析、分类比较等抽象思维方法，开始具备独立思考能力。

5. 想象的发展 想象是人感知过的客观事物在头脑中再现，并对这些客观事物重新组合、加工、创造出新的客观事物的思维活动。想象分无意想象和有意想象。新生儿无想象力；1~2岁时想象处于萌芽状态；3岁后，随着环境和语言的发展，已有初步有意想象，如将几个娃娃放在一起，设想是妈妈、姐姐和自己等。学龄前儿童仍以无意想象为主；到学龄期，儿童的有意想象和创造性想象才迅速发展。

6. 情绪、情感的发展 情绪是人们从事某种活动时产生的兴奋心理状态。情感是人们的需要是否得到满足时所产生的一种内心体验。外界环境对情绪影响很大，如新生儿因出生后不易适应宫外环境，较多处于消极情绪中，表现出不安、啼哭，而哺乳、抱、摇、抚摸等则可使其情绪愉快。婴幼儿的情绪表现特点是时间短暂、反应强烈、容易变化、外显而真实。学龄前儿童的情绪、情感体验已相当丰富，能体验成年人所有情绪的大部分，也可出现恐惧、焦虑、愤怒和妒忌等不良情绪。3岁和11岁是产生恐惧情绪的两个高峰年龄。产生妒忌的高峰期分别为女童3岁、男童11岁，女童比男童更易产生妒忌。随着年龄的增长，儿童对不愉快因素的耐受性逐渐增加，能够有意识地控制自己，使情绪逐渐趋向稳定。

7. 个性和性格的发展 个性是每个人处理环境关系的心理活动的综合模式，包括思维方法、情绪反应、行为风格等。每个人有自己的心理特点，因此每个人的个性也不同，表现在兴趣、能力、性格、气质等方面。性格是一个人所具有的较稳定的和比较经常的心理特征，并无先天决定。婴儿期由于一切生理需要均依赖成人，逐渐建立起对亲人的依赖性和信任感。幼儿期已能独立行走，说出自己的需要，故有一定自主性，但又未脱离对亲人的依赖，常出现违拗言行与依赖行为相交替现象。学龄前期小儿生活基本能自理，主动性增强，但主动行为失败时易出现失望和内疚。学龄期开始正规学习生活，重视自己勤奋学习的成就，如不能发现自己学习潜力将产生自卑。青春期体格生长和性发育开始成熟，社交增多，心理适应能力增强但容易波动，在感情问题、伙伴问题、职业选择、道德评价和人生观等问题上处理不当时易发生性格变化。婴儿期性格未定，性格形成后就有相对的稳定性。

二、儿童神经心理发育的评价

儿童神经心理发育的水平表现为感知、运动、语言和心理等过程中的各种能力，对这些能力的评价称为心理测试。心理测试仅能判断儿童神经心理发育的水平，没有诊断疾病的意义。心理测试需由经专门训练的专业人员根据实际需要选用，不可滥用。

（一）能力测验

1. 筛查性测验

（1）丹佛发育筛查法（DDST）　主要用于 6 岁以下儿童的发育筛查，实际应用时对 ≤4.5 岁的儿童较为适用。测试内容分为语言、个人适应性行为、大运动和精细运动四个能区，共 104 个项目（原著 105 项），每项测 3 次，将其结果注明：完成为"P"，失败为"F"，不合作为"R"。根据项目失败的多少评出正常、异常、可疑或不能测试。对异常或可疑者应进一步做诊断性测试。

（2）绘人测试　适用于 5～9.5 岁儿童。要求被测儿童依据自己的想象绘一全身正面人像，以身体部位、各部比例和表达方式的合理性计分。此法操作简便，10～15 分钟可完成，不需要语言交流。该法与推理、空间概念、感知能力的相关性更显著，可个别测试，也可进行集体测试。

（3）图片词汇测试（PPVT）　是适用于 3.5～9 岁儿童的一般智能筛查。该法可测试儿童的听觉、视觉、知识、推理、综合分析、语言词汇、注意力、记忆力等。PPVT的工具是 120 张（原 150 张）图片，每张有黑白线条画 4 幅，测试者说一个词汇，要求小儿指出其中相应的一幅画，答对 1 张计 1 分，答错不计分，测到连续 8 张中有 6 张答错时为止。得分为总分减去答错的分数，查表得出智商（IQ）。该法操作简单，尤适用于语言或运动障碍者。

2. 诊断性测验

（1）Gesell 发育量表　适用于 4 周～3 岁的婴幼儿，从大运动行为、细动作行为、个人–社会行为、语言行为和适应性行为五个方面测试，结果以发育商（DQ）表示。

（2）Bayley 婴儿发育量表　适用于 2～30 个月婴幼儿，包括精神发育量表、运动量表和婴儿行为记录。

（3）斯坦福–比奈智能量表　适用于 2～18 岁儿童。测试内容包括幼儿的具体智能（感知、认知、记忆）和年长儿的抽象智能（思维、逻辑、数量、词汇），用以评价儿童学习能力，以及对智能发育迟缓者进行诊断及程度分类，结果以智商（IQ）表示。

（4）Wechsler 学前及小学儿童智能量表（WPPSI）　适用于 4～6.5 岁儿童。通过编制一整套不同测试题，分别衡量不同性质的能力，将得分综合后可获得儿童多方面能力的信息，较客观地反映学前儿童的智能水平。

（5）Wechsler 儿童智能量表修订版（WISC）　适用于 6～16 岁儿童，内容与评分方法同 WPPSI。

（二）适应性行为测试

智力低下的诊断与分级必须结合适应性行为的评定结果。国内现多采用日本 S－M 社会生活能力检查，即婴儿－初中学生社会生活能力量表。此量表适用于 6 个月～15 岁儿童社会生活能力的评价。各不同年龄段包括独立生活能力、运动能力、作业、交往、参加集体活动、自我管理等 6 种行为能力。此表可用于临床智力低下的诊断，也可用于小儿社会生活能力的筛查。

第四节　儿童保健的具体措施

儿童保健同属儿科学与预防医学的分支，为两者的交叉学科，其主要任务是研究儿童各年龄期生长发育的规律及影响因素，通过有效措施，促进有利因素，防止不利因素，保障儿童健康成长。儿童保健研究涉及的内容包括：儿童的体格生长和社会心理发育、儿童营养、儿童健康促进和儿科疾病的预防及管理等。儿童保健的具体措施主要包括：生活护理、合理营养与喂养、计划免疫、体格锻炼、培养良好的生活习惯与社会适应能力、儿童伤害的预防、新生儿疾病筛查、生长监测和定期健康检查等。

一、生活护理与喂养

（一）生活护理

护理是儿童保健、医疗工作的基础内容，年龄越小的儿童越需要合适的护理。

1. 居室　阳光充足，通气良好，冬季室温 18℃～20℃，相对湿度 55%～65%。对哺乳期婴儿主张母婴同室。要防止交叉感染，患病者不应进入小儿居室，尤其是新生儿、早产儿居室。

2. 皮肤黏膜护理　新生儿应注意保持脐带残端的清洁和干燥。婴儿尿布应选用柔软、吸水性强的棉布制作，勤洗勤换，以防止红臀和尿布疹发生。应勤洗澡，保持皮肤清洁。发现颈部、腋下、腹股沟、臀部皮肤发红时，可用消毒的植物油或鞣酸软膏涂抹。

3. 衣着　选择浅色柔软的纯棉织物，宽松而少接缝。存放新生儿衣物的衣柜不宜放樟脑球，以免发生新生儿溶血。新生儿衣着应宽松，保持双下肢屈曲姿势，以利于髋关节和胸廓的发育。婴儿最好穿连衣裤或背带裤，不用松紧腰裤，以利于胸廓发育。

（二）营养与喂养

营养是保证儿童生长发育及健康的先决条件，必须及时对家长及有关人员进行有关母乳喂养、转乳期食品引入、幼儿期正确的进食行为培养、学龄前及学龄期儿童的膳食安排等内容的宣教和指导（详见第四章）。

二、计划免疫

计划免疫是根据儿童的免疫特点和传染病发生的情况制定的免疫程序，通过有计划地使用生物制品进行预防接种，提高人群的免疫水平，达到控制和消灭传染病的目的。按照我国卫生计生委的规定，婴儿必须在 1 岁内完成卡介苗、脊髓灰质炎三价混合疫苗、百白破混合制剂、麻疹减毒疫苗及乙型肝炎病毒疫苗接种的基础免疫（见表 2 - 3）。根据流行地区、季节、家长意愿，还可进行乙型脑炎、流行性脑脊髓膜炎、风疹、腮腺炎、甲型肝炎病毒、水痘等疫苗的接种。

（一）计划免疫程序

1982 年，卫生部颁布的《全国计划免疫工作条例》对我国儿童基础免疫程序曾做了规定。随着免疫预防理论和实践的不断深化，疫苗剂型的改进，冷链装备的逐渐完善，1986 年国家成立了全国儿童计划免疫协调小组，颁发了新的儿童基础免疫程序，并确定每年的 4 月 25 日为全国儿童预防接种日，使免疫程序更加符合我国实际和世界卫生组织的统一要求。

执行现行的儿童基础免疫程序，必须掌握以下三个问题：

1. 初次免疫起始的月龄应按规定而不能擅自提前　除卡介苗、乙肝疫苗在婴儿出生后即可接种外，脊髓灰质炎疫苗必须在婴儿出生后满 2 足月，百白破混合疫苗必须满 3 足月，麻疹疫苗必须满 8 足月才能接种。可在规定完成月龄范围内晚接种，但不能提前接种。

2. 接种的间隔时间不能缩短　现行儿童免疫程序规定，脊髓灰质炎疫苗和百白破混合疫苗 3 针（次）之间的时间间隔最短不得少于 28 天，最长时间未做规定，但必须在规定的月龄范围内完成。

3. 在规定的月龄范围内完成基础免疫　为了能在规定时间内完成儿童基础免疫，城市应开设计划免疫门诊或开展按周、按月接种；已装备冷链的农村应实行按月、双月接种，山区和较偏僻的农村可实行按季度接种制度；少数民族地区由于交通不便，基层卫生组织尚不健全，居住分散，可在保证各种疫苗起始月龄和针次间隔时间（≥28 天）的前提下，制定可行的免疫程序和接种形式，但必须在 18 个月内完成 5 种制品的基础免疫。

表 2 - 3　我国卫生计生委规定的儿童计划免疫程序

预防疾病	结核病	脊髓灰质炎	百日咳、白喉、破伤风	麻疹	乙型肝炎
疫苗	卡介苗（减毒活结核菌混悬液）	脊髓灰质炎减毒活疫苗	百日咳菌液、白喉类毒素、破伤风类毒素混合制剂	麻疹减毒活疫苗	乙肝疫苗
接种方法	皮内注射	口服	肌肉注射	皮下注射	肌肉注射
接种部位	上臂三角肌中部略下处		上臂外侧三角肌	上臂外侧三角肌正下缘附着处	上臂三角肌
接种次数	1	3（间隔≥28 天）	3（间隔≥28 天）	1	3
每次剂量	0.1mL	1 粒	0.5mL	0.5mL	酵母苗 5μg/0.5mL
接种年龄	生后 2~3 天到 2 个月内	2 个月以上	3 个月以上	8 个月以上	出生时、1 个月、6 个月
复种	※	4 岁时再服 1 粒	1.5~2 岁、6 周岁各加强一次	7 岁时加强一次	1 岁时复查，免疫成功者 3~5 年加强，免疫失败者重复基础免疫
注意事项	2 个月以上婴儿接种前应做结核菌素试验，阴性才可接种	冷开水送服或含服，服后 1 小时内禁用热开水		接种前 1 个月及接种后 2 周避免用胎盘球蛋白或丙种球蛋白	

注：※卫生部于 1997 年 8 月已通知停止复种卡介苗。

（二）预防接种注意事项

1. 卡介苗

（1）禁忌证：结核病、急性传染病、肾炎、心脏病、免疫缺陷病、接受免疫抑制剂治疗、湿疹及其他严重皮肤病患儿，以及对疫苗中任一成分过敏的儿童均不能接种卡介苗。

（2）暂缓接种：早产儿、难产儿、出生体重低于 2500g 及有明显先天畸形的新生儿、发热及腹泻的患儿。

（3）接种后 2~3 个月内严格避免与结核病患者接触。

2. 乙肝疫苗

（1）禁忌证：过敏体质者禁用。

（2）暂缓接种：患有发热、严重急性或慢性疾病的患儿。

（3）对母亲为 HBsAg 和 HBeAg 阳性的新生儿，出生后 12 小时内肌注乙肝免疫球蛋白 200IU 以上，1~2 周内接种第一针乙肝疫苗；也可在出生后 12 小时内及 1 个月时分别肌注乙肝免疫球蛋白 100IU 以上，然后于第 2、第 3、第 6 个月时接种乙肝疫苗。

（4）严禁使用注射过卡介苗的注射器接种乙肝疫苗。

3. 脊髓灰质炎三价混合疫苗

（1）禁忌证：发热、急性传染病、免疫缺陷病、接受免疫抑制剂治疗的患儿。

（2）暂缓接种：严重腹泻者暂缓服用。

（3）服用时须用冷开水溶化喂服，或直接喂在儿童嘴里，让糖丸自行含化后咽下，切勿加在热开水或热的食物内服用，以免影响免疫效果。

4. 百白破三联制剂

（1）禁忌证：有癫痫、惊厥和脑损伤史的患儿禁用。

（2）暂缓接种：发热、急性或慢性感染的患儿。

（3）注射第 1 针后，因故未按时注射第 2 针时，可适当延长间隔时间，但最长不超过 3 个月。

5. 麻疹减毒活疫苗

（1）禁忌证：患严重疾病、对鸡蛋过敏的儿童。

（2）暂缓接种：发热、急性或慢性感染的患儿。

（3）近期注射过免疫球蛋白的儿童推迟 3～6 个月接种麻疹疫苗；接种后 2 周内应避免使用免疫球蛋白。

（三）预防接种反应及处理

1. 局部反应

（1）卡介苗　接种后 2 周左右局部可出现红肿浸润，8～12 周后结痂。若化脓形成小溃疡，腋下淋巴结肿大，可局部处理，以防感染扩散，但不可切开引流。

（2）脊髓灰质炎三价混合疫苗　接种后有极少数婴儿发生腹泻，一般能不治自愈。

（3）百白破混合制剂　接种后局部可出现红肿、疼痛或伴低热、疲倦等，偶见过敏性皮疹、血管性水肿。多数反应轻微、短暂，经适当休息可恢复正常。若全身反应严重，应及时到医院就诊。

（4）麻疹疫苗　接种后，一般无反应，少数人可在 6～10 日内产生轻微的麻疹，予以对症治疗即可。

（5）乙型肝炎病毒疫苗　接种后很少有反应，个别儿童可有发热或局部轻微疼痛，不需处理。

2. 全身反应

（1）过敏性休克　极少见。患儿出现不安、面色苍白、口唇青紫、四肢冰凉、呼吸困难、恶心呕吐甚至昏迷，如不及时抢救，短时间内可危及生命。应使患儿平卧，头部放低，安静，保暖，给氧，同时立即皮下或静脉注射 1 : 10000 肾上腺素 0.1～0.3mL/kg，必要时转医院抢救。

（2）晕针　儿童因空腹、疲劳、紧张或恐惧等原因，可在注射后数分钟出现胃部不适、恶心、手足发麻等，重者面色苍白、心跳加速、出冷汗、手足冰凉。应马上平卧，头部放低，安静，饮用糖水或输注葡萄糖溶液，一般在短时间内可恢复正常。

（3）过敏性皮疹　以荨麻疹为常见，服用抗组胺药物即可。

三、体格锻炼

(一) 户外活动

一年四季均可进行户外活动。户外活动可促进儿童新陈代谢，增强儿童体温调节功能和对外界环境突然变化的适应能力，提高机体免疫力；接受日光照射还能预防维生素D缺乏性佝偻病。新生儿满月后即可进行户外活动，时间由每日1~2次，每次2~3分钟，逐渐延长到冬季20~25分钟，夏季2~3小时。冬季户外活动时仅暴露面、手部，注意身体保暖。除恶劣气候外，鼓励年长儿多在户外玩耍。

(二) 皮肤锻炼

1. 婴幼儿抚触 婴幼儿抚触是开始于新生儿期的全身按摩。抚触前，照护者洗净双手，涂少量婴儿润肤霜或橄榄油，在婴儿面部、胸部、腹部、背部及四肢有规律地轻揉按摩。每日早晚进行，抚触时间由每次5分钟逐渐增加到15分钟。按摩可刺激皮肤，有益于循环、呼吸、消化、肢体肌肉的放松与活动。皮肤按摩不仅给婴儿以愉快的刺激，同时也是父母与婴儿之间最好的情感交流方式之一。

2. 温水浴 温水浴可提高皮肤适应冷热变化的能力，故不仅可保持皮肤清洁，还可促进新陈代谢，增加食欲，有利于睡眠和生长发育。新生儿脐带脱落后即可进行，每日1~2次，室温20℃~21℃时，开始水温为35℃~37℃，以后可逐渐降至28℃~30℃，每次浸泡不超过5分钟。冬季应注意室温、水温，做好温水浴前的准备工作，减少体表热能散发。

3. 擦浴 7~8个月以后的婴儿可进行擦浴，每日1次。室温保持在16℃~18℃，开始水温为35℃左右，待婴儿适应后，水温可逐渐降至20℃~22℃。擦浴时先用毛巾浸入温水，拧至半干，然后在婴儿四肢做向心性擦浴。擦毕再用干毛巾擦至皮肤微红，每次擦浴时间为5~6分钟。

4. 淋浴 适用于2岁以上儿童，效果比擦浴更好。每日1次，室温保持在18℃~20℃，水温开始为35℃~36℃，待儿童适应后，可逐渐将水温降至26℃~28℃。每次冲淋身体20~30秒钟为宜（不可直接冲淋小儿头部），浴后用干毛巾擦至全身皮肤微红。

(三) 体育运动

1. 婴儿被动操 被动操是指成人给婴儿做四肢伸屈运动。一般认为，被动操可促进婴儿运动的发育，改善全身血液循环，适用于2~6个月的婴儿，每日1~2次为宜。

2. 婴儿主动操 7~12个月婴儿运动开始发育，可训练婴儿爬、坐、俯卧、起身、扶站、扶走、双手取物等动作。

3. 幼儿体操 12~18个月幼儿学走尚不稳时，可在成人的扶持下，进行有节奏的活动。18个月~3岁幼儿可配合音乐，做模仿操。

4. 儿童体操　可做广播体操、健美操，以增进动作协调性，有益于肌肉骨骼的发育。

5. 游戏、田径与球类　年长儿可利用器械进行锻炼，如木马、滑梯，还可进行各种田径、舞蹈、跳绳、球类等活动。

四、培养良好的生活习惯和社会适应能力

儿童的保健水平直接关系到国家和民族的未来，保健工作不仅要使儿童在体格方面茁壮成长，还必须按照其神经心理行为发育规律进行正确引导、教养，使儿童具有良好的社会适应能力。

（一）培养良好的生活习惯

1. 睡眠习惯　应从小培养儿童有规律的睡眠习惯：①1~2个月小婴儿尚未建立昼夜生活节律，胃容量小，可夜晚哺乳1~2次，但不可含奶头入睡。3~4个月后逐渐停止夜间哺乳，以延长夜间连续睡眠时间。②儿童居室的光线应柔和，睡前避免过度兴奋，婴儿应有自己的固定位置的床位，使睡眠环境相对恒定。③儿童应该有相对固定的睡眠作息时间，不要任意改变儿童的睡眠时间。④婴儿可利用固定乐曲催眠入睡，一旦夜间醒来，不拍、不摇、不抱，不用喂哺催眠。对幼儿可用低沉声音重复讲故事帮助其入眠。⑤保证充足睡眠对各年龄阶段儿童来说都十分重要。

2. 进食习惯　从婴儿期开始就应注意训练儿童进食能力，培养良好的进食习惯。①随年龄的增长，夜间哺乳会影响婴儿白天的食欲，给添加其他食物与断离母乳造成困难，故在3~4个月龄后就应逐渐停止夜间哺乳。②对4~6个月婴儿可逐步引入其他食物，使其适应多种食物的味道，减少以后挑食、偏食的发生。③7~8个月后学习用杯喝奶、水，以促进吞咽、咀嚼及口腔运动的协调发育。④9~10个月的婴儿开始有主动进食的要求，可先训练其自己抓取食物的能力，使其尽早学习自己用勺进食，以促进眼、手协调动作，并有益于手指肌肉发育，同时也使儿童的独立性、自主性得到发展。

3. 排便习惯　随着食物性质的改变和消化功能的成熟，婴儿大便次数逐渐减少到每日1~2次时，便可开始训练坐便盆、定时排大便。当儿童会走路，有一定的语言理解和表达能力时，就可训练控制大小便。一般1岁左右的儿童已可表示便意，2~3岁后夜间可不排尿。用尿布不会影响控制大小便能力的培养。

4. 卫生习惯　从婴儿期起就应培养良好的卫生习惯，定时洗澡，勤剪指甲，勤换衣裤，不随地大小便。婴儿在哺乳或进食后可喂给少量温开水清洁口腔，不可用纱布等擦抹以免擦伤口腔黏膜和牙龈。2~3岁以后培养儿童自己早晚刷牙、饭后漱口、食前便后洗手的习惯。儿童应养成不吃生水和未洗净的瓜果、不食掉在地上的食物、不随地吐痰、不乱扔瓜果纸屑的良好卫生习惯。

（二）培养社会适应能力

从小培养儿童良好的社会适应能力是促进儿童健康成长的重要内容之一。儿童的社会适应性行为是各年龄阶段相应神经心理发展的综合表现，与家庭环境、育儿方式及儿

童的性别、年龄、性格密切相关。

1. 独立生活能力培养　应在日常生活中培养婴幼儿的独立生活能力，如自行进食、控制大小便、独自睡觉、自己穿衣鞋等。年长儿则应培养其独立分析、解决问题的能力。

2. 情绪控制能力培养　儿童控制情绪的能力与语言、思维的发展和父母的教育有关。婴幼儿的生活需要依靠成人的帮助，父母及时应答儿童的需要有助于儿童心理的正常发育。儿童常因需求不能满足而不能控制自己的情绪，或发脾气，或发生侵犯行为，故成人对儿童的要求与行为应按社会标准或予以满足，或加以约束，或预防性地处理问题，减少儿童产生消极行为的机会。用诱导方法而不用强制方法处理儿童的行为问题可以减少其对立情绪。

3. 坚强意志力培养　在日常生活、游戏、学习中应该有意识培养儿童克服困难的意志，增强其自觉、坚持、果断和自制的能力。

4. 社交能力培养　从小给予儿童积极愉快的感受，如：喂奶时不断抚摸孩子；与孩子眼对眼微笑说话；抱孩子，和其说话、唱歌；孩子会走后，常与孩子做游戏、讲故事。这些都会增强孩子与周围环境和谐一致的生活能力。注意培养儿童之间的互相友爱，鼓励孩子帮助朋友，倡导善良的品德。在游戏中学习遵守规则，团结友爱，互相谦让，学习与人相处。

5. 创造能力培养　人的创造能力与想象能力密切相关。启发式地向儿童提问题，引导儿童自己去发现问题和探索问题，可促进儿童思维能力的发展。通过游戏、讲故事、绘画、听音乐、表演、自制小玩具等，可以培养想象力和创造能力。

(三) 父母和家庭对儿童心理健康的作用

父母的教养方式和态度、与儿童的亲密程度等与儿童个性的形成和社会适应能力的发展密切相关。从小与父母建立相依感情的儿童，日后会有良好的社交能力和人际关系；父母对婴儿的咿呀学语做出及时的应答，可促进儿童的语言和社会性应答能力的发展；婴儿期与母亲接触密切的儿童，其语言和智能发育较好。父母采取民主方式教育的儿童善于与人交往，机灵、大胆而有分析思考能力；反之，如父母常打骂儿童，则儿童缺乏自信心、自尊心，其戒备心理往往使他们对他人的行为和意图产生误解。父母过于溺爱的儿童缺乏独立性，任性且情绪不稳定。因此，父母应了解不同年龄阶段儿童的心理发育特点，理解儿童的行为，以鼓励的正面语言教育为主，对儿童的不良行为应及时说服教育。父母是孩子的第一任老师，应提高自身素质，言行一致，以身作则教育儿童。

五、新生儿疾病筛查

新生儿疾病筛查是指在新生儿群体中用快速、简便、敏感的检验方法，对一些危害儿童生命或导致儿童体格及智能发育障碍的先天性、遗传性疾病进行筛查，做出早期诊断。某些先天性代谢疾病在新生儿出生时并无症状，但可以通过新生儿筛查早期确诊并及时治疗，以防产生严重后果。各国将已找到简便可靠的筛查及确诊方法，且能进行有效防治或减轻症状的先天性代谢疾病作为新生儿需筛查的疾病。我国目前普遍筛查的新生儿疾病是先天性甲状腺功能减退症（congenital hypothyroidism，CH）、苯丙酮尿症（phenylketonuria，PKU）等。

1. 筛查方法 筛查试验多采用血液滤纸法。针刺足跟采血，用滤纸片采取至少 3 个血斑，每个血斑直径大于 8mm。载血滤纸片在空气中自然晾干，封存于塑料袋内，保存在 2℃ ~8℃冰箱中，有条件者可 0℃以下保存。

2. 采血时间 新生儿出生并充分哺乳 72 小时后，7 天以内。对于各种原因（早产儿、低体重儿、正在治疗疾病的新生儿、提前出院者等）未采血者，采血时间一般不超过出生后 20 天。

3. 实验室检测方法 CH 以促甲状腺素（TSH）作为筛查指标，PKU 则直接检测血液中苯丙氨酸（Phe）的浓度。目前多采用放射免疫分析法（RIA）、酶标免疫分析法（EIA）进行实验室检测。

4. 诊断与处理 当 TSH ≥20μIU/mL 时，为 CH 可疑阳性；血 Phe ≥2mg/dL 时，为 PKU 可疑阳性。筛查阳性的新生儿需及时复查，进一步做临床和其他诊断性检查，一旦确诊，立即开始正规治疗。

六、定期健康检查与生长监测

（一）定期健康检查

0 ~6 岁的散居儿童和托幼机构的集体儿童应进行定期的健康检查，系统观察儿童的生长发育、营养状况，及早发现异常，采取相应干预措施。

1. 新生儿访视 由社区妇幼保健人员于新生儿出生后 28 天内家访 3 ~4 次，高危儿应适当增加家访次数。家访的目的是早期发现问题，及时指导处理，降低发病率或减轻发病程度。家访内容有：①了解新生儿出生情况。②回家后生活状态。③预防接种情况。④喂养与护理指导。⑤体重监测。⑥体格检查，重点应注意有无产伤、黄疸、畸形、皮肤与脐部感染，以及视、听觉检查。每次访视后，应认真填写访视卡，待小儿满月后转至有关保健系统。⑦咨询与指导。访视中发现严重问题应立即转医院诊治。

2. 儿童保健门诊 根据各年龄期保健需要，儿童应定期到固定的社区卫生服务中心（或街道医院、乡镇卫生院）儿童保健科进行健康检查，通过连续的纵向观察可获得个体儿童的体格生长和社会心理发育信息，以早期发现问题，给予正确的健康指导。定期检查的频度为 6 个月内婴儿每月一次，7 ~12 个月婴儿 2 ~3 个月一次，高危儿、体弱儿应适当增加检查次数。生后第 2 年、第 3 年每半年一次，3 岁以上每年一次。定期检查的内容包括：①体格测量及评价，3 岁后每年测视力、血压一次。②全身各系统体格检查。③常见病的定期实验室检查，如缺铁性贫血、寄生虫病等，对临床可疑佝偻病、微量元素缺乏、发育迟缓等疾病应做相应的进一步检查。

（二）生长监测

儿童生长监测是用儿童生长监测图对个体儿童的体重、身高等指标进行动态观察，了解其生长发育的趋势，早期发现生长缓慢现象，及时分析原因，采取相应的干预措施，以保证儿童健康成长。

七、意外事故预防

儿童时期年幼无知，缺乏独立生活能力，各种感知觉及动作发育尚未成熟，识别危险的能力差，更没有自我防卫能力，加上好奇心理、活泼好动等，在日常生活中往往由于成人的一时疏忽而发生意外事故，如外伤、灼伤、气管异物、中毒、溺水、车祸、触电等。意外事故已成为儿科急诊中的常见病，预防其发生是儿童保健工作中的一个重要部分。

防止意外事故的发生，关键在于做好预防，一旦发生了事故则应当机立断，沉着、迅速、准确地进行抢救，以减少伤亡及并发症，提高抢救的成功率。

（一）活动场所

室内地面最好采用木地板。椅角、桌角、墙角以圆角为宜，以免跌伤和碰伤的发生。儿童出入的门应向外开，不宜装弹簧，在门缝处加塑料及橡皮垫，以免夹伤，引起手指（足趾）骨折。窗户、阳台、楼梯口应有栏杆，栏杆应采用直栏，高度不小于1.1m，栅间距不大于11cm，中间不设横向栏杆，以免幼儿攀越。

（二）生活用品

4岁以前儿童睡的床应有床栏，床栏插锁应安装在儿童摸不到的地方，以防坠床。热水瓶、热汤锅、粥锅、电器、火柴、打火机、刀、剪等应放在儿童取不到的地方，以免发生烫伤、烧伤、触电及割伤。室内装烤火炉应有安全措施，如烟囱、小通风窗、风斗等，同时注意烟筒接头是否漏煤气，并定期清扫，避免其阻塞，以免发生煤气中毒。炉旁应有围栏，暖气管道应加罩，以免烫伤。

（三）玩具

不给儿童玩体积小、锐利、带有毒性物质的玩具及物品，如珠子、扣子、棋子、别针、图钉、硬币、小刀、剪子等，以免塞入耳鼻或放入口中误吞，造成耳、鼻、气管及食管异物、刺伤、割伤及中毒等。大型玩具，如滑梯、跷板、攀登架等应定期检查是否牢固，有无损坏，损坏后要停止使用并及时维修，玩耍时要有成人在旁照顾。

（四）药物

近年来，医疗药品中毒有增多的趋势。药品用量、用法、存放不当，以及家长、医务人员粗心大意是造成药物中毒的主要原因。医务人员必须合理给药，认真计算用药剂量，严格执行核对制度。家长切勿擅自给儿童用药，喂药前要认真核对药瓶标签、用量及用法，变质、标签不清的药物切勿服用。药品皆应妥善存放，不让儿童随便取到。

（五）食物

集体儿童机构按食品卫生法执行。幼儿在臼齿未完全萌出前，不应给整粒的瓜子、花生、豆子及带刺、带骨、带核的食物，以免发生意外。

（六）安全教育

通过各种途径和方式，向社会、家长、保教人员及儿童进行各种安全教育，是预防和减少儿童发生意外事故的有效措施。

七、听力保健

听力障碍是最常见的先天性缺陷之一，也是主要的致残原因。国外研究表明，新生儿双侧听力损失的发病率在 0.1% ~ 0.3%，重危监护病房抢救的新生儿中，听力障碍发生率则高达 0.2% ~ 0.4%。正常听力是儿童感知外界信息，促进语言和智力发育必不可少的要素。因此，儿童保健必须重视听力保健。通过听力筛查和听力保健的宣传教育，早期发现听力损失，及时进行听觉言语干预及康复训练，旨在保护和促进儿童的听觉和言语发育，减少儿童听力和言语残疾的发生，提高儿童健康水平。

（一）听力筛查的对象

听力筛查的对象主要是 0 ~ 6 岁儿童，重点是 3 岁以前，尤其是具有听力损伤高危因素的婴幼儿。

> **知识链接**
>
> **听力损伤的高危因素**
>
> （1）新生儿重症监护室中住院超过 24 小时。
>
> （2）儿童期永久性听力障碍家族史。
>
> （3）巨细胞病毒、风疹病毒、疱疹病毒、梅毒螺旋体或弓形体等引起的宫内感染。
>
> （4）颅面形态畸形，包括耳郭和耳道畸形等。
>
> （5）出生体重低于 1500g。
>
> （6）高胆红素血症达到换血要求。
>
> （7）母亲孕期曾使用过耳毒性药物。
>
> （8）细菌性脑膜炎。
>
> （9）Apgar 评分 1 分钟 0 ~ 4 分或 5 分钟 0 ~ 6 分。
>
> （10）机械通气时间 5 天以上。
>
> （11）临床上存在或怀疑有与听力障碍有关的综合征或遗传病。

（二）听力筛查技术

目前，我国常用的听力筛查方式主要有耳声发射（OAE）测试和听性脑干诱发电位（AABR）。筛查的结果都以"通过"或"未通过"表示。耳声发射是一项简便、快速、无创的听力检测技术，可反映耳蜗（外毛细胞）的功能状态。自动听性脑干诱发电位技术是通过专用测试探头实现的快速、无创的检测方法，与 OAE 检查联合应用于听力筛查，全面检查新生儿耳蜗、听神经传导通路、脑干的功能状态。因此，具有听力损伤高危因素的新生儿，最好采用 OAE 和（或）AABR 进行听力筛查，以免漏筛。

（三）听力筛查程序

1. 初筛　利用耳声发射测试技术，对出生后 3 ~ 7 天住院期间的所有新生儿实施听力普遍筛查。

2. 复筛　未能通过初筛的新生儿，或初筛"可疑"，甚至初筛已经"通过"但属于听力损伤高危儿，在出生 42 天左右需要进行第二次听力筛查。如果仍未通过，则进入听力损伤诊断阶段。

3. 听力损伤诊断　42 天复筛未通过者，应在 3 月龄时转听力检测机构，进行耳鼻咽喉科检查及声导抗、耳声发射、听性脑干诱发电位检测、行为测听等全面听力学检查，并进行医学和影像学评估，最终明确听力损伤的程度和性质。力争在 6 月龄内确定是否存在先天性或永久性听力损伤，以便实施干预。

（四）随访与干预

对于未能通过听力复筛的婴幼儿，应定期进行听觉追踪、随访，确诊听力损伤后应及时到专科医院进行相应的医学干预。对于通过新生儿听力筛查但具有听力损失高危因素的婴幼儿，3 岁以内至少每 6 个月进行一次听力追踪、随访，以发现可能存在的迟发性听力损失。

目 标 检 测

选择题

1. 小儿生长发育的一般规律，以下哪项是错误的
   A. 由低级到高级　　　B. 由上到下　　　C. 由远到近
   D. 由粗到细　　　　　E. 由简单到复杂
2. 判断小儿体格发育最常用的指标是
   A. 动作发育能力　　　B. 语言发育程度　　　C. 智能发育水平
   D. 神经反射发育　　　E. 体重、身高、头围
3. 最能反映近期营养状况的灵敏指标是

    A. 身高　　　　　　　　　B. 体重　　　　　　　　　C. 头围

    D. 胸围　　　　　　　　　E. 牙齿

4. 反映骨骼发育的重要指标是

    A. 体重　　　　　　　　　B. 身长　　　　　　　　　C. 头围

    D. 胸围　　　　　　　　　E. 腹围

5. 小儿头围与胸围大致相等的年龄是

    A. 6 个月　　　　　　　　B. 1 岁　　　　　　　　　C. 1.5 岁

    D. 2 岁　　　　　　　　　E. 2.5 岁

6. 正常小儿前囟闭合的时间应是

    A. 6 ~ 12 个月　　　　　　B. 12 ~ 18 个月　　　　　C. 1.5 ~ 2 岁

    D. 2 ~ 2.5 岁　　　　　　E. 2.5 ~ 3 岁

7. 小儿乳牙最晚于何时出齐

    A. 6 ~ 12 个月　　　　　　B. 12 ~ 18 个月　　　　　C. 1.5 ~ 2 岁

    D. 2 ~ 2.5 岁　　　　　　E. 2.5 ~ 3 岁

8. 我国规定 1 岁内儿童必须完成的计划免疫是

    A. 卡介苗　　　　　　　　B. 乙脑疫苗　　　　　　　C. 流脑疫苗

    D. 流感疫苗　　　　　　　E. 甲肝疫苗

9. 儿童计划免疫，正确的接种时间是

    A. 脊髓灰质炎疫苗 2 个月以上

    B. 卡介苗 2 ~ 3 个月

    C. 麻疹疫苗 4 ~ 5 个月

    D. 百白破 6 ~ 8 个月

    E. 乙型脑炎疫苗 9 ~ 10 个月

10. 儿童定期检查正确的是

    A. 6 个月内每月一次

    B. 7 ~ 12 个月每 2 ~ 3 个月一次

    C. 高危儿、体弱儿应适当增加检查次数

    D. 全身各系统的体格检查及常见病的实验室检查

    E. 以上都是

11. 一婴儿能独坐，并坐得很稳，但不会爬，能无意识地发出复音，认识生熟人，
不能听懂自己的名字。此小儿的年龄最大可能是

    A. 5 个月　　　　　　　　B. 6 个月　　　　　　　　C. 7 个月

    D. 8 个月　　　　　　　　E. 9 个月

第三章　儿童疾病诊疗原则

【学习目标】

1. 掌握：儿科病史采集和体格检查的主要内容
2. 熟悉：儿童药物剂量计算方法和新生儿用药特点。
3. 了解：儿科疾病治疗的基本原则。
4. 学会：儿科病史采集及儿童体格检查的方法，儿童药物剂量计算方法。

第一节　儿科病史采集和体格检查

准确的病史资料和体格检查永远是正确诊断疾病的重要基础。病历记录则是最重要的医疗证据。儿科的病史采集、记录和体格检查在内容、程序、方法及分析判断等方面具有自身的特点，熟练掌握与此相关的方法和技巧，是正确开展儿科诊疗工作的基础。

一、病史采集和记录

病史采集要准确。与成人不同，儿科病史的采集对象往往不是患儿。对于学龄前期及以前的患儿，家长、亲属、保育员常常是病史陈述者；学龄期及以后的患儿可以作为病史的主要陈述者，但仍需求证于家长或陪同人员。因此，获得家长的信任和好感是采集准确病史的先决条件。采集病史要认真听、重点问，关键是从家长或监护人提供的信息中发现对诊断病情有用的线索。在病史询问过程中态度要和蔼，语言通俗易懂，注重与家长的沟通，让家长感觉到医护人员对孩子的关爱，以取得家长和孩子的信任，尊重家长和孩子的隐私，并为其保密。切不可先入为主，尤其不能用暗示的言语来诱导家长给出主观期望的回答，这样会给诊断造成困难。急危重症患儿应边检查边询问，并及时抢救，待病情稳定后再详细询问病史。病史采集包括下述内容。

（一）一般内容

正确记录患儿的姓名、性别、年龄（采用实际年龄：新生儿记录天数，婴儿记录月数，1岁以上记录几岁几个月）、种族，父母或抚养人的姓名、职业、年龄、文化程度、家庭住址及（或）其他联系方式（如电话），病史叙述者与病儿的关系，以及病史的可靠程度。其中，年龄的询问是儿科病史的重点，因为同一症状在不同的年龄，病因各不相同。如生后第 1 天出现的新生儿黄疸首先考虑病理性黄疸，而出生后 2～3 天出现的黄疸首先考虑生理性黄疸。

（二）主诉

主诉是指就诊的主要原因及其持续的时间，如"腹泻伴呕吐 2 天"。

（三）现病史

现病史为病历的主要部分。应详细描述此次患病的情况，包括诱因、主要症状、病情发展情况、伴随症状、诊治经过、有意义的阴性症状、一般情况。应注意以下几点：①主要症状要注意症状的特征及发展情况。如咳嗽为主症时的询问应包括：持续性还是间断性，剧烈还是轻度，单声或连续性、阵发性咳嗽，有无鸡鸣样吼声，有无痰液及痰液性状，咳嗽在一天中有何轻重变化，有无其他伴随症状及诱因等。②有鉴别意义的阴性症状也要询问并记录在病史中。③病后儿童的一般情况，包括精神状态、吃奶或食欲情况、大小便、睡眠等。④已经做过的检查及结果。⑤已进行过治疗的病人要询问治疗情况，包括所用药物的名称、剂量、给药方法、时间、治疗效果及有无不良反应等。⑥与现病密切相关的疾病，如拟诊风湿热、急性肾炎者，应询问近期有无上呼吸道感染、扁桃体炎等链球菌感染的病史。

（四）个人史

个人史包括出生史、喂养史、生长发育史，根据不同的年龄和疾病，在询问时各有侧重详略。

1. 出生史　母孕期的情况；第几胎，第几产，出生时体重；是否足月、早产或过期产；生产方式，有无窒息或产伤，Apgar 评分情况等。新生儿和小婴儿、疑有中枢神经系统发育不全或智力发育迟缓等患儿，应详细了解围生期情况。

2. 喂养史　婴幼儿应询问喂养方式，母乳喂养还是人工喂养或部分母乳喂养，以何种乳品为主，喂哺次数及量，断奶时间，添加辅食的时间、品种及数量，进食量及大小便情况。年长儿应注意了解有无挑食、偏食及吃零食的习惯。了解喂养情况对患有营养性或消化系统疾病的儿童尤为重要。

3. 生长发育史　常用的生长发育指标有：体重、身高及其增长情况，前囟关闭及乳牙萌出的时间等，抬头、独坐、站立和走路的时间，会笑、有意识地叫爸爸妈妈及说词组的时间，学龄儿童的在校学习成绩及行为表现等。

（五）既往史

1. 既往患病史　需详细询问既往患过的疾病、患病时间和治疗结果。着重了解传染病史，如过去曾患过麻疹而此次有发热、皮疹的患儿，在综合分析时多考虑为其他发热出疹性疾病。对年长儿或病程较长的疑难病例，应进行系统回顾。

2. 过敏史 认真了解有无药物或食物过敏史，详细记录，以供治疗时参考。

3. 输血史 认真了解有无输血史，输血成分、量、次数，有无不良反应。

4. 预防接种史 对常规接种的疫苗均应逐一询问。何时接受过何种疫苗，具体次数，有无反应。接种非常规的疫苗也应记录。

5. 传染病接触史 疑为传染性疾病患儿，应详细了解可疑的接触史，包括患儿与疑诊或确诊传染病患者的关系、该患者的治疗经过和转归、患儿与该患者的接触方式和时间等。

（六）家族史

询问家族中有无遗传性、过敏性或急慢性传染病患者，如有，则应详细了解其与患儿的关系、接触的密切度。了解父母是否近亲结婚、同胞的健康情况（死亡者应了解原因和死亡年龄）。必要时询问家庭其他成员健康状况、家庭经济情况、居住环境、父母对患儿的关爱程度和对所患疾病的认识等。

二、体格检查

要获得准确无误的体格检查资料，首先要营造一种自然轻松的气氛，尽可能取得患儿和家长的合作。

（一）体格检查的注意事项

1. 首先应和患儿建立良好的关系，微笑，呼患儿的名字或小名、乳名，或用手轻轻抚摸他，也可用听诊器或其他玩具逗患儿玩耍以消除或减少其恐惧，取得患儿的信任和合作；并同时观察患儿的精神状况、对外界的反应及智能情况。对较大儿童用表扬语言鼓励，使之勇于接受检查。

2. 为增加患儿的安全感，检查时应尽量让孩子与亲人在一起，婴幼儿可坐或躺在家长的怀里检查或直抱儿童伏在家长背上，检查者顺应患儿的体位。

3. 检查的顺序可根据患儿当时的情况灵活掌握。婴幼儿注意力集中时间短，在体格检查时应注意：安静时先检查心、肺听诊和腹部触诊等；容易观察的部位随时查，如四肢、躯干、全身浅表淋巴结等；有刺激、疼痛感的部位最后查，如口咽部、疼痛部位。当病情危重时，应先重点检查生命体征及与疾病有关的部位，并同时进行必要抢救，病情稍稳定后再做全面检查。对于非常不合作的患儿，可以分阶段进行，要使家长配合对其加以约束，必要时可在患儿入睡后检查。

4. 检查时要态度和蔼，动作轻柔，室内温度适宜、光线充足，冬天时检查者的双手及所用听诊器胸件要温暖。检查既要全面仔细，又要注意保暖，不要过多暴露患儿身体部位以免着凉。对年长儿还要照顾其害羞心理和自尊心。

5. 儿童免疫功能差，为防止交叉感染，检查前后均应清洁洗手，使用一次性或消毒后的压舌板。检查者的工作服和听诊器要勤消毒，必要时戴口罩。同时，应注意小儿安全。小儿特别是学龄前儿童对危险的识别和自我保护能力差，应注意防止误伤，将棉签、压舌板、纱布、剪刀等收拾妥当。

（二）体格检查项目

1. 一般状况 询问病史的过程中，留心观察儿童的一般情况，如营养发育情况、神志、表情、对周围事物的反应、皮肤颜色、体位、行走姿势和语言能力等，由此得到的资料较为真实。

2. 一般测量 包括体温、呼吸、脉搏、血压、身高（长）、体重、头围、胸围等。

（1）体温 根据儿童的年龄和病情选用测温方法。①腋下测温法：最常用，也最安全、方便，但测量的时间偏长。将消毒的体温表甩至35℃以下，擦干腋部，然后将体温表水银头部分放在儿童腋窝中，用上臂紧压腋窝，保持5~10分钟。36℃~37℃为正常。②口腔测温法：准确、方便，用于神志清楚而且配合的6岁以上的儿童。保持3分钟，37℃为正常。③肛门内测温法：测温时间短，准确。儿童取侧卧位，下肢屈曲，将已涂满润滑油的肛表水银头轻轻插入肛门内3~4cm，测温3~5分钟，36.5℃~37.5℃为正常。1岁以内儿童、不合作的儿童及昏迷、休克患儿可采用此方法。④耳内测温法：仪器贵，目前临床少用。

（2）呼吸、脉搏 应在儿童安静时进行。小儿的呼吸频率可通过听诊或观察腹部起伏而得，也可将少许棉花置于小儿鼻孔边缘，观察棉花纤维的摆动而得。要同时观察呼吸的节律和深浅。对年长儿一般选择较浅的动脉如桡动脉来检查脉搏，婴幼儿最好通过检查股动脉或心脏听诊来检测。要注意脉搏的速率、节律、强弱及紧张度。各年龄组小儿呼吸脉搏正常值见表3-1。

表3-1 各年龄小儿呼吸、脉搏（次/分）

年龄	呼吸	脉搏	呼吸:脉搏
新生儿	40~45	120~140	1:3
<1岁	30~40	110~130	1:(3~4)
2~3岁	25~30	100~120	1:(3~4)
4~7岁	20~25	80~100	1:4
8~14岁	18~20	70~90	1:4

（3）血压 测量血压时应根据不同的年龄选择不同宽度的袖带，袖带的宽度应为上臂长度的1/2~2/3。袖带过宽时测得的血压值较实际值偏低，过窄时则较实际值为高。新生儿多采用多普勒超声监听仪或心电监护仪测量血压。年龄越小，血压越低。不同年龄儿童血压的正常值可用公式推算：收缩压（mmHg）=80+（年龄×2），舒张压应为收缩压的2/3。

3. 皮肤和皮下组织 于自然光线下仔细观察身体各部位皮肤的颜色，有无苍白、黄染、发绀、潮红、皮疹、瘀点（斑）、脱屑、色素沉着，毛发有无异常，触摸皮肤的弹性、皮下组织及脂肪的厚度，有无水肿及水肿的性质。

4. 淋巴结 检查淋巴结的大小、数目、活动度、质地、有无粘连和压痛等。主要检查颈部、耳后、枕部、腹股沟等部位，正常情况下在这些部位可触及单个、质软、黄豆大小的淋巴结，可活动，无压痛。

5. 头部

（1）头颅 观察大小、形状，必要时测量头围；检查前囟大小及紧张度、有无凹陷或隆起；小婴儿要观察有无枕秃和颅骨软化、血肿或颅骨缺损等。

（2）面部 有无特殊面容，眼距宽窄，鼻梁高低，注意双耳位置和形状等。

（3）眼、耳、鼻 有无眼睑水肿或下垂、眼球突出、斜视、结膜充血、眼分泌物、角膜混浊，以及瞳孔的大小、形状、对光反射。双外耳道有无分泌物、局部红肿及外耳牵拉痛。观察鼻形，注意有无鼻翼扇动、鼻腔分泌物及通气情况。

（4）口腔 口唇有无色泽苍白、发绀、干燥、口角糜烂、疱疹。口腔内黏膜、牙龈、硬腭有无充血、溃疡、黏膜斑、鹅口疮，腮腺开口处有无红肿及分泌物，牙齿数目及龋齿数，舌质、舌苔颜色。咽部检查放在体格检查最后进行，医生一手固定儿童头部使其面对光源，一手持压舌板，在儿童张口时入口腔，压住舌后根部，利用儿童反射性将口张大暴露咽部的短暂时间，迅速观察双扁桃体是否肿大，有无充血、分泌物、脓点、伪膜及咽部有无溃疡、充血、滤泡增生、咽后壁脓肿等情况。

6. 颈部 颈部是否软，有无颈项强直，有无斜颈、短颈或颈蹼等畸形，颈椎活动情况；甲状腺有无肿大；气管位置；颈静脉充盈及搏动情况。

7. 胸部

（1）胸廓 注意有无胸廓畸形，如鸡胸、漏斗胸、肋膈沟等；胸廓两侧是否对称，心前区有无隆起，有无桶状胸；有无肋间隙饱满、凹陷、增宽或变窄等。

（2）肺 望诊应注意呼吸频率和节律有无异常，有无呼吸困难和呼吸深浅度改变；吸气性呼吸困难时可出现"三凹征"，即胸骨上窝、肋间隙和剑突下吸气时凹陷；呼气性呼吸困难时可出现呼气延长。触诊在年幼儿可利用啼哭或说话时进行。因小儿胸壁薄，叩诊反响比成人清，故叩诊时用力要轻或可用直接叩诊法（用两个手指直接叩击胸壁）。听诊时，正常小儿呼吸音较成人响，呈支气管肺泡呼吸音，应注意听腋下、肩胛间区及肩胛下区有无异常，因肺炎时这些部位较易听到湿性啰音。听诊时使小儿尽量保持安静，小儿啼哭后深吸气时容易闻及细湿啰音。

（3）心 望诊时观察心前区是否隆起，心尖搏动强弱和搏动范围，正常小儿搏动范围在 $2\sim3cm^2$ 之内，肥胖小儿不易看到心尖搏动。触诊主要检查心尖搏动的位置及有无震颤，并应注意震颤出现的部位和性质（收缩期、舒张期或连续性）。通过叩心界可估计心脏的大小、形状及其在胸腔的位置，心界叩诊时用力要轻才易分辨清浊音界线，3 岁以内婴幼儿一般只叩心脏左右界。叩左界时从心尖搏动点左侧起向右叩，听到浊音改变即为左界，记录为第几肋间左乳线外或内几厘米；叩右界时先叩出肝浊音界，然后在其上一肋间自右向左叩，有浊音改变时即为右界，以右胸骨线（胸骨右缘）外几厘米记录。各年龄小儿心界参考见表 3－2。小儿心脏听诊应在安静环境下进行，听诊器的胸件要小。小婴儿第一心音与第二心音响度几乎相等；随年龄的增长，心尖部第一心音较第二心音响，而心底部第二音心超过第一心音。小儿时期肺动脉瓣区第二心音比主动脉瓣区第二心音响（$P_2 > A_2$）。有时可出现吸气性第二心音分裂。学龄前期及学龄儿童常于肺动脉瓣区或心尖部听到生理性收缩期杂音或窦性心律不齐。

表 3-2　各年龄小儿心界

年龄	左界	右界
<1 岁	左乳线外 1~2cm	沿右胸骨旁线
1~4 岁	左乳线外 1cm	右胸骨旁线与右胸骨线之间
5~12 岁	左乳线上或线内 0.5~1cm	接近右胸骨线
<12 岁	左乳线内 0.5~1cm	右胸骨线

8. 腹部　在新生儿或消瘦儿童常可见到肠型或肠蠕动波，新生儿应注意脐部有无分泌物、出血、炎症，脐疝大小。触诊应尽量争取儿童的合作，可让其躺在母亲怀里或在哺乳时进行。检查者的手应温暖，动作轻柔，如儿童哭闹不止，可利用其吸气时作快速扣诊。检查有无压痛主要观察儿童表情反应，不能完全依靠儿童回答。正常婴幼儿肝脏可在肋缘下 1~2cm 处扣及，柔软无压痛；6~7 岁后在肋下不应触及。小婴儿偶可触及脾脏边缘。腹部叩诊内容与成人相同。腹部听诊有时可闻及肠鸣音亢进，注意有无血管杂音及其性质、强弱、部位。

9. 脊柱和四肢　注意有无畸形，躯干与四肢比例和佝偻病体征，如"O"型或"X"型腿、手（脚）镯征、脊柱侧弯等；观察手、足指（趾）有无杵状指、多指（趾）畸形等。

10. 会阴、肛门和外生殖器　观察肛门有无畸形、肛裂；女孩有无阴道分泌物、畸形，男孩有无隐睾、包皮过长或过紧、鞘膜积液、腹股沟疝等。

11. 神经系统　根据病种、病情、年龄选择必要的检查。

（1）一般检查　观察小儿的神志、精神状态、面部表情、反应灵敏度、动作语言能力及有无异常行为等。

（2）神经反射　反射是儿童神经系统检查最具特点的项目。小儿的神经反射可分为以下几类。

出生后一直存在的生理反射：指出生后持续存在的反射，典型代表是角膜反射。

出生后逐渐出现的反射：指出生时没有或很弱，随年龄增大出现的反射，包括提睾反射、腹壁反射、膝反射等。

出生后逐渐消失的生理反射：指出生时存在，随年龄增长逐渐消失的反射，如新生儿时期的觅食反射、吸吮反射、拥抱反射、握持反射等。

病理反射：指可见于某个年龄段正常小儿的反射，如在该年龄段后出现则被认为是病理反射。如踝阵挛、Babinski 征等，均可出现于小婴儿，如在婴儿期后出现则为病理反射。

脑膜刺激征：包括颈项强直、Kernig 征和 Brudzinski 征，检查方法同成人。如小儿不配合，要反复检查才能正确判定。正常小婴儿由于在胎内时屈肌占优势，故出生后头几个月 Kernig 征和 Brudzinski 征也可阳性。因此，在解释检查结果意义时一定要根据病情，结合年龄特点，全面考虑。

（三）体格检查的记录方法

体格检查项目虽然在检查时无一定顺序，但结果记录应按上述顺序书写。不仅阳性体征应记录，重要的阴性体征结果也要记录。

第二节 儿科疾病的治疗原则

儿童阶段是一个生长发育的连续过程，不同年龄阶段的儿童在生理、病理和心理特点上各异，其发病原因、疾病过程和转归等方面与成年人均不同，因此在疾病的治疗和处理上须充分考虑年龄因素。儿童起病急，病情变化快，容易并发多个器官或系统病变，故治疗措施既要适时、全面，又要突出重点。在疾病的治疗过程中，儿童较成年人更需要爱心、细心、耐心，任何一种不恰当的处理方式都可能对儿童生理和心理等方面产生较长久甚至终身的不良影响，因此要求儿科临床工作者必须熟练掌握儿科疾病的诊疗特点，以利患儿身心顺利康复。

一、护理

在疾病治疗过程中，儿科护理是极为重要的一个环节，许多治疗操作均通过护理工作来实施。良好的护理在促进患儿康复中起着很大的作用。

（一）细致的临床观察

患儿年龄越小，临床表现越不典型。如婴儿哭闹可以是正常的生理要求未满足，也可能是疾病的表现，细致的观察是鉴别两者的关键；再如，新生儿肺炎常表现为体温不升、不吃、不动、不哭、体重不增、口吐白沫、呛奶，而缺乏典型的咳嗽。因此，儿科医务工作者应具备敏锐的观察力，密切观察病情，及时发现可疑情况。

（二）合理的病室安排

儿科病室要整齐、清洁、安静，温度适宜，空气新鲜、流通。为提高治疗和护理质量，防止交叉感染，可按年龄、病种、病情轻重及护理要求合理安排病房及病区。

1. **按年龄分病区** 如新生儿和早产儿病室、年长儿病室、小婴儿病室等。
2. **按病种分病区** 将同类病儿集中管理，传染病则按病种隔离。
3. **按病情分病室** 重危者收住抢救监护病室，恢复期病儿可集中一室。

（三）规律的病房生活

应保证患儿有充足的睡眠和休息时间。观察病情应尽量不影响患儿的睡眠，尽可能集中时间进行治疗和诊断操作。让患儿定时进餐，按时睡觉。

（四）预防医源性疾病等

1. 防止交叉感染　医护人员在接触患儿前后均应洗手，病室要定时清扫、消毒。

2. 防止医源性感染　正确、规范地应用导尿、穿刺等各种治疗方法，定时检查消毒设备，防止感染的发生。

3. 防止意外的发生　医护人员检查、处理完毕后要及时拉好床栏，所用物品如体温表、药杯等用毕即拿走，以免小儿玩耍误伤。喂药喂奶要将婴儿抱起，避免呛咳、呕吐而引起窒息。

二、饮食治疗

根据病情选择适当的饮食有助于治疗和康复，不当的饮食可使病情加重，甚至危及生命。

（一）乳品

除正常乳制品外，还有一些治疗性乳品，包括：①稀释乳，为乳品与水分按不同比例配制而成，主要用于早产儿；②脱脂乳，有半脱脂乳及全脱脂乳，脂肪含量低，只供腹泻时或消化功能差者短期食用；③酸乳，是牛乳加酸或经乳酸杆菌发酵后制成，其蛋白凝块小，易消化，供腹泻及消化力弱的病儿食用；④豆奶，适用于乳糖吸收不良和牛乳过敏的小儿；⑤无乳糖奶粉（不含乳糖，含蔗糖、葡萄糖聚合体、麦芽糖糊精、玉米糖浆），适用于长期腹泻及乳糖不耐受的婴儿。

（二）一般膳食

包括普通饮食、软食、半流质和流质。儿童普通饮食多采用易消化、营养丰富、热能充足的食物，饮食范围与正常小儿相同。软食供消化功能尚未完全恢复或咀嚼能力弱的病儿，这类食物具有细、软、烂的特点，包括稠粥、烂饭、烂面鱼羹等。半流质饮食呈半流体状或羹状，介于软食和流质饮食之间，有稀粥、蒸蛋羹等，用于消化功能较弱，不能咀嚼吞咽固体食物的小儿。流质饮食全部为液体，如牛乳、豆浆、米汤、果汁等，不需咀嚼就能吞咽，且易于消化吸收，适用于高热、消化系统疾病、急性感染、胃肠道手术后病儿，亦用于鼻饲。流质饮食提供的热能与营养素均低，只能短期应用。

（三）特殊膳食

1. 治疗膳食　该类膳食对治疗有重要的辅助作用。①少渣饮食：纤维素含量少，对胃肠刺激性小，易消化，适用于胃肠感染、肠炎病儿。②多渣饮食：适用于习惯性便秘小儿，可增加蔬菜、香蕉等食物。③无盐及少盐饮食：每日食物中含盐量在 3g 以下为无盐饮食，烹调膳食不另加食盐；少盐饮食则每天额外供给 1g 氯化钠，供心力衰竭和肝、肾疾病导致水肿的患儿食用。④贫血饮食：每日增加含铁食物，如动物血、动物肝、各种肉类等。⑤高蛋白饮食：在一日三餐中添加富含蛋白质的食物，如鸡蛋、鸡肉、瘦肉、肝或豆制品等，适用于营养不良、消耗性疾病患儿。⑥低脂肪饮食：膳食中少用或禁用油脂、肥肉等，适用于肝病患儿。⑦低蛋白饮食：膳食中减少蛋白质含量，以碳水化合物补充热量，如选用马铃薯、甜薯、水果等，用于尿毒症、肝昏迷和急性肾炎的少尿期患儿。⑧低热能饮食：一日三餐的普通饮食中减少脂肪和碳水化合物的含量，又要保证蛋白质和维生素的需要量，可选用鱼、蛋、豆类、蔬菜和瘦肉等，供单纯性肥胖症的小儿。⑨代谢病专用饮食：如无苯丙氨酸奶粉用于苯丙酮尿症患儿，去乳糖食物用于半乳糖血症病儿。

2. 试验膳食 该类膳食是检查诊断前的辅助饮食。常用的有以下几种：①潜血膳食：连续 3 天食用不含肉类、动物肝脏、血和绿叶蔬菜等的饮食，用于检查有无消化道出血。②胆囊造影膳食：用高蛋白、高脂肪膳食如油煎荷包蛋等，使胆囊排空，以检查胆囊和胆管功能。③干膳食：食用米饭、馒头、鱼、肉等含水分少的食物，以利于尿浓缩功能试验和爱迪计数等检查。

（四）禁食

对因消化道出血或手术后等原因不能进食的小儿，采用静脉供给热量并注意水、电解质平衡。

三、药物治疗

药物是治疗疾病的重要手段，而药物的过敏反应、副作用和毒性作用等常对机体产生不良影响。生长发育中的儿童新陈代谢旺盛，各器官功能发育不成熟，对药物的毒副作用较成年人更为敏感。且小儿疾病多变，选择药物须慎重、准确，更要求剂量恰当，因此必须充分了解小儿药物的治疗特点，掌握药物性能、作用机制、毒副作用、适应证和禁忌证，以及进行精确的剂量计算和适当的用药方法，以发挥药物的最大疗效，最大程度地降低其毒副作用。

（一）儿科药物治疗的特点

由于药物在体内的分布受体液的 pH、细胞膜的通透性、药物与蛋白质的结合程度、药物在肝脏内的代谢和肾脏排泄等因素的影响，儿童期的药物治疗具有下述特点。

1. 药物在组织内的分布因年龄而异 如巴比妥类、吗啡、四环素等在婴幼儿脑内的浓度明显高于年长儿。

2. 儿童对药物的反应因年龄而异 吗啡对新生儿呼吸中枢的抑制作用明显高于年长儿，麻黄碱升高血压的作用对早产儿很弱。

3. 药物代谢特点 新生儿尤其是早产儿肝肾功能发育不完善，对药物的解毒及排泄能力较差，药物及其分解产物在体内滞留的时间延长，增加了药物的毒副作用。因此，小儿用药时需严格按照年龄与体重计算药物剂量。

4. 先天遗传因素 要考虑家族中有遗传病史的患儿对某些药物的先天性异常反应，对家族中有药物过敏史者要慎用某些药物。

（二）药物选择

选择用药的主要依据是儿童的年龄、病种和病情，同时要考虑儿童对药物的特殊反应和药物的远期影响。

1. 抗生素　儿童容易患感染性疾病，故常需使用抗生素类药物。抗生素一般48～72小时才生效，不宜更换过勤。对个体而言，除抗生素本身的毒副作用外，过量使用抗生素还容易引起肠道菌群失衡，引起真菌或耐药菌感染；对群体和社会来讲，广泛、长时间地滥用广谱抗生素，容易使微生物产生对药物的耐受性。因此，必须合理使用抗生素。

2. 肾上腺皮质激素　短疗程常用于过敏性与重症感染性疾病等，长疗程则用于治疗肾病综合征、某些血液病、自身免疫性疾病等。对哮喘、某些皮肤病，提倡局部用药。

在使用中必须重视其副作用：①短期大量使用可掩盖病情，故诊断未明确时一般不用；②较长期使用可抑制骨骼生长，影响水、电解质、蛋白质、脂肪代谢，引起血压增高和 cushing 综合征；③长期使用可导致肾上腺皮质萎缩，降低免疫力；④水痘患儿禁用激素，以防加重病情。

3. 退热药　一般使用对乙酰氨基酚和布洛芬，剂量不宜过大，可反复使用。婴儿不宜使用阿司匹林，以免发生 Reye 综合征。

4. 镇静止惊药　在患儿高热、烦躁不安、剧咳不止等情况下可考虑给予镇静药。发生惊厥时，可用苯巴比妥、水合氯醛、地西泮等镇静止惊药。

5. 镇咳平喘药　婴幼儿一般不用镇咳药，多用祛痰药口服或雾化吸入。对哮喘患儿提倡局部吸入 β_2 受体激动剂类药物，也可用茶碱类，但新生儿、小婴儿慎用，以防惊厥。

6. 止泻药与泻药　对腹泻患儿不主张用止泻药，除用口服补液疗法防治脱水和电解质紊乱外，可适当使用肠黏膜保护剂，或辅以微生态制剂以调节肠道的微生态环境。小儿便秘一般不用泻药，多采用调整饮食和松软大便的通便法。

7. 乳母用药　阿托品、苯巴比妥、水杨酸盐等药物可经母乳影响哺乳婴儿，应慎用。

8. 新生儿、早产儿用药　因其肝、肾等代谢功能均不成熟，不少药物易引起毒副反应，如磺胺类、维生素 K 可引起高胆红素血症，氯霉素可引起"灰婴综合征"等，应慎用。

（三）给药方法

根据年龄、疾病及病情，选择给药途径、药物剂型和用药次数，以保证药效，尽量减少对病儿的不良影响。同时尽量选用患儿和患儿家长可以接受的给药方式。

1. 口服法　是最常用的给药方法。幼儿用糖浆、水剂、冲剂等较合适，也可将药片捣碎后加糖水吞服，年长儿可用片剂或药丸。小婴儿喂药时最好将儿童抱起或头略抬高，以免呛咳时将药吐出或窒息。病情需要时可采用鼻饲给药。

2. 注射法　比口服法奏效快，但对儿童刺激大，有皮下、肌肉、静脉、腔内、鞘内注射等。口服法有效者不用注射法。肌肉注射部位多选择臀大肌外上方，静脉注射多在抢救时应用，静脉滴注应根据年龄大小、病情严重程度控制滴速。肌肉注射次数过多可造成臀肌挛缩，影响下肢功能，故非病情必需不宜采用。

3. 外用药　以软膏为多，也可用水剂、混悬剂、粉剂等。要防止儿童用手抓摸药物，误入眼、口，引起意外。

4. 其他方法　雾化吸入常用；灌肠法儿童采用不多；含剂、漱剂很少用于小龄儿，年长儿可采用。

（四）药物剂量计算

儿科用药剂量较成人更需准确，可按以下方法计算。

1. 按体重计算　是最常用、最基本的计算方法。每日（次）剂量＝病儿体重（kg）×每日（次）千克体重所需药量。每日需分次使用的药物如抗生素都按每日剂量计算，再分 2～3 次用。病儿体重应以实际测得值为准。年长儿按体重计算如已超过成人量则以成人量为上限。

2. 按体表面积计算　此法较按年龄、体重计算更为准确，因体表面积与基础代谢、肾小球滤过率等生理活动的关系更为密切。儿童体表面积计算公式为：体重＜30kg 的儿童，体表面积（m²）＝体重（kg）×0.035＋0.1；体重＞30kg 的儿童，体表面积（m²）＝[体重（kg）－30]×0.02＋1.05。

3. 按年龄计算　剂量幅度变化大、不需十分精确的药物，可按年龄计算，比较简单易行。

4. 按成人剂量折算　儿童剂量＝成人剂量×儿童体重（kg）/50。此法仅用于未提供儿童剂量的药物，所得剂量一般偏小，故不常用。

采用上述任何方法计算的剂量，必须与病儿具体情况相结合，才能得出比较准确的用量。如小婴儿肾功能较差，一般药物剂量宜偏小；新生儿耐受力较强的药物如苯巴比妥，则可适当增大用量；重症患儿用药剂量宜比轻症患儿大；通过血－脑屏障发挥作用的药物，如治疗化脓性脑膜炎时，青霉素类剂量应相应增大。用药目的不同，剂量也不同，如阿托品用于抢救农药中毒时的剂量要比常规剂量大几倍到几十倍。

四、心理治疗

儿童心理治疗是指根据传统的和现代的心理分析与治疗理论而建立的系统治疗儿童精神问题的方法，可分为个体心理治疗、群体治疗和家庭治疗等。其治疗内容包括儿童心理、情绪和行为问题，精神性疾病和心身性疾病等。

随着医学模式的转变，对小儿的心理治疗或心理干预不再仅仅是儿童心理学家和儿童精神病学家的工作，而应该贯穿于疾病的诊治过程中。由于心理因素在儿科疾病的治疗、康复中的重要性和普遍性越来越明显，要求儿科工作者在疾病的治疗中应重视各种心理因素，学习儿童心理学的基本原理，掌握临床心理治疗和心理护理的基本方法。儿童的心理、情绪障碍，如焦虑、退缩、抑郁和恐惧等，常常发生在一些亚急性、慢性非感染性疾病的病程中，尤其是神经系统、内分泌系统、消化系统、循环系统和泌尿系统疾病的患儿在门诊和住院治疗的过程中，容易产生心理和情绪障碍。心理和情绪障碍既是疾病的后果，又可能是病情加重或治疗效果不佳的原因。心身性疾患产生的一些突出症状，如慢性头痛、腹痛、腹泻等常与器质性病变相交织，使已经存在的疾患变得更加顽固和复杂。

常用的心理治疗包括支持疗法、行为疗法、疏泄法等。对初次治疗者要细心了解、观察，不强求儿童改变其行为以迎合治疗者的意愿，要尊重儿童自我改善的潜在能力，以暗示和循循善诱的方法帮助儿童疏泄其内心郁积的压抑，激发其情绪释放，以减轻其心理和精神障碍的程度，促进原发病的康复。患病使小儿产生心理负担，又进入医院的陌生环境，容易产生焦虑、紧张甚至恐惧情绪，常见的症状为哭闹或沉默寡言、闷闷不乐，有的患儿拒谈、拒绝治疗或整夜不眠。安静舒适和整洁的环境、亲切的语言、轻柔的动作、和蔼的面孔和周到的服务是改善患儿症状的关键。护理人员应通过细致的观察使心理护理个体化，获得患儿的信任和配合，促进疾病的痊愈和身心疾病的康复。

五、伦理学原则

患者应当享有知情权、治疗权、不受伤害权、自主权和隐私权，保护和实现这些权利是医学道德和伦理学的基本要求。儿科医务人员必须考虑儿科工作的特点和患儿及其家属的心理、社会需要，在医疗过程中注意儿童与成人的区别，加强伦理学思想，在工作中不断学会多为患者着想并且配合护理工作者开展医疗工作，以规范化的医疗服务于临床，以人性化的服务让患者满意、放心，本着为患儿终身负责的精神，做好每项医疗和护理工作。

1. 自主原则与知情同意 现代儿科学比较强调儿童在医疗选择上的自主权。伦理学认为，一个行为个体是否应该具有医疗选择的自主权，并不取决于行为个体的年龄，而取决于行为个体是否具有行为能力。儿童有愿望、有能力体现个人自主权，而医师有责任在诊疗、预防及科研等各个领域对儿童的自主权予以尊重。

2. 体检的伦理学问题 对于青春期儿童，应注意尊重和保护个人隐私。尊重儿童自主权，对敏感的青春期儿童尤为重要。在毫无遮挡的情况下对患儿进行暴露体检是忽视儿童隐私权的表现。在体检中，应注意避免暴露与检查无关的部位，并使患儿乐于配合；在检查异性、畸形患者时，医师要注意态度庄重。

目 标 检 测

一、选择题

1. 治疗儿童疾病最常用的给药方法是

    A. 肌肉注射   B. 静脉注射   C. 口服法

    D. 气管内给药   E. 直肠给药

2. 儿科病史采集中，最具有特征性的部分是

    A. 主诉   B. 现病史   C. 个人史

    D. 既往史   E. 家族史

3. 儿童最常用、最基本的药物剂量计算方法是

    A. 按年龄计算   B. 按成人剂量折算   C. 按体表面积计算

    D. 按体重计算   E. 以上都是

4. 关于儿童用药特点，以下哪项不正确

    A. 儿童容易患感染性疾病，临床上常需使用抗生素类药物

    B. 退热药一般选用对乙酰氨基酚和布洛芬

    C. 一般不用镇咳药

    D. 腹泻时可常规使用止泻药

    E. 病情严重时可使用肾上腺皮质激素

5. 有关儿童体格检查，不正确的是

    A. 尽可能取得患儿及家长的合作

    B. 容易引起患儿不适及疼痛的检查应首先进行

    C. 病情危重时，应边抢救边检查

    D. 要注意防止交叉感染

    E. 注意保暖，并照顾年长儿的害羞心理

二、思考题

1. 儿童病史询问与体格检查的特点有哪些?

2. 儿童用药的特点是什么?

第四章　儿童营养及营养障碍性疾病

【学习目标】

　　1. 掌握：婴儿喂养方法及添加辅食的原则，营养障碍性疾病的临床表现、诊断、治疗。
　　2. 熟悉：儿童能量代谢特点，营养障碍性疾病的病因及鉴别诊断。
　　3. 了解：营养障碍性疾病的发病机制。
　　4. 学会：利用所学知识，指导家长合理喂养小儿及预防常见营养障碍性疾病。

第一节　儿童营养基础

　　营养素是指食品中所含的能维持生命和健康并促进机体生长发育，进行正常代谢所需的物质。营养素分为：宏量营养素（蛋白质、脂类、碳水化合物）、微量营养素（维生素、矿物质）、水和膳食纤维。儿童生长发育迅速，对营养需求高，而自身消化功能发育不完善，正确的膳食行为有待建立，处理好这些矛盾对儿童健康成长非常重要。

一、能量的需要

　　人体的一切生命活动都需要能量的参与，人体能量主要来自于食物中的宏量营养素（蛋白质、脂肪、碳水化合物）。它们在体内的产能分别为：蛋白质 16.8kJ/g（4kcal/g），脂肪 37.8 kJ/g（9kcal/g），碳水化合物 16.8 kJ/g（4kcal/g）。1 千焦（kJ）=0.239 千卡（kcal），1 千卡（kcal）=4.184 千焦（kJ）。人体能量代谢的最佳状态是达到能量摄入与能量消耗的平衡，从而使机体保持长期健康。正常小儿的能量需要包括以下 5 个方面。

（一）基础代谢

　　基础代谢是指在安静、清醒、空腹状态下，维持人体基本生理活动的最低能量。婴儿基础代谢所需能量占总能量的50%～60%，约230kJ/（kg·d），以后随年龄增长而递减；7 岁小儿需 184kJ/（kg·d）；12 岁时的需要量接近成人，为 126kJ/（kg·d）。

（二）生长发育所需

生长发育所需是小儿特有的能量需要，与生长速度呈正比。婴儿体格发育速度最快，用于生长发育的能量为 125～167kJ/（kg·d），占总能量的 25%～30%，以后逐年减少，至青春期需要量又增多。

（三）活动所需

活动所需能量与活动类型、活动强度及活动持续时间有关。婴儿需 63～84kJ/（kg·d），随年龄增长，活动量、活动时间逐渐增加，需要量也增加，12～13 岁时约需 126kJ/（kg·d）。

（四）食物的热力作用

食物的热力作用指摄入和消化吸收食物时所需的能量。以蛋白质的热力作用最大，可使代谢增加 30%。婴儿摄入的食物中蛋白质含量较高，食物热力作用占总能量的 7%～8%，年长儿约占 5%。

（五）排泄损失量

排泄损失量指每日摄入的食物中未被消化吸收而排出体外的部分。通过排泄消耗的能量不超过总能量的 10%，腹泻时丢失增加。

以上五方面的总和为儿童机体需要的总能量。婴儿每天所需总能量为 95kcal（397.48kJ）/kg，1 岁以后按岁计算。儿童的能量需要存在较大的个体差异，如体重相同的健康儿，瘦长体型者因体内代谢活跃组织较肥胖儿多，对能量的需要量更大。

二、宏量营养素

（一）蛋白质

蛋白质是构成人体细胞、组织、体液的主要成分，也是组成体内酶、激素、抗体，维持正常生理活动的重要物质。蛋白质同时能提供能量，所供能量占总能量的 8%～15%。婴幼儿生长发育旺盛，不但需要蛋白质补充组织细胞新陈代谢所需，还要维持正常的生长发育，因此婴幼儿蛋白质的需要量相对较年长儿及成人要多。母乳喂养的婴儿约需蛋白质 2g/（kg·d）；牛乳中蛋白质的利用率略低于母乳，故牛乳喂养者需 2.5～3.5g/（kg·d）。1 岁以后需要量逐渐减少，至青春期又增加。儿童膳食中蛋白质长期缺乏可出现生长发育迟缓、营养不良、贫血、水肿等，摄入过多可发生消化不良和便秘。

构成人体蛋白质的氨基酸有 20 种，其中异亮氨酸、亮氨酸、赖氨酸、色氨酸、蛋氨酸、苯丙氨酸、苏氨酸、缬氨酸、组氨酸等 9 种氨基酸在体内不能合成或合成速度不能满足机体需要，需直接由食物供给，称为必需氨基酸。组成蛋白质的氨基酸模式与人体蛋白质的氨基酸模式接近的食物的生物利用率高，称为优质蛋白质。婴幼儿生长发育旺盛，保证优质蛋白质的摄入非常重要，优质蛋白质应占总蛋白质的50%以上。优质蛋白质主要来源于动物和大豆蛋白质。食物的合理搭配和加工可发挥蛋白质互补作用，提高食物的生物价值，满足小儿生长发育的需要。如豆类制品与米面同时食用，大豆蛋白中富含的赖氨酸可补充单纯米面所含赖氨酸的不足，而米面也可对大豆蛋白中含量不足的蛋氨酸加以补充，达到互补效果。

（二）脂类

脂类包括脂肪（甘油三酯）和类脂，是机体能量的重要来源和主要贮存形式，同时还具有促进脂溶性维生素吸收、维持体温、保护脏器等功能。婴幼儿期脂肪的需要量为$4 \sim 6g/(kg \cdot d)$，所供给的能量占每日总能量的35%～50%。随年龄增长，脂肪提供能量的比例逐渐下降，至年长儿为总能量的25%～30%。

脂肪的基本组成单位是脂肪酸。人体自身不能合成，必须由食物供给的多不饱和脂肪酸称为必需脂肪酸，包括亚油酸和亚麻酸。必需脂肪酸在体内的作用广泛，对细胞膜功能、基因表达、防治心脑血管疾病和生长发育都有非常重要的作用，对脑、视网膜、皮肤和肾功能的健全也十分重要。必需脂肪酸缺乏可引起生长迟缓、生殖障碍、皮肤损伤（出现皮疹等）及肾脏、肝脏、神经和视觉方面的多种疾病。必需脂肪酸主要来源于植物油，亚油酸主要存在于植物油、坚果类（核桃、花生）食物中，亚麻酸主要存在于绿叶蔬菜、鱼类脂肪、坚果类食物中。母乳中含有丰富的必需脂肪酸。婴儿期脂肪所供能量约占总能量的45%～50%，其中必需脂肪酸所供能量应占脂肪所供能量的1%～3%。

知识链接

膳食营养素参考摄入量（DRIs）

DRIs是在RDAs（推荐膳食供给量）基础上发展起来的一组每日平均膳食营养素摄入量的参考值，包括4项内容：①平均需要量（EAR）：是某一特定性别、年龄及生理状况群体中对某营养素需要量的平均值，摄入量达到EAR水平时可以满足群体中50%的个体对该营养素的需要。②推荐摄入量（RNI）：是可以满足某一特定性别、年龄及生理状况群体中大多数人（97%～98%）个体需要的摄入量。长期摄入RNI水平，可以维持组织中有适当的储备。③适宜摄入量（AI）：是通过观察或实验获得的健康人群的某种营养素的摄入量。④可耐受最高摄入量（TUL）：是平均每日可以摄入该营养素的最高限量。

（三）碳水化合物

碳水化合物是机体热能的主要来源。碳水化合物所产生的能量约占总能量的50%～60%。婴儿对碳水化合物的需要量相对较多，约需$12g/(kg \cdot d)$。

为满足儿童生长发育的需要，应首先保证能量的供给，其次是蛋白质。当能量摄入过多时，则在体内的储备增加，造成脂肪的异常堆积，与成年期的慢性代谢综合征有关，是当前要特别重视的问题；反之，如能量摄入不足，机体将动员脂肪保证能量的供应，小儿将发生营养不良、水肿、酸中毒等。

三、微量营养素

(一) 维生素

维生素主要发挥对体内新陈代谢的调节作用。多数维生素在体内不能合成或合成的数量不足，必须由食物供给。维生素的种类很多，按其溶解性可分为脂溶性（A、D、E、K）与水溶性（B族和C）两大类。其中脂溶性维生素可储存于体内，不需每日供应，因其排泄较慢，缺乏时症状出现较迟，过量则易中毒。水溶性维生素易溶于水，从尿中排泄迅速，不易在体内储存，必须每日供给，若体内缺乏可迅速出现相应症状，但过量常不易发生中毒现象。各种维生素的作用和来源见表4-1。

表4-1 各种维生素的作用和来源

种类	作用	来源
维生素 A	促进生长发育，维持上皮细胞的完整性，增加皮肤黏膜的抵抗力，为形成视紫质所必需的成分，促进免疫	肝、牛乳、鱼肝油、胡萝卜等
维生素 D	调节钙磷代谢，促进肠道对钙磷的吸收，维持血液钙、磷浓度及骨骼、牙齿的正常发育	肝、鱼肝油、蛋黄类，紫外线照射皮肤
维生素 K	由肝脏利用，合成凝血酶原	肝、蛋、豆类、青菜，肠内细菌合成
维生素 E	促进细胞成熟与分化，是一种有效的抗氧化剂	麦胚油、豆类、蔬菜
维生素 B_1	构成脱羧辅酶的主要成分，为糖代谢所必需，维持神经、心肌的活动机能，调节胃肠蠕动，促进生长发育	米糠、麦麸、豆、花生、酵母
维生素 B_2	为辅黄酶的主要成分，参与机体氧化过程，维持皮肤、口腔和眼的健康	肝、蛋、乳类、蔬菜、酵母
维生素 B_6	为转氨酶和氨基酸脱羧酶的组成成分，参与神经、氨基酸及脂肪代谢	各种食物，亦可在肠道内由细菌合成
叶酸	其活动形式四氢叶酸参与核苷酸的合成，有生血作用	绿叶蔬菜、肝、肾、酵母
维生素 B_{12}	参与核酸的合成，促进四氢叶酸的形成，促进细胞及细胞核的成熟，对生血和神经组织代谢有重要作用	肝、肾、肉等动物食品

(二) 矿物质

1. 常量元素 人体含量大于体重0.01%的各种元素称为常量元素，体内除氢、氧、氮、碳四种基本元素外，钙、磷、镁、钠、钾、氯、硫亦为常量元素，在体内发挥重要的作用，如钙、磷、镁构成骨骼，参与人体组织形成，钠、钾维持水电解质平衡等。

2. 微量元素　是体内含量很少，需由食物供给，在体内发挥一定生理功能的元素，如铁、铜、锌及碘、氟等。其中碘、锌、硒、铜、钼、铬、钴、铁8种元素为人体必需微量元素，是酶、维生素必需的活性因子，参与激素的作用及核酸代谢。各种元素的作用和来源见表4-2。

表4-2　各种元素的作用和来源

元素种类		作用	来源
常量元素	钙	为凝血因子，能降低神经肌肉的兴奋性，是构成骨骼、牙齿的主要成分	绿色蔬菜、乳类、蛋类
	磷	是骨骼、牙齿、细胞核蛋白、各种酶的主要成分；协助糖、脂肪、蛋白质的代谢；参与缓冲系统，维持酸碱平衡	肉类、豆类、五谷、乳类
	镁	构成骨骼及牙齿的成分，激活糖代谢酶，与神经肌肉兴奋性有关。为细胞内阳离子，对所有细胞代谢过程都重要。常与钙同时缺乏，导致手足搐搦症	谷类、豆类、干果、肉、乳类
	钾	构成细胞浆的要素，维持酸碱平衡，调节神经肌肉活动	果汁、紫菜、乳、肉
	钠、氯	调节体液酸碱性，调节水分交换，保持渗透压平衡	食盐、新鲜食物、蛋类
微量元素	铁	血红蛋白、肌蛋白、细胞色素和其他酶系统的主要成分，帮助氧的运输	肝、蛋黄、血、豆、肉类、绿色蔬菜
	铜	对制造红细胞、合成血红蛋白和铁的吸收起很大作用；与许多酶如细胞色素酶、氧化酶的关系密切；存在于人体红细胞、脑、肝等组织内，缺乏时引起贫血	肝、肉、鱼、豆类、全谷
	锌	为不少酶的组成成分，如与能量代谢有关的碳酸酐酶、与核酸代谢有关的酶、与免疫有关的酶；调节DNA的复制转录；促进蛋白质的合成	鱼、蛋、肉、禽、麦胚、全谷
	碘	为甲状腺素T_3、T_4的主要成分，缺乏时引起单纯性甲状腺肿及地方性甲状腺功能减退症	海带、紫菜、海鱼等
	硒	保护心血管，维护心肌健康；促进生长；保护视觉	肝、肾、肉类、海带
	钼	是黄素依赖酶的成分，作为酶的辅助因子发挥作用	乳类、内脏、干豆
	铬	是葡萄糖耐量因子的重要组成成分，有潜在性胰岛素作用，影响脂肪代谢，增强RNA的合成	肉类、豆类、畜肝
	钴	作为维生素B_{12}的成分存在，与红细胞的成熟有关；影响甲状腺代谢	肝、肾、海带等

四、其他膳食成分

（一）水

水是机体的重要组成成分，参与体内所有的新陈代谢及体温调节活动。机体内新陈代谢和能量的需要量决定水的需要量。小儿新陈代谢旺盛,对能量的需要量大,因此对水的需要量也大。婴儿需水 150mL/(kg·d),以后每 3 岁约减少 25mL/(kg·d),至成人需 40~45mL/(kg·d)。

(二) 膳食纤维

膳食纤维主要来自植物的细胞壁,包括纤维素、半纤维素、木质素及果酸等。膳食纤维有降解胆固醇,改善肝代谢,防止肠萎缩和促进肠蠕动等功能。婴幼儿可从谷类、新鲜蔬菜、水果中获得一定量的膳食纤维。年长儿、青少年膳食纤维的适宜摄入量为 20~35g。

第二节 婴 儿 喂 养

婴儿喂养的方式包括母乳喂养、部分母乳喂养及人工喂养。

一、母乳喂养

母乳喂养是自人类存在以来就存在的一种天然喂养方式,是婴儿最理想的喂养方式。母乳是婴儿的最佳食品,母乳喂养是世界卫生组织向全世界推广的婴儿喂养方式。母乳,俗称"白色血液",它可使全世界每天避免 2000 名婴儿死亡。

(一) 母乳的成分

产后 4 天内的乳汁称为初乳,量少,每日 15~45mL,为淡黄色,碱性,含脂肪少,蛋白质多,尤其是免疫球蛋白,含丰富的牛磺酸、免疫因子、维生素和微量元素锌等,并含有初乳小球(充满脂肪颗粒的巨噬细胞及其他免疫活性细胞),有利于新生婴儿的生长发育及抗感染。产后 5~14 天的母乳称为过渡乳,量增多,脂肪含量高,蛋白质及矿物质逐渐减少。产后 14 天~9 个月的乳汁称为成熟乳,总量达高峰,泌乳总量每天可达 700~1000mL,但所含蛋白质更少。产后 10 个月以后的乳汁称为晚乳,晚乳的总量和营养成分均少。各期母乳成分见表 4-3。

表4-3 各期母乳成分(g/L)

	初乳	过渡乳	成熟乳	晚乳
蛋白质	22.5	15.6	11.5	10.7
脂肪	28.5	43.7	32.6	31.6
碳水化合物	75.9	77.4	75.0	74.7
矿物质	3.08	2.41	2.06	2.0
钙	0.33	0.29	0.25	0.28
磷	0.18	0.18	0.15	0.13

每次哺乳时,乳房最初分泌的乳汁含蛋白质多,而最后分泌的乳汁含脂肪多(见表4-4)。

表 4 - 4　哺乳过程中母乳成分变化 （g/L）

	第一阶段	第二阶段	第三阶段
蛋白质	11.8	9.4	7.1
脂肪	17.1	27.7	55.1

（二）母乳喂养的优点

1. 营养丰富且易于消化吸收

（1）母乳中的蛋白质、脂肪、糖含量比例 （1:3:6）及产能比例适宜，适合婴儿生长发育的需要 （表 4 - 5）。

表 4 - 5　母乳与牛乳宏量营养素含量 （每 100mL）及产能比

成分	母乳	牛乳	理想标准
蛋白质	1.5g （9%）	3.3g （19%）	11%
脂肪	3.7g （50%）	4.0g （52%）	50%
碳水化合物	6.9g （41%）	5.0g （29%）	40 ~ 50%

（2）母乳中蛋白质含量较牛乳少，但以白蛋白为主，与酪蛋白的比例为 4:1，优于牛乳。白蛋白在婴儿胃内形成细小柔软的凝块，有利于消化。母乳蛋白中含有较多的必需氨基酸，如由半胱氨酸转化而来的牛磺酸的含量达 425mg/L，是牛乳的 10 ~ 30 倍，能促进婴儿神经系统和视网膜的发育。

（3）母乳中的脂肪颗粒小，且含有脂肪酶，对胃肠道的刺激小，易于消化、吸收；含较多的不饱和脂肪酸，可在婴儿髓鞘的形成及中枢神经系统的发育中发挥作用。

（4）母乳中的乳糖 90% 为乙型乳糖，不仅有利于脑的发育，还可促进双歧杆菌和乳酸杆菌的生长，抑制大肠埃希菌繁殖，有效地抵御病原微生物对肠道的侵袭，减少腹泻的发生。

（5）母乳中的矿物质含量较低，适应婴儿肾溶质负荷，且吸收率远高于牛乳，如母乳中铁的含量与牛乳相似 （0.05mg/dL），但其吸收率为 50%，而牛乳仅为 4%。此外，母乳中的锌主要与小分子多肽结合，吸收率高达 62%。与牛乳相比，母乳中钙的含量虽较低，但由于钙、磷比例 （2:1）合理，含乳糖多，钙吸收率较高。

（6）母乳中含有较多的消化酶如乳脂酶、淀粉酶等，有助于消化。

2. 增强婴儿免疫能力　母乳中含有较多的免疫因子。如母乳尤其是初乳中含有丰富的分泌型 IgA，可保护呼吸道及消化道，防止病原微生物入侵。初乳中的乳铁蛋白是重要的非特异性防御因子，可通过夺走大肠埃希菌、多数厌氧菌及白色念珠菌赖以生存的铁，抑制它们的生长。母乳中的溶菌酶能将革兰阳性细菌胞壁中的乙酰基多糖水解、破坏，使抗体的杀菌效能增强。双歧因子能促进双歧杆菌的生长，对大肠埃希菌起抑制作用。人乳中含有大量免疫活性细胞，初乳中更多，其中 85% ~ 90% 为巨噬细胞，10% ~ 15% 为淋巴细胞，可产生多种细胞因子而发挥免疫调节作用。此外，低聚糖是人乳所特有的，它具有阻止细胞黏附于肠黏膜，促进乳酸杆菌生长的作用。

3. 喂哺方便易行 母乳的温度适宜，无外来污染，喂哺省时、方便、经济。

4. 利于母亲恢复 母亲哺乳可加快乳母产后子宫复原，减少再受孕的机会。连续哺乳6个月以上，还可逐渐消耗妊娠期储备的脂肪，使乳母的体形逐渐恢复至孕前状态。

5. 增加母婴交流，促进亲子关系的建立 母亲哺喂过程中，小儿能够与母亲的皮肤频繁接触，母亲轻柔的抚摸、温柔的话语，都使小儿获得安全感；母婴目光的对视，增加相互间的信任及了解，对小儿的心理与社会适应性的发育起到积极的促进作用。

（三）促进母乳喂养的方法

1. 产前准备 大力宣传母乳喂养的优点，帮助孕妇树立母乳喂养的信心。保证孕母合理营养，孕期体重适当增加（12～14kg），贮存脂肪以供哺乳能量的消耗。注意乳头保健，在妊娠后期每日用清水（忌用肥皂或酒精之类）擦洗乳头。乳头内陷者用两手拇指从不同的角度按乳头两侧并向周围牵拉，每日一次至数次。

2. 促进催乳素分泌

（1）尽早开奶 生后2周是建立母乳喂养的关键时期，吸吮是主要的条件刺激，应尽早开奶。产后15分钟～2小时内应帮助新生儿尽早实现第一次吸吮，对成功建立母乳喂养十分重要。

（2）按需哺乳 3月龄内的婴儿应频繁吸吮，每日不少于8次，使母亲乳头得到足够的刺激，促进乳汁分泌。

3. 促进乳汁分泌

（1）乳房按摩 哺乳前热敷乳房，从外侧边缘向乳晕方向轻拍或按摩乳房，有促进乳房血液循环、乳房感觉神经的传导和泌乳作用。

（2）乳房排空 吸吮导致的射乳反射可使婴儿短时间内获得大量乳汁。每次哺乳时应强调喂空一侧乳房，再喂另一侧，下次哺乳则从未喂空的一侧乳房开始。

（3）维护乳母健康 乳母身心愉快、睡眠充足、合理营养（需额外增加能量500kcal/d），可促进泌乳。

4. 正确的喂哺技巧

（1）哺乳前准备 等待哺乳的婴儿应是清醒状态、有饥饿感，并已更换干净的尿布。哺乳前让婴儿用鼻推压或舔母亲的乳房，哺乳时婴儿的气味、身体的接触都可刺激乳母的射乳反射。

（2）哺乳方法 每次哺乳前，母亲应洗净双手，用温水毛巾清洁乳头、乳晕，避免使用肥皂或酒精类擦洗，以防造成皮肤干燥、皲裂。正确的喂哺姿势有斜抱式、卧式、抱球式。无论用何种姿势，都应该让婴儿的头和身体呈一条直线，身体贴近母亲，头和颈得到支撑，贴近乳房，鼻子对着乳头。正确的含接姿势是婴儿的下颌贴在乳房上，嘴张得很大，将乳头及大部分乳晕含在嘴中，下唇向外翻，嘴上方的乳晕比下方多。婴儿慢而深地吸吮，能听到吞咽声，表明含接乳房姿势正确，吸吮有效。哺乳过程中注意母婴互动交流。

（3）哺乳次数　3月龄内的婴儿应按需哺乳，以促进乳汁分泌。4~6月龄逐渐按时喂养，每3~4小时一次，每日约6次，可逐渐减少夜间哺乳，帮助婴儿形成夜间连续睡眠能力。但婴儿有个体差异，需区别对待。每次哺乳的时间为15~20分钟。每次喂后将婴儿直立抱起，头部靠在母亲肩上，轻拍其背部，帮助排出吞入的空气而预防溢奶。婴儿睡眠时宜右侧卧位，可预防睡眠时溢奶而致窒息。

5. 评估喂养情况　向乳母了解哺喂时间，如是否按需哺乳，24小时内哺乳次数，每次持续时间，夜间是否哺乳，有无延时哺喂而积聚乳汁，两次哺喂之间是否给婴儿添加水及其他乳制品，乳母膳食安排和液体摄入量是否适宜等；观察哺喂时母婴体位是否舒适、正确。每次哺乳时听到婴儿的咽乳声，哺喂后婴儿安静入睡，每天有1次量多或多次少量的软便，数次小便，体重按正常速度增加，表示奶量足够。

6. 母乳保存方法　母亲外出或母乳过多时，可将母乳挤出存放至干净的容器或特备的"乳袋"，妥善保存在冰箱或冰包中，食用前用温水加热至40℃左右即可喂哺。不同温度下母乳储存时间可参考表4-6。

表4-6　母乳储存时间

储存条件	最长储存时间
室温（25℃）	4小时
冰箱冷藏室（4℃）	48小时
冰箱冷冻室（-20℃）	3个月

（四）不宜喂乳的情况

凡是母亲感染HIV，患有严重疾病如慢性肾炎、糖尿病、恶性肿瘤、精神病、癫痫或心功能不全等，应停止哺乳；婴儿患有半乳糖血症、苯丙酮尿症应停止哺乳。化疗、放射性药物治疗期间一般禁止母乳喂养。乳母患急性传染病时，可将乳汁挤出，经消毒后哺喂。母亲乙肝表面抗原阳性时，婴儿常规注射乙肝免疫球蛋白和乙肝疫苗，并非哺乳的禁忌证。母亲感染结核病，在正规治疗后2周内不能进行母乳喂养。

（五）断乳指导

断乳指由完全依靠乳类喂养逐渐过渡到多元化食物的过程。随着婴儿年龄的增长，各项生理功能逐步适应摄入非流质食物，母乳已不能满足婴儿营养与生长所需。因此，婴儿出生后4~6个月应开始引入换乳期食品，逐渐减少哺乳次数，增加换乳期食品。一般于出生后10~12个月完全断乳，遇炎热季节或患病可适当延迟，但不宜超过1岁半。要注意断乳后的食物必须营养均衡，易于消化。

二、部分母乳喂养

部分母乳喂养是指因为各种原因，无法完全用母乳喂养，而同时采用母乳与配方乳或兽乳喂养婴儿的方法。部分母乳喂养有两种情况。

1. 补授法　母乳喂养的婴儿体重增长不满意时，提示母乳不足，此时用配方乳或兽乳补充母乳喂养的方法为补授法，适宜4个月内的婴儿。因母乳哺喂次数未变，有利于刺激乳汁分泌。补授的乳量由小儿食欲及母乳量多少而定，即"缺多少补多少"。

2. 代授法　因母亲生活、工作条件限制，不能按时哺乳，则用配方乳或兽乳替代几次母乳哺乳的方法为代授法。母乳喂养婴儿至4~6月龄时，为断离母乳开始引入配方乳或兽乳时宜采用代授法。

三、人工喂养

由于各种原因，6个月内的婴儿完全用配方乳或兽乳喂养，称人工喂养。

（一）常用乳品

1. 鲜牛乳

（1）**成分及缺点**　牛乳远不如母乳适合婴儿（表4-7）。牛乳中含有较多的蛋白质，其中酪蛋白占80%，在胃中形成较大的凝块，不易消化；脂肪以饱和脂肪酸为多，又缺乏溶脂酶，不易消化吸收；乳糖含量较少，主要为甲型乳糖，有利于大肠埃希菌生长，增加了患腹泻的机会；矿物质较多，婴儿的肾负荷重；钙磷比例不当（1.2:1），不易吸收；缺乏免疫因子，且容易受到细菌污染，婴儿患感染性腹泻的机会增多。

表4-7　母乳与牛乳、羊乳主要成分比较（每100mL）

成分	母乳含量	牛乳含量	羊乳含量
蛋白质（g）	1.2（乳蛋白占2/3）	3.3（酪蛋白占4/5）	3.3
脂肪（g）	3.7（不饱和脂肪酸较多）	4.0（饱和脂肪酸较高）	4.1
乳糖（g）	6.9	5.0	4.7
钠（mg）	15	58	18
钾（mg）	55	138	46
钙（mg）	34	117	61
铁（mg）	0.15	0.10	0.10
磷（mg）	15	92	55

（2）**牛乳配制**　鲜牛乳经煮沸、稀释、加糖，更加适用于婴儿的营养需求和消化能力。

稀释：通过稀释，牛乳中酪蛋白、矿物质的含量降低，减轻婴儿消化道和肾的负荷。对出生后2周以内的小儿，在2份牛奶中加入1份水，制成2:1奶。以后随小儿消化能力逐渐加强，可在3份奶或4份奶中加入1份水，制成3:1或4:1奶，至小儿满月可不再稀释而用全奶。

加糖：每100mL牛乳加糖5~8g，满足婴儿能量的需要。

煮沸：是为了达到灭菌目的，又可使牛奶中的蛋白质变性，在胃中的凝块变小而易被消化。除煮沸方法外，还可用巴氏灭菌法和蒸气消毒法，前者为将奶加热至65℃～68℃持续30分钟。家庭中可采用水浴法，即将牛乳置于奶瓶中隔水蒸，水沸不超过5分钟立即冷却，不仅对乳液香味影响小，且较少破坏乳质。

（3）奶量的计算　按每天所需总能量和总液量来计算。婴儿所需总能量为418kJ/（kg·d），需水量为150mL/（kg·d）。100mL全牛乳供能约67kcal（280.33kJ），8%糖牛乳100mL供能约100kcal（418.4kJ），故用8%糖牛乳喂养婴儿，每天需100mL/kg。

例如：某婴儿体重6kg

每日所需总水量：150mL/kg×6kg＝900mL

每日所需牛乳量：100mL/kg×6kg＝600mL

加糖量：600mL×8%＝48g

另需加水量：900mL－600mL＝300mL

将全日牛乳量平均分次哺喂，在两次牛乳之间加水。

2. 羊乳　其成分及营养价值与牛乳大致相同，白蛋白含量较牛乳高，蛋白质凝块较牛乳细而软，脂肪颗粒大小与母乳相仿。但羊乳中叶酸含量很少，长期哺给羊乳易致巨幼红细胞性贫血。

3. 乳制品

（1）全脂奶粉　由鲜牛乳液经加工处理后，制成干粉，其中的酪蛋白变成较细、较软的凝块，较鲜牛乳易消化并减少过敏反应，且便于贮存。配制时，奶粉和水的比例可按容积计算，比例为1:4（1容积奶粉加4容积水）；也可按重量计算，比例为1:8（1份奶粉加8份水）。配制后即成为全牛乳。

（2）酸奶　酸奶的凝块细小，可使胃酸消耗减少，易于消化。除适用于健康小儿外，对消化不良的小儿更为有利。

（3）配方奶　通过调整牛奶中某些成分，使之更适合婴儿的消化功能和肾功能，同时添加不饱和脂肪酸、乳糖等营养素及各种维生素和微量元素，使其成分尽量接近母乳。

一般市售婴儿配方奶粉100g产能约500kcal（2092kJ），婴儿能量需要量约为每日100kcal（418.4kJ）/kg，故每天需婴儿配方奶粉20g/kg以满足生长发育需要。按规定调配的配方奶，其蛋白质与矿物质浓度接近母乳，只要奶量适当，总液量也可满足需要。

（二）常用代乳品

多为豆制代乳品如豆浆、豆浆粉等，营养价值优于以谷类为主的代乳品，适用于乳类制品获得困难的地区或对牛乳蛋白过敏的小儿食用。豆制代乳品富含蛋白质及必需氨基酸、铁，脂肪及糖较少，在配制时要予以补充。

（三）人工喂养的注意事项

1. 选用适宜的奶嘴　奶嘴的软硬度与孔的大小应适宜，孔的大小以奶瓶倒置时乳汁呈滴状连续滴出为宜。

2. 乳液的温度 喂乳前先将乳汁滴在成人手腕掌侧测试温度，以不烫为宜。

3. 加强食具卫生 一切食具均应保持清洁卫生。

4. 避免空气吸入 喂乳时将奶瓶中的乳汁充满前半部，以避免小儿同时吸入乳汁和空气。喂毕竖直抱起小儿并轻拍其后背，防止溢乳的发生。

5. 及时调整乳量 依据小儿食欲、体重及大便的性状，随时调整乳量。小儿获得合理喂养的标志是发育良好，二便正常，食奶后安静。

6. 注意情感交流 喂养时婴儿的眼睛尽量能与父母（或喂养者）对视。

四、婴儿食物转换

随着生长发育的逐渐成熟及消化功能的日趋完善，纯乳类喂养不能完全满足6月龄后婴儿的生长发育需求，需要由纯乳类的液体食物向固体食物逐渐转换，这个过程称为食物转换（旧称辅食添加）。过渡时期的食物称为换乳期食物或转乳期食物（辅食）。

1. 目的 补充乳类营养素的不足；改变婴儿食物的质与量，满足婴儿生长发育的需要；增强婴儿咀嚼能力，适应固体食物；逐渐改变婴儿摄食方式，由被动到主动；为断乳做准备。

2. 原则 总的原则是循序渐进，由少到多，由稀到稠，由细到粗，一种到多种。应在婴儿身体健康时逐步添加，以免引起消化功能紊乱。

3. 不同喂养方式婴儿的食物转换 母乳喂养儿的食物转换问题是帮助婴儿逐渐用配方乳完全替代母乳，同时引入其他食物；部分母乳喂养和人工喂养婴儿的食物转换问题是逐渐引入其他食物，首先引入的是添加铁强化剂的谷类食物。

表4-8 婴儿食物转换方法

食物	6月龄	7~9月龄	10~12月龄
性状	泥状食物	末状食物	碎状、丁块状、指状食物
餐次	尝试，逐渐增加至1餐	4~5次奶，1~2餐其他食物	2~3次奶，2~3餐其他食物
乳类	纯母乳、部分母乳或配方奶，定时（3~4小时）哺乳，5~6次/日，奶量800~1000毫升/日。逐渐减少夜间哺乳	母乳、部分母乳或配方奶，4~5次/日，奶量800毫升/日左右	部分母乳或配方奶，2~3次/日，奶量600~800毫升/日
谷类	选择强化铁的米粉，用水或奶调配。开始少量（1勺）尝试，逐渐增加到每天1餐	强化铁的米粉、稠粥或面条，每日30~50克	软饭或面食，每日50~75克
蔬菜水果类	开始尝试蔬菜泥（瓜类、根茎类、豆荚类）1~2勺，然后尝试水果泥1~2勺，每日2次。	每日碎菜25~50克，水果20~30克	每日碎菜50~100克，水果50克

食物	6月龄	7~9月龄	10~12月龄
肉类	尝试添加	开始添加肉泥、肝泥、动物血等动物性食品	添加动物肝脏、动物血、鱼虾、鸡鸭肉、红肉（猪肉、牛肉、羊肉等），每日25~50克
蛋类	暂不添加	开始添加蛋黄，每日自1/4个逐渐增加至1个	1个鸡蛋
喂养技术	用勺喂食	可坐在一高椅子上与成人共同进餐，开始学习自己用手喂食。可让婴儿手拿"条状"或"指状"食物，学习咀嚼	学习自己用勺进食，用杯子喝奶，每日和成人同桌进餐1~2次

4. 注意事项 可在进食后再饮奶，自然形成一餐代替一顿奶，引入的食物不应影响总奶量；食物清淡，无盐，少糖和油；不食用蜂蜜水或糖水，尽量不喝果汁。

第三节 幼 儿 喂 养

一、幼儿进食特点

1. 生长速度减慢 1岁后儿童生长逐渐平稳，因此幼儿进食相对稳定，食欲较婴儿期略有下降。

2. 心理行为影响 幼儿的神经心理发育迅速，对周围世界充满好奇心，表现出探索性行为，进食时也表现出强烈的自我进食欲望。成人如忽视了儿童的要求，仍按小婴儿的方法喂养，儿童可表现出不合作与违拗心理。而且儿童注意力易被分散，进食时玩玩具、看电视等做法都会降低其对食物的注意力，使进食量减少。应允许幼儿参与进食，满足其自我进食欲望，培养独立进食能力。

3. 家庭成员的影响 家庭成员进食的行为和对食物的反应可成为小儿的榜样。由于学习与社会的作用，小儿的进食过程影响以后接受食物的类型。如给小儿食物是在一积极的社会情况下（如奖励，或与愉快的社会行为有关），则小儿对食物的偏爱会增加；强迫进食可使小儿不喜欢食物。

4. 进食技能发育状况 幼儿的进食技能发育状况与婴儿期的训练有关，错过训练吞咽、咀嚼的关键期，长期食物过细，幼儿期会表现为不愿吃固体食物，或"包在嘴中不吞"。

5. 食欲波动 幼儿有准确判断能量摄入的能力。这种能力不但在一餐中表现出来，连续几餐都可被证实。幼儿可能一日早餐吃很多，次日早餐什么也没吃；一天中的早餐吃得少，可能会吃较多的中餐和较少的晚餐。变化的进食行为提示幼儿有调节进食的能力。研究显示，幼儿餐间摄入的差别可达40%，但一日的能量摄入比较一致，只有

10%的变化。

二、幼儿膳食安排

1. 幼儿膳食原则 要注意全面营养，防止偏食，以满足不断生长发育的需要，同时仍应适应消化功能。要引导独立进食，培养良好的饮食卫生习惯。要注意烹调的方法，尽量保存食物的营养成分，提高食物的利用率。注意食品的感官性状，促进食欲，以利于消化吸收。

2. 合理的膳食计划

（1）制定食谱 ①食谱的基础是满足营养的需要，一般定食谱以7天为一阶段。时间过长，恐怕计划不易落实；而时间太短，就缺少调节。不一定每日各种营养成分均需满足，可在一次食谱表内相互补充。②食品的品种、烹调的方法要多样化，要注意全面营养。蛋白质、脂肪、碳水化合物的比例以 $1:1:(4~5)$ 为合适。

（2）合理的膳食制度 膳食中各种营养素和能量的摄入需满足该年龄段儿童的生理需要，蛋白质每日40g左右，其中优质蛋白质应占总蛋白质的1/2。蛋白质、脂肪和碳水化物产能分别为10%～15%、30%～35%、50%～60%。膳食安排需合理，三餐二点为宜，根据习惯，一般以早、午、晚三餐为主，上下午再各安排一次点心。频繁进食、夜间进食、过多饮水均会影响小儿的食欲。

全日热量的分配：早餐可占20%～25%，午餐占30%～35%，晚餐占25%～30%，上下午两次点心共占10%～15%。

3. 烹调的注意事项 在烹调食物的过程中，除了注意色、香、味等感官性状外，还应注意烹调方法，以尽量保持其营养价值，利于消化，提高利用率。

（1）米、面不可久洗，不加碱；绿叶蔬菜应先洗净后切碎，尽量拣新鲜的；炒菜时应先用急火后用文火；煮汤时可用急火；鱼类应新鲜，可用淡盐水先漂洗。

（2）油煎的食品不适于幼儿。

（3）生硬、粗糙、过于油腻、具有刺激性、过甜的食品均不适于小儿食用。

（4）带刺、壳、骨的食物，如鱼、虾、蟹、鸡等，应先去除骨、刺、壳等。

4. 培养良好的饮食卫生习惯

（1）有良好的进餐环境，清洁、安静，有适合于小儿的桌、椅、食具等。

（2）培养良好的饮食习惯，要定时、定量、不挑食、不偏食、充分咀嚼、专心进食。

（3）食前要有充分的准备，应先休息安静片刻，上厕所排大小便后洗手。

（4）不在进食时或利用饮食进行奖、罚。小儿进食时不要打骂，应使其精神愉快。

（5）零食应定时、定量，不应在进餐前给零食，以免影响进餐。

第四节 蛋白质－能量营养障碍

一、蛋白质－能量营养不良

蛋白质－能量营养不良（protein－energy malnutrition，PEM）是由于缺乏能量和

（或）蛋白质所致的一种慢性营养缺乏症，主要见于 3 岁以下婴幼儿。临床上以体重明显减轻、皮下脂肪减少和皮下水肿为特征，常伴有各器官系统的功能紊乱和多种营养素缺乏。临床常见三种类型：能量供应不足为主的消瘦型，以蛋白质供应不足为主的浮肿型及介于两者之间的消瘦–浮肿型（中间型）。

【病因】

1. 喂养不当　婴幼儿生长发育迅速，营养物质需要量较多，而消化功能较差，故在喂养不当的情况下容易引起营养不良。包括以下几种情况：①食物量的不足和质的不合理，例如母乳不足或无母乳，牛乳调配过稀或单纯以米、面糊或奶糕等淀粉类食物喂养，缺乏蛋白质、脂肪等其他营养物质；②未及时引入换乳期食物或突然断乳；③多吃零食、饥饱不匀或偏食等不良的饮食习惯影响食欲。喂养不当是引起营养不良的重要原因。

2. 疾病影响　多见于以下几种疾病：①消化系统疾病，如婴儿腹泻、双糖酶缺乏、肠吸收不良症等；②先天性畸形，如唇裂、腭裂、幽门狭窄等；③急慢性疾病，如麻疹、肝炎、结核病、慢性菌痢、寄生虫病、反复呼吸道感染、严重慢性心肾疾病等。此外，早产、双胎或多胎等先天不足更易引起营养不良。

3. 其他　护理不当，睡眠不足，活动过度及精神因素均可影响食欲。

【发病机制】

1. 新陈代谢异常　由于蛋白质摄入不足或蛋白质丢失过多，使体内蛋白质代谢处于负平衡，当血清总蛋白 < 40g/L、白蛋白 < 20g/L 时，即可发生低蛋白性水肿。能量摄入不足时，体内脂肪大量消耗以维持生命活动的需要，故血清胆固醇浓度降低，肝脏脂肪浸润及变性。由于摄入不足和消耗过多，引起糖原不足和血糖偏低。由于脂肪大量消耗，总液量相对增多；ATP 合成减少可影响细胞膜上 $Na^+ - K^+ - ATP$ 酶的运转，Na^+在细胞内潴留，细胞外液一般呈低渗状态，易出现低渗性脱水、酸中毒、低钾、低钠、低钙和低镁血症。

2. 组织器官功能障碍　严重蛋白质–能量营养不良时，可出现各器官功能障碍的表现。如中枢神经系统可出现抑制与烦闹不安交替的现象；由于消化液和酶的分泌减少，酶活力降低，肠蠕动减慢，菌群失调，致消化功能低下，易发生腹泻或与腹泻便秘交替出现；心肌纤维浑浊肿胀，心肌收缩无力，心搏出量减少，血压偏低，脉细弱；肾小管重吸收功能下降，尿量增多而尿比重下降；胸腺、淋巴组织萎缩，免疫球蛋白合成减少，免疫功能低下，易于感染。

【临床表现】

体重不增是本病的早期表现，以后体重减轻并逐渐消瘦。消瘦是由于皮下脂肪的减少或消失。皮下脂肪减少或消失有一定的顺序：先腹部、胸部，继之背部、臀部、四肢，面颊部脂肪最后消失。皮下脂肪逐渐减少或消失，皮肤干燥、苍白、弹性减弱甚至消失，额头出现皱纹，肌张力逐渐低下，肌肉萎缩呈"皮包骨"时，四肢可有挛缩。早期身高不受影响，但随着病情加重，骨骼生长缓慢，身高亦低于正常。重者可出现精神萎靡，反应低下，体温偏低，脉细无力，食欲减退甚至消失，腹泻或与便秘交替。可伴有各脏器功能减退，易继发感染，血浆蛋白明显下降时出现凹陷性水肿。

根据体重减轻的程度、皮下脂肪减少的程度及全身情况，可将消瘦型营养不良分为三度（表4-9）。

表4-9　3岁以下儿童营养不良（消瘦型）分度标准

程度	Ⅰ度（轻度）	Ⅱ度（中度）	Ⅲ度（重度）
体重低于正常均值	15%~25%	25%~40%	>40%
腹壁皮褶厚度	0.8~0.4cm	<0.4cm	近消失
身长	正常	稍低于正常	明显低于正常
消瘦	不明显	明显	皮包骨样
皮肤	正常	苍白松弛	苍白无弹性
精神状态	正常	轻度萎靡	抑制烦躁交替
肌张力	正常	降低	低下
皮下脂肪减少的范围	腹、胸、背部	腹、胸、背、臀、四肢、面部	全身皮下脂肪
消化功能	正常	低下	明显低下
内脏功能	正常	消化功能紊乱	多器官功能紊乱

【并发症】

常见的并发症有营养性贫血，以小细胞低色素性贫血最为常见。可伴有多种维生素缺乏，尤以维生素A缺乏常见。维生素D缺乏的症状在营养不良时不明显，在恢复期生长发育加快时症状比较明显。约有3/4的病儿伴有锌缺乏。由于免疫功能低下，故易患各种感染，如反复呼吸道感染、鹅口疮、肺炎、结核病、中耳炎、尿路感染等。婴儿腹泻常迁延不愈，可加重营养不良，形成恶性循环。营养不良可并发自发性低血糖，患儿可突然出现面色灰白、神志不清、脉搏减慢、呼吸暂停、体温不升，但无抽搐，若不及时诊治，可致死亡。

【辅助检查】

血清白蛋白浓度降低是最重要的改变，但其半衰期较长（19~21天）故不够灵敏。视黄醇结合蛋白（半衰期10小时）、前白蛋白（半衰期1.9天）、甲状腺结合前白蛋白（半衰期2天）和转铁蛋白（半衰期3天）等代谢周期较短的血浆蛋白质具有早期诊断价值。胰岛素样生长因子-1不仅反应灵敏且受其他因素影响较小，是诊断蛋白质营养不良的较好指标。血清淀粉酶、脂肪酶、胆碱酯酶、转氨酶、碱性磷酸酶、胰酶和黄嘌呤氧化酶等活力均下降，经治疗后可迅速恢复正常。胆固醇、各种电解质及微量元素浓度皆可下降，生长激素水平升高。

【诊断】

根据小儿年龄及喂养史，有体重下降、皮下脂肪减少、全身各系统功能紊乱及其他营养素缺乏的临床症状和体征，典型病例的诊断并不困难。轻度患儿易被忽略，需通过定期生长监测、随访才能发现。诊断为营养不良还需进一步明确病因。

5 岁以下儿童营养不良的分型和分度如下：

1. 体重低下　体重低于同年龄、同性别参照人群值的（均值 − 2SD）为体重低下，在（均值 − 3SD）以下为重度，二者之间为中度。

2. 生长迟缓　身长低于同年龄、同性别参照人群值的（均值 − 2SD）为生长迟缓。如在（均值 − 2SD）～（均值 − 3SD）为中度，在（均值 − 3SD）以下为重度。

3. 消瘦　体重低于同性别、同身高参照人群值的（均值 − 2SD）为消瘦。如在（均值 − 2SD）～（均值 − 3SD）为中度，在（均值 − 3SD）以下为重度。

临床常综合应用以上指标来判断患儿营养不良的类型和严重程度。以上三项判断营养不良的指标可以同时存在，也可仅符合其中一项。符合一项即可进行营养不良的诊断。

【治疗】

营养不良的治疗原则是积极处理各种危及生命的并发症，祛除病因，调整饮食，促进消化功能。

1. 处理危及生命的并发症　严重营养不良常发生危及生命的并发症，如腹泻时的严重脱水和电解质紊乱、酸中毒、休克、肾功能衰竭、自发性低血糖、继发感染及维生素 A 缺乏所致的眼部损害等，要及时处理。有真菌感染的患儿，除积极给予支持治疗外，要及时进行抗真菌治疗及其他相应的处理。

2. 祛除病因　在查明病因的基础上，积极治疗原发病，如纠正消化道畸形，控制感染性疾病，根治各种消耗性疾病。

3. 合理喂养，加强护理　提倡母乳喂养，及时添加辅食，保证优质蛋白质的摄入量。改进喂养方式，增进食欲，防治并发症。食物中应含有丰富的维生素和微量元素。要保证充足的睡眠，进行适当的户外活动，纠正不良的饮食习惯。

4. 调整饮食，补充营养　营养不良患儿的消化道因长期摄入过少，已适应低营养的摄入，过快增加摄食量易出现消化不良、腹泻，故饮食调整的量和内容应根据实际的消化能力和病情逐步完成，不能操之过急。按患儿实际体重计算，轻度营养不良开始每日供给能量 334.7 ～ 418.4kJ（80 ～ 100kcal）/kg，以后根据消化功能逐渐递增至每日 627.6 ～ 711.2kJ（150 ～ 170kcal）/kg；中度从 251.0 ～ 334.7kJ（60 ～ 80kcal）/kg 开始，1 周后增加至 502.0kJ（120kcal）/kg，以后按轻度营养不良同样步骤调整；重度从 165 ～ 230kJ（40 ～ 55kcal）/kg 开始，以满足基础代谢所需，若消化吸收能力较好，可逐渐增加至每日 500 ～ 727kJ（120 ～ 170kcal）/kg。待体重接近正常后，恢复供给正常生理需要量。

宜选择高能量、高蛋白质（每天 2～3g/kg 或更多）、易消化的食物，并注意补充适量维生素和矿物质。食物应从流质、半流质到普食，辅食添加应从少量开始，避免腹泻的发生。

5. 促进消化

（1）**药物** 可给予 B 族维生素和胃蛋白酶、胰酶等以助消化。蛋白质同化类固醇制剂如苯丙酸诺龙能促进蛋白质合成，并能增加食欲，每次肌注 10～25mg，每周 1～2 次，连续 2～3 周，用药期间应供给充足的热量和蛋白质。对食欲差的患儿可给予胰岛素注射，降低血糖，增加饥饿感以提高食欲，通常每日皮下注射一次正规胰岛素 2～3IU，注射前先服葡萄糖 20～30g，每 1～2 周为一疗程。锌制剂可提高味觉敏感度，有增加食欲的作用，每日可口服元素锌 0.5～1mg/kg。

（2）**中医治疗** 中药参苓白术散能调整脾胃功能，改善食欲；针灸、推拿、抚触、捏脊等也有一定疗效。

6. 其他 病情严重、伴明显低蛋白血症或严重贫血者，可考虑成分输血。静脉点滴高能量脂肪乳剂、多种氨基酸、葡萄糖等也可酌情选用。此外，充足的睡眠、适当的户外活动、纠正不良饮食习惯和良好的护理亦极为重要。

【预后】

本病的预后取决于营养不良的发生年龄、持续时间及程度，其中尤以发病年龄最为重要，年龄愈小，其远期影响愈大，尤其是认知能力和抽象思维能力易发生缺陷。

【预防】

本病的预防应采取综合措施。

1. 合理喂养 大力提倡母乳喂养，对母乳不足或不宜母乳喂养者应及时给予指导，采用部分母乳喂养或人工喂养并及时添加辅助食品；纠正偏食、挑食、吃零食的不良习惯；小学生早餐要吃饱，午餐应保证供给足够的能量和蛋白质。

2. 合理安排生活作息制度 坚持户外活动，保证充足睡眠，纠正不良的卫生习惯。

3. 防治传染病和先天畸形 按时进行预防接种，对患有唇裂、腭裂及幽门狭窄等先天畸形者应及时手术治疗。

4. 推广应用生长发育监测图 定期测量体重，并将体重值标在生长发育监测图上，如发现体重增长缓慢或不增，应尽快查明原因，及时予以纠正。

二、儿童单纯性肥胖症

儿童单纯性肥胖症是由于长期能量摄入超过人体的消耗，使体内脂肪过度积聚，体重超过一定范围的一种营养障碍性疾病。体重超过同性别、同身高参照人群平均体重两个标准差（或 20%）以上即可称为肥胖。儿童单纯性肥胖症的发病率在我国呈逐步增高的趋势，目前占 5%～8%。肥胖不仅影响儿童的健康，且儿童期肥胖可延续至成人，容易引起高血压、糖尿病、冠心病、胆石症、痛风等疾病，对本病的防治应引起社会及家庭的重视。

小儿肥胖症可分为单纯性肥胖症、继发性肥胖症。单纯性肥胖症为不伴有明显的内分泌、代谢性疾病的肥胖，95%～97%的小儿肥胖症属于此类型。有3%～5%的小儿肥胖症继发于各种内分泌代谢病和遗传综合征，为继发性肥胖症，不仅体脂分布特殊，且常伴有肢体或智能异常。以下重点讨论单纯性肥胖症。

【病因】

1. 能量摄入过多　摄入的营养超过机体代谢需要，多余的能量便转化为脂肪贮存在体内，导致肥胖。能量摄入过多是单纯性肥胖的主要原因。

2. 活动量过少　活动过少和缺乏适当的体育锻炼是发生肥胖症的重要原因，即使摄食不多也可引起肥胖。肥胖儿童大多不喜爱运动，形成恶性循环。

3. 遗传因素　肥胖有高度的遗传性，目前认为肥胖的家族性与多基因遗传有关。肥胖双亲的后代肥胖发生率高达70%～80%；双亲之一肥胖者，后代肥胖发生率约为40%～50%；双亲正常的后代发生肥胖者仅10%～14%。

4. 其他　如进食过快，或饱食中枢和饥饿中枢调节失衡以致多食；精神创伤及心理异常等因素亦可致儿童过量进食。

【病理生理】

肥胖的主要病理生理改变为脂肪细胞数目增多或体积增大。人体脂肪细胞数量的增多主要在出生前3个月、出生后第1年和11～13岁三个阶段，若肥胖发生在这三个时期，即多为脂肪细胞数目增多性肥胖，治疗较困难且易复发；而不在此脂肪细胞增殖时期发生的肥胖，脂肪细胞体积增大而数目正常，治疗较易奏效。肥胖症病理生理改变见图4-1。

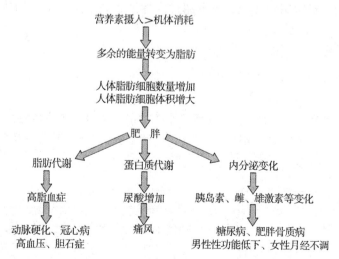

图4-1　肥胖症病理生理改变图

【临床表现】

1. 好发年龄　婴儿期，5~6 岁，青春期。

2. 症状

（1）食欲旺盛，偏爱甜食、油脂类食物。

（2）疲乏、活动后气促，甚至造成低氧血症、气急、发绀、红细胞增多、心脏扩大或出现充血性心力衰竭甚至死亡，称肥胖 - 换氧不良综合征。这是由于脂肪的过度堆积限制了胸廓和膈肌运动，使肺通气不足。

（3）肥胖小儿性发育常较早，故最终身高常略低于正常小儿。

（4）由于怕被别人讥笑而不愿与其他小儿交往，可有心理障碍，如自卑、胆怯、孤独等。

3. 体征

（1）体脂丰满，分布均匀，腹部膨隆下垂。

（2）严重肥胖者可因皮下脂肪过多，胸腹、臀部及大腿皮肤呈现紫纹或白纹。

（3）因体重过重，走路时两下肢负荷过大，可致扁平足和膝外翻。

（4）男性肥胖儿因大腿内侧和会阴部脂肪堆积，阴茎可隐匿在阴阜脂肪垫中而被误诊为阴茎发育不良。

【辅助检查】

甘油三酯、胆固醇大多增高。常有高胰岛素血症，血生长激素水平降低，生长激素刺激试验的峰值也较正常小儿低。肝脏超声波检查常有脂肪肝。

【诊断】

1. 体重　为国内最常用的标准。体重超过同性别、同身高正常儿均值 20% 以上可诊断为肥胖症。分度标准如下：

（1）轻度　体重超过均值 20%~29%。

（2）中度　体重超过均值 30%~49%。

（3）重度　体重超过均值 50%。

2. 体质指数（BMI）　指体重与身高的平方之比。当 BMI≥同年龄、同性别的第 95 百分位数可诊断为肥胖。若 BMI 在同年龄、同性别的第 85~95 百分位数为超重，应辅助测肱三头肌皮褶厚度，有助于诊断，并进行肥胖风险评估。

【鉴别诊断】

1. Prader - Willi 综合征　呈周围型肥胖体态，身材矮小，智能低下，手脚小，肌张力低，外生殖器发育不良。

2. Laurence - Moon - Biedl 综合征　周围型肥胖，智能轻度低下，视网膜色素沉着，多指（趾）畸形，性功能减低。

3. Alstrom 综合征　中央型肥胖，视网膜色素变性、失明，神经性耳聋，糖尿病。

4. 肥胖生殖无能症　继发于下丘脑及垂体病变，其体脂主要分布在颈、颏下、乳房、下肢、会阴及臀部，手指、足趾显得纤细，身材矮小，第二性征延迟或不出现。

5. 其他内分泌疾病　如肾上腺皮质增生症、甲状腺功能减退症、生长激素缺乏症等虽有皮脂增多的表现，但均各有其特点，故不难鉴别。

【治疗】

1. 治疗原则　肥胖症的治疗原则是减少产热能性食物的摄入和增加机体对热能的消耗，使体内脂肪不断减少，体重逐步下降。饮食疗法和运动疗法是两项最主要的措施，药物或外科手术治疗均不宜用于小儿。

2. 治疗目标　促进生长发育，提高体质健康水平，养成科学的生活习惯，保证儿童身心健康发育。

3. 治疗措施

（1）饮食疗法

①选用高蛋白、低脂肪、低碳水化合物食物。鉴于小儿正处于生长发育阶段及肥胖治疗的长期性，故多推荐低脂肪、低碳水化合物、高蛋白食物。低脂饮食可迫使机体消耗自身的脂肪储备，但也会使蛋白质分解，故需同时供应优质蛋白质。碳水化合物分解成葡萄糖后会强烈刺激胰岛素分泌，从而促进脂肪合成，故必须适量限制。

②选用体积大的食物。食物的体积在一定程度上会使患儿产生饱腹感，故应鼓励其多吃体积大而热能低的蔬菜类食品，其纤维还可减少糖类的吸收和胰岛素的分泌，并能阻止胆盐的肠肝循环，促进胆固醇排泄，且有一定的通便作用。萝卜、胡萝卜、青菜、黄瓜、番茄、莴苣、苹果、柑橘、竹笋等均可选择。

③保证维生素及矿物质的供给。

④培养良好的饮食习惯。良好的饮食习惯对减肥具有重要作用，如避免晚餐过饱，不吃夜宵，不吃零食，少吃多餐，细嚼慢咽等。

（2）运动疗法　以运动后感觉轻松、愉快为原则。适当的运动能促使脂肪分解，减少胰岛素分泌，使脂肪合成减少，蛋白质合成增加，促进肌肉发育。肥胖小儿常因动作笨拙和活动后易疲乏而不愿锻炼，可鼓励和选择患儿喜欢和易于坚持的运动，如晨间跑步、散步、做操等，每天至少坚持运动 30 分钟，活动量以运动后轻松愉快、不感到疲劳为原则。运动要循序渐进，不要求之过急。如果运动后疲惫不堪、心慌气促及食欲大增，均提示活动过度。

（3）心理治疗　避免歧视，给予鼓励，解除患儿精神负担，监督治疗。

（4）药物治疗　儿童不宜。

4. 小儿肥胖症治疗四大禁忌

（1）禁止饥饿/半饥饿或变相饥饿疗法。

（2）禁止短期（3 个月内）快速"减肥"或"减重"。

（3）禁止服用减肥药品、减肥食品或饮料。

（4）禁止使用手术或物理疗法治疗。

【预防】

1. 加强健康教育，保持平衡膳食，增加运动。

2. 儿童肥胖预防从胎儿期开始。世界卫生组织建议，儿童肥胖预防应从胎儿期开始，肥胖的预防是全社会的责任。

（1）胎儿期 母亲在孕期避免营养过度和体重增加过多，保持可耐受的运动。

（2）婴幼儿期 强调母乳喂养的好处，给予母乳喂养的具体指导，并宣传过度喂养的危害。在婴儿期，鼓励纯母乳喂养 4～6 个月。在生后前 4 个月不添加固体食物。每月测量并记录体重，如果发现宝宝体重增长过速，要给妈妈及时指导，少给、晚给固体食物，尤其是谷类，代之以水果和蔬菜。

（3）学龄前期 培养良好的进食习惯，建立规律的生活制度，避免过度喂养和过度保护，参加适度的运动。

（4）青春早期及青春期 加强营养教育和健康教育，宣传营养知识，引导正确的食物选择，鼓励多吃水果和蔬菜，去除或减少饮食中多脂、含糖的食物成分。每天进行至少 30 分钟的中等强度的体育运动或体力劳动。控制看电视和玩电子游戏的时间，并减轻学业负担。

第五节　维生素 D 缺乏性疾病

一、维生素 D 缺乏性佝偻病

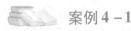 案例 4 - 1

　　患儿 8 个月，女，足月顺产，混合喂养。出生 4 个月后反复腹泻，近 2 个月来睡眠不安，易惊，哭闹，易激惹，有夜惊，多汗，大小便正常，食欲正常。很少户外活动。母孕期无疾病史，无双下肢抽搐史。体格检查：T 36.8℃，P 116 次/分，R 28 次/分，体重 8.7kg，身长 68cm，头围 42cm。神清，生长发育正常，体态匀称。皮肤不粗糙，前囟 2.6cm × 2.6cm，枕秃明显，方颅，未出牙，胸廓无畸形，无赫氏沟，心肺检查无异常，腹部膨隆柔软，肝脏肋下 1.5cm，脾未及，无手（脚）镯征。实验室检查：白细胞计数 $10.8 × 10^9$/L，中性粒细胞 35%，淋巴细胞 63%，血红蛋白含量 128g/L，钙 1.97mmol/L，磷 1.0mmol/L。X 线示：腕骨骨化中心 1 枚，尺桡骨远端呈毛刷样及杯口样改变，干骺端骨皮质疏松，临时钙化带消失，软骨间隙增宽。

　　首先考虑该患儿的诊断是什么？有哪些诊断依据？为确诊，需做哪些检查？需要和哪些疾病相鉴别？列出治疗措施。健康教育怎么做？

维生素 D 缺乏性佝偻病是婴幼儿较常见的一种慢性营养缺乏性疾病，临床上以钙、磷代谢异常，骨样组织钙化不良，骨骼生长发育障碍为特征，严重者可产生骨骼畸形。北方比南方多见，冬春季发病较常见。该病是我国儿童保健重点防治的四病之一。

人体内维生素 D 主要来源于皮肤中的 7 - 脱氢胆固醇，经日光中的紫外线照射转变为胆骨化醇，即内源性维生素 D_3；另一来源是从食物中获取（外源性），如动物肝脏、蛋类、乳类中含有维生素 D_3，而植物性食物中的麦角固醇经紫外线照射后形成维生素 D_2。天然食物包括母乳中维生素 D 含量较少，谷物、蔬菜、水果几乎不含维生素 D，肉和鱼中维生素 D 含量很少。随着强化维生素 D 食物（如配方奶粉和米粉）的普及，婴幼儿可从这些食物中获得充足的维生素 D。胎儿在妊娠晚期可通过胎盘从母体获得维生素 D_3，并在体内贮存，以满足出生后 2 周左右的生长需要。

知识链接

食物中维生素 D 的含量

天然食物中维生素 D 的含量：母乳 $1\mu g/L$，牛奶 $0.5 \sim 1\mu g/L$，蛋 $1.75\mu g/100g$，黄油 $0.75 \sim 1.5\mu g/100g$。

强化食物中维生素 D 含量：AD 强化奶 $15\mu g/L$，婴儿配方奶 $1.0\mu g/100g$，奶米粉 $1.0\mu g/100g$。

（注：维生素 D $1\mu g = 40IU$）

食物中的维生素 D 在胆汁的作用下，在小肠刷状缘经淋巴管吸收。皮肤合成的维生素 D_3 直接吸收入血。维生素 D_2 和 D_3 在人体内都没有生物活性，在体内必须经过两次羟化作用后始能发挥生物效应。首先经肝细胞中的 25 - 羟化酶作用生成 25 - $(OH)D_3$，25 - $(OH)D_3$ 随着血液循环到达肾脏，在近端肾小管上皮细胞线粒体中的 1 - 羟化酶的作用下再次羟化，生成有很强生物活性的 1,25 - $(OH)_2D_3$。

1,25 - $(OH)_2D_3$ 是维持钙、磷代谢平衡的主要激素之一，主要通过作用于靶器官（肠、肾、骨）而发挥其抗佝偻病的生理功能：①促进小肠黏膜对钙、磷的吸收。②增加肾小管对钙、磷的重吸收，特别是磷的重吸收，提高血磷浓度，以利于骨的矿化作用。③促进成骨细胞增殖和破骨细胞分化，直接影响钙磷在骨的沉积和重吸收。

【病因】

1. 先天贮存不足　母亲妊娠期，尤其是妊娠晚期有维生素 D 缺乏，如母亲严重营养不良、肝肾疾病、慢性腹泻、缺少户外活动等，以及早产、双胎，使得胎儿从母体获得的维生素 D 减少。

2. 日光照射不足　是发生佝偻病的主要原因。日光中的紫外线不能透过普通玻璃，如果小儿经常不在户外活动，或居住在寒带或多烟雾的环境中，则影响内源性维生素 D_3 的产生。大城市的高大建筑可阻挡日光照射，大气污染如烟雾、尘埃可吸收部分紫外线。气候的影响，如冬季日照时间短，紫外线较弱，亦可影响部分内源性维生素 D_3 的生成。

3. 摄入不足 小儿每日维生素 D 的需要量为 400~800U。母乳及其他乳类含维生素 D 均极少，远远不能满足其生理需要，故婴儿若不晒太阳，又不补充含维生素 D 的食物，就易患佝偻病。母乳的钙、磷比例（2:1）适宜，钙的吸收率较高，牛乳的钙、磷含量虽较母乳高，但钙、磷比例（1.2:1）不适宜，钙的吸收率较低，故牛乳喂养的小儿比母乳喂养者更易患佝偻病，且症状也较重。此外，谷类食物中因含植酸，可与钙结合成不溶性钙盐，影响钙的吸收。

4. 需要量增多 婴幼儿时期生长发育迅速，特别是双胎及早产儿，出生后生长发育相对更快，维生素 D 需要量相对较多，且体内维生素 D 及钙磷贮备量少，肠道发育又不成熟，对脂溶性物质吸收差，以致维生素 D 吸收减少，若不及时供给则易发病，且发病早而较重。

5. 疾病及药物影响 慢性腹泻、肝胆及肾脏疾病会影响维生素 D 的吸收及转化，使 $1,25-(OH)_2D_3$ 生成减少。长期服用抗惊厥药物可使体内维生素 D 不足，如苯妥英钠、苯巴比妥可刺激肝细胞微粒体的氧化酶系统活性增加，使维生素 D 和 $25-(OH)D_3$ 加速分解为无活性的代谢产物。糖皮质激素能对抗维生素 D 对钙的转运作用。

【发病机理】

各种原因导致维生素 D 缺乏时，肠道对钙、磷吸收减少，使血钙降低并刺激甲状旁腺功能代偿性增强，甲状旁腺素分泌增加，加速旧骨脱钙以维持血清钙的水平。甲状旁腺素分泌增加又使肾排磷增加、排钙减少，结果使血清钙维持正常或接近正常，而血清磷水平下降，钙磷乘积降低（图4-2）。细胞外液钙、磷浓度不足，破坏了软骨细胞正常增殖、分化和凋亡的程序；钙化管排列紊乱，使长骨骺线失去正常的形态，成为参差不齐的阔带，钙化带消失；骨基质不能正常矿化，成骨细胞代偿增生，碱性磷酸酶分泌增加，骨样组织堆积于干骺端，骺端增厚（图4-3），向两侧膨出形成"串珠""手足镯"。骨膜下骨矿化不全，成骨异常，骨皮质被骨样组织替代，骨膜增厚，骨质疏松。颅骨骨化障碍而颅骨软化，颅骨骨样组织堆积，出现"方颅"。临床出现一系列佝偻病症状和血生化改变。

【临床表现】

多见于婴幼儿，特别是 3 个月以下的小婴儿。主要表现为生长最快部位的骨骼改变，并可影响肌肉发育及神经兴奋性的改变。因此年龄不同，临床表现不同。佝偻病的骨骼改变常在维生素 D 缺乏一段时间后出现，因先天贮存不足所致佝偻病的患儿症状出现较早。儿童期发生佝偻病者较少。重症佝偻病患儿还可有消化和心肺功能障碍，并可影响行为发育和免疫功能。临床可将该病分为活动早期、活动期、恢复期及后遗症期。

1. 活动早期 多自生后 3 个月左右开始发病，主要表现为神经精神症状，小儿易激惹、烦躁、不活泼、睡眠不安、夜惊、多汗（与室温、季节无关）。由于汗液的刺激，常摇头擦枕，致使后枕部秃发（枕秃）。此期骨骼改变轻微，病期可持续数周或数月。

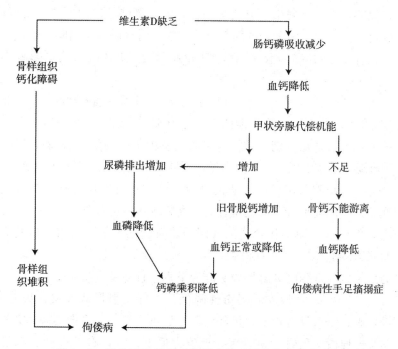

图 4－2　维生素 D 缺乏性佝偻病及手足搐搦症的发病机制

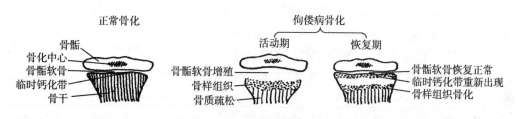

图 4－3　正常骨化和佝偻病骨化

血生化检查：血钙正常或稍低，血磷降低，碱性磷酸酶增高，25－（OH）D3 降低。

骨骼 X 线检查：无明显变化或骨钙化线稍模糊。

2. 活动期　除早期症状外，主要表现为骨骼改变，其次为全身肌肉松弛。

（1）骨骼改变　主要表现为骨样组织增生和骨质脱钙软化，以生长快的骨骼部位最明显。小儿身体各部骨骼生长速度随年龄而不同，故不同年龄有不同的骨骼表现。

头部：①颅骨软化：多发生于 3 ~ 6 个月的患儿，轻按顶、枕骨中央时有乒乓球样感觉。但 3 个月以内的小儿特别是早产儿，正常时囟缘或骨缝处亦有软化，不可视为病态。②头颅畸形：多见于 8 ~ 9 个月以上的患儿，以方颅为最多见。③出牙延迟：10 个月以上尚未出牙，有时顺序颠倒，牙齿缺少釉质，牙面有横纹，易生龋齿。④囟门晚闭：前囟在出生 18 个月后尚未闭合，囟门扩大及骨缝增宽程度与病变的轻重一致。

胸部：多见于 1 岁左右患儿。①肋骨串珠：肋骨与肋软骨交界处骨样组织增生，可触及或看到半球状隆起，多见于第 4 肋以下，以 7 ~ 10 肋最显著，上下排列成串珠样，向胸腔内隆起更为显著，重者可压迫肺部，引起局部肺不张。②鸡胸或漏斗胸：由于肋骨骺部内陷，致使胸骨向外突出，形成鸡胸；如胸骨剑突部向内凹陷，可形成漏斗胸；③肋膈沟或称赫氏沟：膈肌附着处的肋骨软化，吸气时被膈牵拉内陷，形成一条横的浅沟称肋膈沟，轻者多呈肋缘外翻，检查时以仰卧为佳。上述畸形均可影响小儿呼吸功能，使肺活量减少。

四肢：①腕踝畸形：多见于 6 个月以上患儿，因骺端骨样组织增生堆积，在腕（踝）部形成钝圆形环状隆起，称为佝偻病"手（脚）镯征"。②下肢畸形：由于骨质软化和肌肉关节韧带松弛，特别是学站、走时的重力影响易致下肢弯曲，可出现"X"形腿或"O"形腿，临床上以"O"腿多见。下肢畸形见于儿童开始行走后。

其他：①脊柱：经常久坐，由于肌肉牵拉等作用，可出现脊柱后突或侧弯。②骨盆：前后径变短，形成扁平骨盆或三角骨盆，女婴成年后可致难产。

（2）全身肌肉松弛　碳水化合物的代谢需要有磷的参加，血磷降低妨碍肌糖原的代谢致全身肌张力降低和肌肉韧带松弛，可见头颈软弱，坐、立、行均较正常小儿为晚。腹肌张力低下致腹部膨隆如蛙形腹，肝脾下垂，且易发生脐疝。

（3）其他临床表现　大脑皮质兴奋性降低，条件反射形成缓慢，患儿表情淡薄，记忆力、理解力差，语言发育迟缓，但经过治疗后可恢复。严重佝偻病病儿轻微受伤即容易骨折，常见于腓骨、尺骨、桡骨等。免疫力低下，常伴有肺炎及腹泻等感染性疾病，可有贫血、脾大等表现。

（4）血生化检查　血清钙、磷均降低，后者尤为显著，钙磷乘积明显降低，碱性磷酸酶明显增高，$1,25-(OH)_2D_3$ 下降。

（5）骨骼 X 线检查　干骺端增宽，临时钙化带消失，呈毛刷样、杯口状改变，骨骺软骨明显宽厚，骨骺与干端的距离加大。骨质普遍稀疏，密度降低。可有骨干弯曲或骨折。

3. 恢复期　经适当治疗后，临床症状逐渐减轻或接近消失，血清钙磷逐渐恢复正常，碱性磷酸酶恢复稍慢，待佝偻病活动性消失后才恢复正常。X 线表现 2～3 周后即有改善，可见临时钙化带重新出现，致密增厚，骨干密度增浓。

4. 后遗症期　多见于 3 岁以后的小儿，临床症状消失，血生化及骨骼 X 线检查正常，仅遗留不同程度的骨骼畸形。

【诊断】

佝偻病需早期诊断，及时治疗，避免发生骨骼畸形。正确的诊断必须依据维生素 D 缺乏病史、临床表现、血生化及骨骼 X 线检查等综合分析。应注意早期的神经兴奋性增高的症状无特异性，如多汗、枕秃、烦躁等。因此，仅据临床表现的诊断准确率较低。血清 $25-(OH)D_3$ 水平测定为最可靠的诊断标准，但在一般医院无条件进行该项测定，故多数以血生化与骨骼 X 线的检查来进行诊断。

【鉴别诊断】

必要时，佝偻病需与黏多糖病、软骨营养不良、低血磷性抗维生素 D 佝偻病、远端肾小管性酸中毒、维生素 D 依赖性佝偻病、肾性佝偻病等疾病相鉴别。

【治疗】

治疗目的在于控制活动期，防止骨骼畸形。主要是补充维生素 D，应以口服为主，一般剂量为维生素 D 每日 50~100μg（2000~4000U），或 1,25-(OH)₂D₃ 0.5~2.0μg，一月后改预防量 400U/d。当重症佝偻病有并发症或无法口服者，可大剂量肌肉注射维生素 D₃ 每次 20 万~30 万 U，三个月后改预防量。治疗一个月后应复查，如临床表现、血生化与骨骼 X 线改变无恢复征象，应与抗维生素 D 佝偻病鉴别。

除采用维生素 D 治疗外，应注意加强营养，及时添加其他食物，坚持每日户外活动。如果膳食中钙摄入不足，应适当补充钙剂。

知识链接

维生素 D 中毒

近年来，屡有因维生素 D 摄入过量引起中毒的报道，应引起儿科医师的重视。维生素 D 中毒是医源性疾病之一，主要由错误诊断佝偻病和过量使用维生素 D 所致。维生素 D 中毒剂量的个体差异大，一般小儿每日服用 500~1250μg（2 万~5 万 IU）或每日 50μg/kg（2000IU/kg），连续数周或数月即可发生中毒，敏感小儿每日 100μg（4000IU），连续 1~3 个月即可中毒。

维生素 D 中毒的早期症状是食欲减退，甚至厌食、烦躁、哭闹、精神不振，多有低热，也可有多汗、恶心、呕吐、腹泻或便秘，逐渐出现烦渴、尿频、夜尿多，偶有脱水和酸中毒，可头痛，血压可升高或下降，心脏可闻及收缩期杂音，心电图 ST 段可升高，可有轻度贫血。严重病例可出现精神抑郁，肌张力低下，运动失调，甚至昏迷惊厥、肾衰竭等，出现尿比重低而固定，尿蛋白阳性，细胞增多，也可有管型。长期慢性中毒可致骨骼、肾、血管、皮肤出现相应的钙化，影响体格和智力发育，严重者可因肾功能衰竭而致死亡。孕妇早期维生素 D 中毒可致胎儿畸形。辅助检查：血清 25-(OH)D₃ 增高，血钙升高，血磷及碱性磷酸酶正常或稍低，血浆胆固醇正常或升高。维生素 D 中毒的可靠 X 线征象是：尺桡骨干皮质骨模糊并有骨膜反应，皮质骨松化或骨质疏松，尺桡骨干骺端硬化带或"疏密"链，骨干皮质增厚致密，腕部骨化中心钙化环增厚硬化。

疑维生素 D 过量中毒即应停服维生素 D，如血钙过高应限制钙的摄入，包括减少富含钙的食物摄入。加速钙的排泄，口服氢氧化铝或依地酸二钠，减少肠钙的吸收，使钙从肠道排出；口服泼尼松，抑制肠内钙结合蛋白的生成而降低肠钙的吸收；亦可试用降钙素。注意保持水、电解质的平衡。

【预防】

营养性维生素 D 缺乏性佝偻病是自限性疾病，当婴幼儿有足够时间（每天 1~2 小时）进行户外活动就可以自愈。有研究证实，日光照射和生理剂量的维生素 D（400U）可治疗佝偻病。因此，目前认为预防和治疗维生素 D 缺乏性佝偻病的关键是确保儿童每日获得维生素 D 400U。

1. 围生期 孕母应多进行户外活动，食用富含钙、磷、维生素 D 及其他营养素的食物。妊娠后期适量补充维生素 D（800U/d）有益于胎儿贮存充足维生素 D，以满足出生后一段时间生长发育的需要。

2. 婴幼儿期 预防的关键在日光浴与适量维生素 D 的补充。出生后 2~3 周后即可让婴儿坚持户外活动，冬季也要至少保证每日 1~2 小时户外活动时间。有研究显示，每周让母乳喂养的婴儿户外活动 2 小时，仅暴露面部和手部，可维持婴儿血 25 - (OH)D 浓度在正常范围的低值（>11ng/dL）。

早产儿、低出生体重儿、双胎儿出生后 2 周开始补充维生素 D 800U/d，3 个月后改预防量。足月儿生后 2 周开始补充维生素 D 400U/d，至 2 岁。夏季户外活动多，可暂停服用或减量。一般可不加服钙剂。

二、维生素 D 缺乏性手足搐搦症

维生素 D 缺乏性手足搐搦症是维生素 D 缺乏性佝偻病的伴发症状之一，多见于 2 岁以下婴幼儿，尤其是 6 个月以内的小婴儿。因甲状旁腺功能不足，血清钙离子降低，引起神经肌肉兴奋性增高，出现惊厥、喉痉挛、手足搐搦等。目前因预防维生素 D 缺乏工作的普遍开展，维生素 D 缺乏性手足搐搦症已较少发生。

【病因和发病机制】

血清钙离子浓度降低是本病的直接原因。当维生素 D 缺乏时，血钙下降而甲状旁腺不能代偿性增强时，骨钙不能游离，血钙继续降低，当总血钙低于 1.75mmol/L（7mg/dL），或离子钙低于 1.0mmol/L（4mg/dL）时可引起神经肌肉兴奋性增高，甚至出现抽搐。维生素 D 缺乏时，机体出现甲状旁腺功能低下的原因尚不清楚。推测当婴儿体内钙营养状况较差时，维生素 D 缺乏的早期，甲状旁腺急剧代偿分泌增加，以维持血钙正常；当维生素 D 继续缺乏，甲状旁腺反应过度而疲惫，以致出现血钙降低（图 4 - 2）。因此维生素 D 缺乏性手足搐搦症的患儿同时存在甲状旁腺功能亢进所导致的佝偻病的表现和甲状旁腺功能低下的低血钙所致的临床表现。

【临床表现】

维生素 D 缺乏性手足搐搦症的主要临床表现为惊厥、喉痉挛和手足搐搦，并有程度不等的活动期佝偻病的表现。

1. 典型发作 血清钙低于 1.75mmol/L 时可出现惊厥、喉痉挛和手足搐搦。

（1）惊厥　突然发生四肢抽动，两眼上窜，面肌颤动，神志不清，发作时间可短至数秒钟或长达数分钟以上，发作时间长者可伴口周发绀。发作停止后，意识恢复，因精神萎靡而入睡，醒后活泼如常，发作次数可数日一次或一日数次，甚至多至一日数十次。一般不发热，发作轻时仅有短暂的眼球上窜和面肌抽动，神志清楚。

（2）手足搐搦　可见于较大婴儿、幼儿，突发手足痉挛呈弓状，双手呈腕部屈曲状，手指伸直，拇指内收掌心，强直痉挛；足部踝关节伸直，足趾同时向下弯曲。

（3）喉痉挛　婴儿多见，喉部肌肉及声门突发痉挛，呼吸困难，有时可突然发生窒息，严重缺氧甚至死亡。

以上三种症状以无热惊厥最为常见。

2. 隐匿型　血清钙多在 1.75～1.88mmol/L，没有典型发作的症状，但可通过刺激神经肌肉而引出相应体征。

（1）面神经征（Chvostek sign）　以手指尖或叩诊锤骤击患儿颧弓与口角间的面颊部（第Ⅶ对颅神经孔处），引起眼睑和口角抽动为面神经征阳性，新生儿期可呈假阳性。

（2）腓反射（Peroneal reflex）　以叩诊锤骤击膝下外侧腓骨小头上腓神经处，引起足向外侧收缩者即为腓反射阳性。

（3）陶瑟征（Trousseau sign）　以血压计袖带包裹上臂，使血压维持在收缩压与舒张压之间，5 分钟之内该手出现痉挛症状为阳性。

【诊断】

冬春季节，婴儿或早产儿突发无热惊厥，反复发作，发作后神智清醒、无神经系统体征，同时有佝偻病体征或维生素 D 缺乏的病史，应首先考虑本病的可能。查血钙有助诊断，总血钙低于 1.75mmol/L 或离子钙低于 1.0mmol/L，可考虑本病。无条件查血钙时，钙剂治疗有效可帮助诊断。

【鉴别诊断】

本病应与下列疾病鉴别：

1. 其他无热惊厥性疾病

（1）低血糖症　常发生于清晨空腹时，有进食不足或腹泻史，重症病例惊厥后转入昏迷，一般口服或静脉注射葡萄液后立即恢复，血糖常低于 2.2mmol/L。

（2）低镁血症　常见于新生儿或小婴儿，常有触觉、听觉过敏，引起肌肉颤动，甚至惊厥、手足搐搦。血镁常低于 0.58mmol/L。

（3）婴儿痉挛症　1 岁以内起病，呈突然发作，头及躯干、上肢均屈曲，手握拳，下肢弯曲至腹部，伴点头状抽搐和意识障碍，发作数秒至数十秒自停，伴智力异常，脑电图有高辐异常节律。

（4）原发性甲状旁腺功能减退　表现为间歇性惊厥或手足搐搦，间隔几天或数周发作一次，血磷升高至 3.2mmol/L 以上，血钙降至 1.75mmol/L 以下，碱性磷酸酶正常或稍低，颅骨 X 线可见基底节钙化灶。

2. 中枢神经系统感染 脑炎、脑膜炎、脑脓肿等所数的惊厥大多伴有发热和感染中毒症状，精神萎靡，食欲差等。年幼体弱儿反应差，有时可不发热。伴有颅内压增高体征及脑脊液改变。

3. 急性喉炎 大多伴有上呼吸道感染症状，也可突然发作，声音嘶哑伴犬吠样咳嗽及吸气性呼吸困难。无低血钙症状，钙剂治疗无效。

【治疗】

首先是控制惊厥或解除喉痉挛，其次是补充钙剂，使血清钙恢复正常，随之给予适量维生素 D，使钙、磷代谢恢复正常而根治。

1. 急救处理 惊厥和喉痉挛均有生命危险，应迅速控制。可用止痉剂：地西泮每次 0.1～0.3mg/kg 肌肉或静脉缓慢注射，或苯巴比妥钠每次 5～8mg/kg 肌肉注射，亦可用 10% 水合氯醛每次 40～50mg/kg 保留灌肠。同时保持呼吸道通畅，必要时给氧。有喉痉挛者，立即将舌尖拉出口外，进行人工呼吸或加压给氧，必要时进行气管插管术。

2. 钙剂疗法 采用止痉措施后，应立即给予钙剂。10% 葡萄糖酸钙 5～10mL，加等量或 2 倍的 10% 葡萄糖溶液稀释后，缓慢静脉注射（需 10 分钟以上）或静脉点滴，如注射太快可使血钙浓度骤然升高，有引起心跳骤停的危险。重症反复发作者，每日可重复 2～3 次，直至发作停止。轻症或在惊厥和喉痉挛控制后可口服氯化钙，此药易于吸收，且有酸化作用，能促进钙离子化。剂量为 10% 氯化钙每次 5～10mL，每日 3 次，服时宜用水稀释 3～5 倍，以免刺激胃黏膜。氯化钙不宜久服，以免发生高氯性酸中毒，一般在 3～5 天后改用葡萄糖酸钙。钙剂勿混在牛奶中或喂奶前服，以免产生奶块，有碍钙的吸收。

3. 维生素 D 疗法 经过钙剂治疗，低血钙症状控制 1 周后，按照维生素 D 缺乏性佝偻病补充维生素 D。

第六节 锌缺乏症

锌为人体重要的必需微量元素之一。锌缺乏症是由于锌摄入不足或代谢障碍导致体内缺锌，主要表现为食纳差、生长发育减慢、免疫机能低下等。青春期缺锌可致性成熟障碍。

【病因】

1. 摄入不足 动物性食物不仅含锌丰富而且易于吸收，坚果类（核桃、花生等）含锌也较丰富，其他植物性食物含锌少，故素食者容易缺锌。全胃肠道外营养如未加锌也可致严重缺锌。

2. 吸收障碍 各种原因所致的腹泻皆可妨碍锌的吸收。谷类食物中含多量植酸和粗纤维，这些均可与锌结合而妨碍其吸收。牛乳含锌量与母乳相似，为 45.9～

53.5μmol/L（300~350μg/dL），但牛乳锌的吸收率（39%）远低于母乳锌的吸收率（65%），故长期纯牛乳喂养也可致缺锌。肠病性肢端皮炎是一种常染色体隐性遗传病，因小肠缺乏吸收锌的载体，故可表现为严重缺锌。

3. 需要量增加　婴儿期生长发育迅速，或因处于组织修复过程、营养不良恢复期等，皆可发生锌需要量增多而发生相对的锌缺乏。

4. 丢失过多　如反复出血、溶血，长期多汗，大面积灼伤，蛋白尿及应用金属螯合剂（如青霉胺）等均可因锌丢失过多而导致锌缺乏。

知识链接

锌在人体的作用

锌有以下作用：①促进人体的生长发育；②维持人体正常的食欲；③提高人体免疫力；④维持男性正常的生殖功能；⑤促进伤口或创伤的愈合。

正常人体含锌2~2.5g，锌参与体内100多种酶的形成，缺锌可影响核酸和蛋白质的合成和其他生理功能。

【临床表现】

1. 消化功能减退　缺锌影响味蕾细胞更新和唾液磷酸酶的活性，使舌黏膜增生、角化不全，以致味觉敏感度下降，发生食欲不振、厌食、异嗜癖等。

2. 生长发育落后　缺锌直接影响核酸和蛋白质合成和细胞分裂，并妨碍生长激素轴功能及性腺轴的成熟，故常表现为生长发育停滞，体格矮小，性发育延迟。

3. 免疫机能降低　缺锌会严重损害细胞免疫功能而容易发生感染。

4. 智能发育延迟　缺锌可使大脑DNA和蛋白质合成障碍，脑内谷氨酸浓度降低，从而引起智能发育迟缓。

5. 其他　如地图舌、脱发、皮炎、反复口腔溃疡、创伤愈合迟缓、视黄醛结合蛋白减少致视敏度降低等。

【辅助检查】

1. 血清锌测定　空腹血清锌正常最低值为11.47μmol/L（75μg/dL）。

2. 餐后血清锌浓度反应试验（PICR）　测空腹血清锌浓度（A_0）作为基础水平，然后给予标准饮食（按全天总热量的20%计算，其中蛋白质为10%~15%，脂肪为30%~35%，碳水化合物为50%~60%），2小时后复查血清锌（A_2），若PICR［PICR=（A_0-A_2）/A_0×100%］>15%，提示缺锌。

3. 发锌测定　不同部位的头发和不同的洗涤方法均可影响测定结果。轻度缺锌时发锌浓度降低，严重时头发生长减慢，发锌值反而增高，故发锌不能反映体内的近期锌营养状况。

【诊断】

根据缺锌的病史和临床表现，血清锌 <11.47μmol/L，PICR >15%，锌剂治疗有效等，即可诊断。

【治疗】

1. 针对病因 治疗原发病。

2. 饮食治疗 鼓励多进食富含锌的动物性食物如肝、鱼、瘦肉、禽蛋、牡蛎等。初乳含锌丰富。

3. 补充锌剂 常用葡萄糖酸锌，按锌元素 $0.5 \sim 1.0mg/(kg \cdot d)$ 计算，葡萄糖酸锌剂量为 $3.5 \sim 7mg/(kg \cdot d)$，疗程一般为 $2 \sim 3$ 个月。其他制剂如硫酸锌、甘草锌、醋酸锌均较少应用。长期静脉输入高能量者，每日锌用量为：早产儿 0.3mg/kg，足月儿至 5 岁 0.1mg/kg，>5 岁 2.5 ~ 4 mg/d。

锌剂的毒性较小，但剂量过大也可引起恶心、呕吐、胃部不适等消化道刺激症状，甚至脱水和电解质紊乱。长期服用高浓度锌盐可抑制铜的吸收而造成贫血、生长延迟、肝细胞中细胞色素氧化酶活力降低等中毒表现。

【预防】

锌的每日供给量为：$0 \sim 6$ 个月 3mg，$7 \sim 12$ 月 5mg，$1 \sim 10$ 岁 10mg，>10 岁 15mg。提倡母乳喂养。平时应提倡平衡膳食，纠正挑食、偏食、吃零食的习惯。若小儿有可能导致缺锌的情况如早产儿、人工喂养儿、营养不良儿、长期腹泻、大面积烧伤等，均应适当补锌。

> **知识链接**
>
> ### 锌缺乏症最新进展与展望
>
> 锌与儿童生长和健康的关系早已受到关注。但由于锌缺乏症没有特定和明确的症状与体征，临床也没有判断人体锌营养状况的简便、可靠的生物学指标，因此人们对儿童锌缺乏的程度和危害性仍然认识不足。发展中国家的一系列研究相继证实，锌缺乏与儿童腹泻、肺炎等感染性疾病之间存在高度相关性，因而再次引起人们对儿童，尤其是发展中国家儿童锌缺乏的关注。
>
> 目前，在锌缺乏与感染性疾病的相关性的临床研究中，急需解决的问题是对干预人群的确认，也就是判断哪些儿童最可能存在锌缺乏，因为对这些儿童的干预将取得最大的成效。其次，锌缺乏儿童常伴随铁、维生素 A 等其他微量营养素的缺乏，如何同时纠正这些微量营养素的水平，并且减少干预过程中各种微量营养素之间的相互竞争、相互拮抗也成为研究重点。

目 标 检 测

一、选择题

1. 小儿特有的热量需要指
   A. 食物的热力作用　　B. 基础代谢　　　　　C. 生长发育所需
   D. 活动所需　　　　　E. 以上都不是

2. 有关母乳的优点，以下哪项是错误的
   A. 含酪蛋白少，易消化
   B. 含饱和脂肪酸多
   C. 能促进亲子关系的建立
   D. 有增强婴儿免疫力的作用
   E. 钙、磷比例适宜

3. 生物活性最强的维生素 D 是
   A. 1,25 – 二羟维生素 D
   B. 24,25 – 二羟维生素 D
   C. 5,26 – 二羟维生素 D
   D. 1,24,25 – 三羟维生素 D
   E. 23,25 – 二羟维生素 D

4. 维生素 D 缺乏可致手足搐搦症，主要是由于
   A. 血钙迅速转移至骨骼　　B. 甲状旁腺反应迟钝　　C. 尿钙排出过多
   D. 饮食中含钙量不足　　　E. 以上均不是

5. 维生素 D 缺乏性佝偻病最可靠的早期诊断指标是
   A. 日光照射不足及维生素 D 摄入不足
   B. 烦躁不安，夜惊，多汗等神经精神症状
   C. 血钙、磷、碱性磷酸酶水平异常
   D. 长骨 X 线检查异常及骨骼畸形
   E. 血 25 – (OH)D 与 1,25 – (OH)$_2$D$_3$ 水平下降

6. 营养不良的最初症状是
   A. 智力发育不良　　　　B. 体重不增或减轻　　　C. 运动功能发育迟缓
   D. 身长低于正常　　　　E. 肌肉张力低下

7. 佝偻病活动期的主要临床症状是
   A. 低热、出汗
   B. 睡眠不安、易惊
   C. 突然抽搐，重者可突然窒息
   D. 骨骼系统改变

E. 语言发育迟缓

8. 3个月的健康婴儿，体重6kg，用牛奶喂养，一般每天应给予8%糖牛奶和另给水分的量分别是

A. 550mL 和 250mL   B. 600mL 和 300mL   C. 700mL 和 200mL

D. 450mL 和 350mL   E. 650mL 和 200mL

9. 6个月龄男婴，近1个月烦躁、多汗、夜惊不安。查体：头发稀疏，心、肺检查未见异常，不能独坐。就诊过程中突然发生两眼上窜、面色青紫、四肢抽动。紧急处理首选

A. 维生素 D_3 30 万 U 肌注

B. 10% 葡萄糖酸钙 10mL 稀释 1 倍静脉缓慢推注

C. 苯巴比妥钠 40mg 肌注

D. 10% 葡萄糖液 15mL 静脉注射

E. 20% 甘露醇 20mL 静脉注射

10. 维生素 D 缺乏性佝偻病的主要病因是

A. 先天贮存不足   B. 喂养不当致摄入不足   C. 日光照射不足

D. 需要量增加   E. 疾病与药物影响

三、思考题

1. 如何合理喂养婴儿？

2. 如何预防维生素 D 缺乏性佝偻病？

第五章　新生儿与新生儿疾病

【学习目标】

1. 掌握：新生儿的分类，正常足月儿和早产儿特点，新生儿常见疾病（新生儿窒息、缺氧缺血性脑病、肺透明膜病、新生儿肺炎、新生儿黄疸、新生儿败血症及新生儿寒冷损伤综合征）的临床表现、诊治措施。

2. 熟悉：正常足月儿及早产儿的护理，新生儿常见的几种特殊生理状态，新生儿常见疾病的病因及发病机制。

3. 了解：新生儿医学的重要性，围产医学的定义，新生儿常见疾病的预防措施。

4. 学会：判断新生儿的不同状况，新生儿常见疾病的诊断和处理。

第一节　概　　述

新生儿（neonate，newborn）是指从脐带结扎到生后 28 天内的婴儿。新生儿学（neonatology）是研究新生儿生理、病理、疾病防治及保健等方面的学科。新生儿学原属儿科学范畴，现已形成独立的学科。新生儿是胎儿的继续，与产科密切相关，因此又是围生医学（perinatology）的一部分。围生期（perinatal period）是指产前、产时和产后的一个特定时期，我国目前采用的定义是：自妊娠 28 周（此时胎儿体重约 1000g）至生后 7 天。围生期的婴儿称围生儿，由于经历了宫内迅速生长、发育，以及从宫内向宫外环境转换的阶段，因此，其死亡率和发病率均居于人的一生之首，尤其是生后 24 小时内。围生医学是研究胎儿出生前后影响胎儿和新生儿健康的一门学科，涉及产科、新生儿科和相关的遗传、生化、免疫、生物医学工程等领域，是一门边缘学科，且与提高人口素质、降低围生儿死亡率密切相关。

一、新生儿分类

（一）根据胎龄分类

胎龄（gestational age，GA）是从孕母最后 1 次正常月经第 1 天起至分娩时为止，通常以周表示，分为足月儿、早产儿、过期产儿。

1. 足月儿 37 周≤GA＜42 周（259～293 天）的新生儿。

2. 早产儿 GA＜37 周（＜259 天）的新生儿。

3. 过期产儿 GA≥42 周（≥294 天）的新生儿。

（二）根据出生体重分类

出生体重（birth weight，BW）指出生 1 小时内的体重。

1. 正常出生体重儿 2500g ≤BW≤4000g 的新生儿。

2. 低出生体重儿 BW＜2500g 的新生儿，其中 BW＜1500g 的新生儿称极低出生体重儿（VLBW），BW＜1000g 的新生儿称超低出生体重儿（ELBW）。低出生体重儿中大多是早产儿，也有足月或过期小于胎龄儿。

3. 巨大儿 BW＞4000g 的新生儿。

（三）根据出生体重和胎龄的关系分类

1. 大于胎龄儿 指出生体重在同胎龄儿平均体重的第 90 百分位以上的新生儿。

2. 适于胎龄儿 指出生体重在同胎龄儿平均体重的第 10 至 90 百分位的新生儿。

3. 小于胎龄儿 指出生体重在同胎龄儿平均体重的第 10 百分位以下的新生儿。

该分类法融合了胎龄分类和体重分类的优点，比较准确地反映了新生儿在出生时的发育状态，开辟了新生儿学中足月小样儿的分支研究领域。（图 5－1）

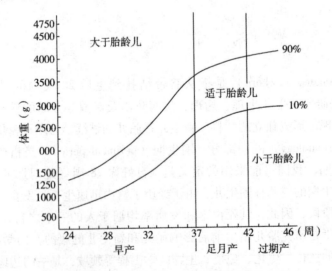

图 5－1 新生儿胎龄与出生体重的百分位曲线

（四）根据出生后周龄分类

1. 早期新生儿 生后 1 周以内的新生儿，也属于围生儿。其发病率和死亡率在整个新生儿期最高，需要加强监护和护理。

2. 晚期新生儿 出生后第 2 周至第 4 周末的新生儿。

（五）高危儿

高危儿指已发生或可能发生危重疾病而需要监护的新生儿。常见于以下情况：①母亲疾病史：母有糖尿病、感染、慢性心肺疾患、吸烟、吸毒或酗酒史，母亲为 Rh 阴性血型，过去有死胎、死产或性传播病史等。②母孕异常史：母年龄 >40 岁或 <16 岁，孕期有阴道流血、妊娠高血压、先兆子痫、子痫、羊膜早破、胎盘早剥、前置胎盘等。③异常分娩史：难产、手术产、急产、产程延长、分娩过程中使用镇静和止痛药物史等。④新生儿出生异常：窒息、多胎儿、早产儿、小于胎龄儿、巨大儿、宫内感染和先天畸形等。

二、新生儿病房分级

根据医护人员的水平及病房的设备条件，新生儿病房分为三级。

1. Ⅰ级新生儿病房 即普通婴儿室，适于健康新生儿，主要任务是指导父母科学护理婴儿及对常见遗传代谢病进行筛查。

2. Ⅱ级新生儿病房 即普通新生儿病房，适于胎龄 >32 周和出生体重 $\geq$ 1500g 的早产儿或者患有各种疾病而不需循环或呼吸支持、监护的新生儿。

3. Ⅲ级新生儿病房 即新生儿重症监护室（NICU），适于各种危重新生儿的抢救及治疗，并负责接受Ⅰ、Ⅱ级病房转来的婴儿。

知识链接

NICU 收治对象

①重度围生期窒息儿；②应用辅助通气及拔管后 24 小时的新生儿；③严重心肺疾病、高胆红素血症、寒冷损伤综合征或呼吸暂停儿；④出生体重 <1500g 的早产儿；⑤外科手术后（尤其是 24 小时内）的新生儿；⑥接受换血手术或需全胃肠外营养的新生儿；⑦多器官功能衰竭（如休克、DIC、心力衰竭、肾衰竭等）的新生儿；⑧顽固性惊厥的新生儿等。

第二节 正常足月儿和早产儿的特点与护理

正常足月儿指胎龄 $\geq$ 37 周并 <42 周，出生体重 $\geq$ 2500g 并 $\leq$ 4000g，无畸形或疾病的活产婴儿。早产儿指出生时胎龄 <37 周的新生儿。近年来，我国早产儿的发生率呈逐年上升的趋势，且胎龄越小，出生体重越低，死亡率越高。因此，预防早产对于降低新生儿死亡率具有非常重要的意义。

一、正常足月儿和早产儿外观特点

正常足月儿与早产儿在外观上各具特点（见表 5-1），临床上可根据新生儿的外观特征和神经发育成熟度来判断胎龄。

表 5 – 1　足月儿与早产儿外观特点

	早产儿	足月儿
皮肤	红嫩、发亮、水肿和毳毛多	红润，皮下脂肪丰满，毳毛少
头	头更大（占全身比例的1/3）	头大（占全身比例的1/4）
头发	细而乱，呈绒毛状	分条清楚，有光泽
耳壳	软，缺乏软骨，耳周不清楚	软骨发育良好，耳舟成形，直挺
乳腺	无结节或结节＜4mm	结节＞4mm，平均7mm
外生殖器　男婴	睾丸未降或未全降	睾丸已降至阴囊
女婴	大阴唇不能遮盖小阴唇	大阴唇遮盖小阴唇
指、趾甲	未达指、趾端	达到或超过指、趾端
跖纹	足底纹理少或无纹理	足纹遍及整个足底

二、正常足月儿和早产儿生理特点

（一）呼吸系统

胎儿肺内充满液体，自然分娩时肺内液体明显减少，足月儿分娩时为 30 ~ 35mL/kg，出生时经产道挤压，1/3 ~ 1/2 的肺液由口鼻排出，其余在建立呼吸后由肺间质内毛细血管和淋巴管吸收。选择性剖宫产会导致肺液吸收延迟，引起新生儿暂时性呼吸困难。新生儿呼吸频率较快，安静时为 40 ~ 60 次/分，如持续超过 60 次/分称呼吸急促，常由呼吸或其他系统疾病所致。胸廓呈桶状，肋间肌薄弱，呈腹式呼吸。呼吸道管腔狭窄，黏膜柔嫩，纤毛运动差，血管丰富，易致气道堵塞和呼吸困难；呼吸肌发育不全，咳嗽反射弱，易出现呛奶；肺泡数量少，毛细血管与肺泡间隔距离大，气体交换率低。

早产儿呼吸中枢及呼吸器官发育不完善，呼吸浅表且节律不规则，常有周期性呼吸（5 ~ 10 秒短暂的呼吸停顿后又出现呼吸，不伴有心率、血氧饱和度的变化及发绀）及呼吸暂停或青紫发生。呼吸暂停（apnea）是指呼吸停止 >20 秒，伴心率减慢（<100 次/分）及发绀，胎龄愈小，发生率愈高。因肺表面活性物质缺乏，易发生呼吸窘迫综合征。由于肺发育不成熟，长期吸入高浓度和高流量的氧可致慢性肺疾病（chronic lung disease，CLD）

（二）循环系统

出生后血液循环动力学发生重大变化：①胎盘 - 脐血循环终止；②出生后自主呼吸建立，肺循环阻力下降，肺血流增加；③回流至左心房血量明显增多，体循环压力上升；④卵圆孔、动脉导管功能性关闭，从而完成了胎儿循环向成人循环的转变。新生儿心率波动范围较大，通常为 90 ~ 160 次/分。足月儿血压平均为 70/50mmHg（9.3/

6.7kPa）。

早产儿心率偏快，血压较低，部分可出现动脉导管的开放。

（三）消化系统

足月儿出生时吞咽功能已经完善，但食管下部括约肌松弛，胃呈水平位，幽门括约肌较发达，易溢乳甚至呕吐。消化道面积相对较大，管壁薄，黏膜通透性高，有利于营养物质的吸收，但肠腔内毒素和消化不全产物也容易进入血循环，引起中毒症状。出生后消化道已能分泌充足的消化酶，但淀粉酶少，因此不宜过早喂淀粉类食物。胎粪呈糊状，为墨绿色。足月儿在生后24小时内排胎粪，2~3天排完。若生后24小时仍不排胎粪，应排除肛门闭锁或其他消化道畸形。肝内尿苷二磷酸葡萄糖醛酸基转移酶的量及活力不足，多数生后出现生理性黄疸。

早产儿吸吮力差，吞咽反射弱，胃容量小，常出现哺乳困难或吸入乳汁引起吸入性肺炎。消化酶含量接近足月儿，但胆酸分泌少，脂肪的消化吸收较差。缺氧或喂养不当或感染等易引起坏死性小肠结肠炎。由于胎粪形成较少及肠蠕动差，胎粪排出常延迟。肝功能更不成熟，生理性黄疸程度较足月儿重，持续时间更长，且易发生胆红素脑病。肝脏合成蛋白能力差，糖原储备少，易发生低蛋白血症、水肿和低血糖。

（四）泌尿系统

足月儿出生时肾结构发育已完成，但功能仍不成熟。肾小球滤过率低，浓缩功能差，故不能迅速有效地处理过多的水和溶质，易发生水肿或脱水。新生儿一般在生后24小时内开始排尿，少数在48小时内排尿，一周内每日排尿可达20次。

早产儿肾浓缩功能更差，排钠分数高，肾小管对醛固酮反应低下，易出现低钠血症。葡萄糖阈值低，易出现糖尿。碳酸氢根阈值极低，肾小管排酸能力差，加之普通牛乳中蛋白质含量及酪蛋白比例均高，可使内源性氢离子增加，故牛乳喂养儿易发生晚期代谢性酸中毒，表现为面色苍白、反应差、体重不增。因此，人工喂养早产儿应采用早产儿配方奶粉。

（五）血液系统

足月儿出生时血容量为85~100mL/kg，血红蛋白平均为170g/L（140~200g/L），出生后血红蛋白值上升，24小时达峰值，约于第1周末恢复至出生时水平，以后逐渐下降。血红蛋白中胎儿血红蛋白占70%~80%，5周后降至55%，随后逐渐被成人型血红蛋白取代。网织红细胞计数初生3天内为0.04~0.06。白细胞数生后第1天为（15~20）×10^9/L，3天后明显下降，5天后接近婴儿值；分类中以中性粒细胞为主，4~6天时与淋巴细胞相近，以后淋巴细胞占优势。血小板数与成人相似。由于胎儿肝脏的维生素K储存量少，凝血因子Ⅱ、Ⅶ、Ⅸ、Ⅹ活性较低。

早产儿血容量为85~110mL/kg，周围血中有核红细胞较多，白细胞和血小板稍低于足月儿。由于早产儿红细胞生成素水平低下，先天性铁储备少，血容量迅速增加，生理性贫血出现早，而且胎龄越小，贫血持续时间越长，程度越严重。

（六）神经系统

新生儿脑相对大，但脑沟、脑回仍未完全形成。脊髓相对长，其末端约在第3、4腰椎下缘，故腰穿时应在第4、5腰椎间隙进针。足月儿大脑皮层兴奋性低，睡眠时间长，觉醒时间一昼夜仅为2~3小时。大脑对下级中枢抑制较弱，且锥体束、纹状体发育不全，常出现不自主和不协调动作。出生时已具备多种暂时性原始反射，如觅食反射、吸吮反射、握持反射、拥抱反射。正常情况下，上述反射于出生后数月自然消失。新生儿期如这些反射减弱或消失，或数月后仍不消失，常提示有神经系统疾病。此外，正常足月儿也可出现年长儿的病理性反射如凯尔尼格征、巴宾斯基征和佛斯特征等，腹壁和提睾反射不稳定，偶可出现阵发性踝阵挛。

早产儿的神经系统成熟度与胎龄有关，胎龄愈小，原始反射愈难引出或反射愈不完全。此外，早产儿尤其是极低出生体重儿的脑室管膜下存在着发达的胚胎生发层组织，易发生脑室周围 - 脑室内出血及脑室周围白质软化。

（七）能量及体液代谢

新生儿基础热量消耗为 209kJ/kg（50kcal/kg），每日总热量需 418~502kJ/kg（100~120kcal/kg）。初生婴儿体内含水量占体重的70%~80%，随着日龄的增加而逐渐减少。出生后由于体内水分丢失较多、摄入量少、胎脂脱落、胎粪排出等，体重下降，约第1周末降至最低点（小于出生体重的10%，早产儿为15%~20%），10天左右恢复到出生体重，称生理性体重下降。早产儿体重恢复的速度较足月儿慢。

足月儿的钠需要量为1~2mmol/（kg·d），小于32周的早产儿为3~4mmol/（kg·d）。初生婴儿10天内一般不需要补钾，以后需要量为1~2mmol/（kg·d）。

早产儿吸吮力弱，消化功能差，常需胃肠外营养。

（八）体温

新生儿体温调节中枢发育不全，体表面积相对较大，皮肤表皮角化层差，皮下脂肪薄，易散热，早产儿尤甚。新生儿在寒冷时无颤抖反应，靠棕色脂肪化学产热。棕色脂肪分布在中心动脉附近、两肩胛间区、肾周及颈和腋窝附近。出生后环境温度较宫内温度低，体温明显下降。如环境温度适宜，体温可在12~24小时内达到36℃以上；若保暖不当，可发生低体温、低氧血症、低血糖和代谢性酸中毒等寒冷损伤。

中性温度又称适中温度，是指能维持新生儿正常体温而所需代谢率和耗氧量最低的最适宜环境温度。中性温度与出生体重、出生后日龄有密切关系（见表5-2）。适宜的环境湿度为50%~60%。环境温度过高、进水少及散热不足，可使体温增高，发生脱水热。

表 5 - 2　不同出生体重新生儿的中性温度

出生体重（kg）	中性温度			
	35℃	34℃	33℃	32℃
1	初生 10 天以内	10 天以后	3 周以后	5 周以后
1.5	—	初生 10 天内	10 天以后	4 周以后
2	—	初生 2 天内	2 天以后	3 周以后
>2.5	—	—	初生 2 天内	2 天以后

　　早产儿棕色脂肪储备少，产热能力差，体温调节中枢功能更不健全，寒冷时更易发生低体温，甚至硬肿症。汗腺发育差，环境温度升高时，体温也易升高。

（九）免疫系统

　　新生儿的非特异性和特异性免疫功能均未发育完善。皮肤黏膜薄嫩易损伤，呼吸道纤毛运动差，胃酸、胆酸少，杀菌力差，缺乏分泌型 IgA，易患消化道和呼吸道感染。血 - 脑屏障发育不完善，易发生中枢神经系统感染。血清补体含量及 T 细胞免疫功能低下。免疫球蛋白 IgG 虽可通过胎盘，但与胎龄密切相关，胎龄越小，IgG 含量越少；IgA 和 IgM 不能通过胎盘，因此易患细菌感染，尤其是革兰阴性杆菌感染。

（十）常见的几种特殊生理状态

　　1. 生理性黄疸　参见本章第八节。

　　2. "马牙"和"螳螂嘴"　在新生儿口腔上腭中线和齿龈部位，有黄白色、米粒大小的小颗粒，是由上皮细胞堆积或黏液腺分泌物积留形成，俗称"马牙"，数周后可自然消退。"螳螂嘴"新生儿是两侧颊部各一个隆起的脂肪垫，有利于吸吮乳汁。两者均属正常现象，不可挑破，以免发生感染。

　　3. 乳腺肿大和假月经　男女新生儿出生后 4 ~ 7 天均可有乳腺增大，如蚕豆或核桃大小，2 ~ 3 周消退，切忌挤压，以免感染。部分女婴在出生后 5 ~ 7 天阴道流出少许血性分泌物，或大量非脓性分泌物，可持续 1 周。上述现象均是由于来自母体的雌激素突然中断所致。

　　4. 新生儿红斑及粟粒疹　出生后 1 ~ 2 天，在头部、躯干及四肢常出现大小不等的多形性红斑，称为"新生儿红斑"，1 ~ 2 天后自然消失。也可因皮脂腺堆积在鼻尖、鼻翼、颜面部，形成小米粒大小的黄白色皮疹，称为"新生儿粟粒疹"，几天后自然消失。

三、足月儿及早产儿的护理

（一）保暖

　　新生儿出生后应立即用预热的毛巾擦干，并采取各种保暖措施，使婴儿处于中性温度中。早产儿尤其是出生体重＜2000g 或低体温者，应置于暖箱中，并根据出生体重、日龄选择中性温度，使腹壁温度维持在 36.5℃。无条件者可采取其他保暖措施，如用热水袋等。因新生儿头部表面积大，散热量多，寒冷季节应戴绒布帽。保暖时要注意防止烫伤发生。

（二）喂养

正常足月儿生后半小时即可抱至母亲哺乳，以促进母亲乳汁分泌。提倡按需哺乳，无母乳者可给配方乳。详见第四章第二节。

早产儿也应酌情尽早进行母乳喂养，必要时可用早产儿配方奶。哺乳量应因人而异，原则上是胎龄愈小，出生体重愈低，每次哺乳量愈少，喂奶间隔时间也愈短，并根据吃奶后有无腹胀、呕吐、胃内残留（管饲喂养）及其体重增长情况（理想的体重增长为每天 15～30g，平均约为每天 20g）进行调整。对于出生体重＜1500g 的小早产儿可试行微量肠道喂养，哺乳量不能满足所需热能者应辅以静脉营养。

足月儿出生后应肌注一次维生素 K_1 0.5～1mg，早产儿连用 3 天（每日一次）。出生后 4 天加维生素 C 50～100mg/d，10 天后加维生素 A 500～1000U/d，维生素 D 400～1000U/d。4 周后添加铁剂，足月儿用元素铁 2mg/（kg·d），极低出生体重儿用 3～4mg/（kg·d），同时加用维生素 E 25U 和叶酸 2.5mg，每周两次。极低出生体重儿可给予红细胞生成素，每周 600～750U/kg 皮下注射，分 3 次给药，可减少输血需要。

（三）呼吸管理

保持新生儿呼吸道通畅，避免颈部弯曲，仰卧时可在其肩下放置软垫。低氧血症时予以吸氧，切忌给早产儿常规吸氧，以防吸入高浓度氧或吸氧时间过长导致早产儿视网膜病和慢性肺疾病。呼吸暂停者可经弹、拍打足底或托背等恢复呼吸，无效时给予氨茶碱静脉滴注，首次负荷量为 4～6mg/kg，12 小时后给予维持量 2mg/（kg·d），分 2～4 次给药。继发性呼吸暂停应针对病因进行治疗。

（四）预防感染

严格遵守消毒隔离制度，接触新生儿前应严格洗手，护理和操作时应注意无菌。工作人员或新生儿如患感染性疾病应立即隔离，防止交叉感染。避免过分拥挤，以防止空气污染和杜绝乳制品污染。新生儿室应避免探视。

（五）皮肤黏膜护理

皮肤黏膜护理措施包括：①勤洗澡，保持皮肤清洁。每次大便后用温水冲洗臀部，勤换尿布，防止尿布皮炎或红臀发生。②保持脐带残端清洁和干燥。一般生后 3～7 天残端脱落，脱落后如有黏液或渗血，可用碘伏消毒或重新结扎。如有肉芽组织，可用硝酸银烧灼局部。如有化脓感染，用过氧化氢溶液或碘酒消毒，同时给予适量抗生素治疗。③口腔黏膜不宜擦洗。④衣服宜宽大，质软，不用纽扣。应选用柔软、吸水性强的尿布。

（六）预防接种

1. 卡介苗　生后 3 天接种。

2. 乙肝疫苗　生后第 1 天、1 个月、6 个月时应各注射重组乙肝病毒疫苗一次，每次 5μg。如母亲为乙肝病毒携带者，婴儿出生后 6 小时内应肌注高价乙肝免疫球蛋白（HBIG）0.5mL，同时换部位注射重组乙肝病毒疫苗 10μg。如母亲为 HBeAg 和 HBV－DNA 阳性患者，婴儿出生后半个月时应再使用相同剂量 HBIG 一次。

（七）新生儿筛查

应对新生儿开展先天性甲状腺功能减退症、苯丙酮尿症等先天性代谢缺陷病的筛查。

第三节　新生儿窒息

新生儿窒息（asphyxia of newborn）是指婴儿出生后未建立有效的自主呼吸而导致低氧血症、混合性酸中毒及全身多器官损伤，是引起新生儿死亡和儿童伤残的重要原因之一。

【病因】

窒息的本质是缺氧，凡能影响胎儿、新生儿气体交换的因素均可引起窒息，可发生于产前、产时、产后，绝大多数发生于产程开始后。新生儿窒息多为胎儿窒息（宫内窘迫）的延续。

1. 孕母因素　孕母有慢性或严重疾病，如心肺功能不全、严重贫血、糖尿病、低血糖、高血压等；患妊娠高血压综合征；孕妇吸毒、吸烟或被动吸烟；年龄 ≥35 岁或 <16 岁及多胎妊娠等。

2. 胎盘因素　前置胎盘、胎盘早剥和胎盘老化等。

3. 脐带因素　脐带脱垂、绕颈、打结、过短或牵拉等。

4. 胎儿因素　早产儿、小于胎龄儿、巨大儿、食道闭锁、喉蹼、先天肺发育不全、先天性心脏病、宫内感染、羊水或胎粪吸入等。

5. 分娩因素　头盆不称、宫缩乏力、臀位，使用高位产钳、胎头吸引、臀位抽出术，产程中麻醉药、镇痛药或催产药使用不当等。

【病理生理】

1. 向新生儿呼吸、循环转变受阻　胎儿窒息时因自主呼吸未能建立，致使肺泡不能扩张，肺液不能清除；同时因缺氧、酸中毒使肺泡表面活性物质生成减少、活性降低，肺血管阻力增加，胎儿循环重新开放，引起持续性肺动脉高压。进一步加重组织缺氧、缺血、酸中毒，最后导致不可逆器官受损。

2. 呼吸改变

（1）原发性呼吸暂停（primary apnea）　缺氧初期，胎动增加，呼吸代偿性加深加快，如缺氧未及时纠正，随即转为呼吸停止、心率减慢，即原发性呼吸暂停。此时患儿肌张力存在，血压稍升高，伴有发绀。此阶段若病因解除，经清理呼吸道和物理刺激即可恢复自主呼吸。

（2）继发性呼吸暂停（secondary apnea）　若缺氧持续存在，则出现几次喘息样呼吸后，继而出现呼吸停止，即继发性呼吸暂停。此时肌张力消失，皮肤苍白，心率和血压持续下降。此阶段需正压通气方可恢复自主呼吸，否则将死亡。

临床上有时难以区分原发性和继发性呼吸暂停，为不延误抢救，均可按继发性呼吸暂停处理。

3. 各器官缺血缺氧改变　窒息开始时，低氧血症和酸中毒引起体内血液重新分布，肺、肠、肾、肌肉和皮肤等非生命器官血管收缩，血流量减少，以保证脑、心和肾上腺等重要生命器官的血流量。如缺氧持续存在，无氧代谢使代谢性酸中毒进一步加重，体内储存糖原耗尽，脑、心和肾上腺的血流量也减少，心肌功能受损，心率和动脉血压下降，生命器官供血减少，脑损伤发生。非生命器官血流量则进一步减少而导致各脏器受损。

4. 血液生化和代谢改变　窒息可导致低氧血症、混合性酸中毒、高血糖及低血糖、高胆红素血症、低钠血症、低钙血症等生化代谢异常。

【临床表现及诊断】

1. 胎儿缺氧（宫内窒息）　早期胎动增加，胎心增快≥160 次/分；晚期则胎动减少，甚至消失，胎心减慢<100 次/分；羊水被胎粪污染。

2. 新生儿窒息及分度　临床上常用 Apgar 评分系统评价初生婴儿有无窒息和判断窒息程度。内容包括皮肤颜色、心率、对刺激的反应、肌张力和呼吸五项指标，每项 0～2 分，总共 10 分（表5-3）。分别于生后 1 分钟、5 分钟和 10 分钟进行评价，如婴儿需复苏，15、20 分钟仍需评分。Apgar 评分 8～10 分为正常，4～7 分为轻度窒息，0～3 分为重度窒息。

评估意义：1 分钟评分为窒息诊断和分度的依据，5 分钟及 10 分钟评分有助于判断复苏效果及预后。

表5-3　新生儿 Apgar 评分标准

体征	评分标准		
	0	1	2
皮肤颜色	青紫或苍白	身体红，四肢青紫	全身红
心率（次/分）	无	<100	>100
弹足底或插鼻管反应	无反应	有些动作，如皱眉	哭，喷嚏
肌张力	松弛	四肢略屈曲	四肢活动
呼吸	无	慢，不规则	正常，哭声响

3. 多脏器受损症状　缺氧缺血可造成多器官受损，但各器官损伤发生的频率和程度常有差异。①中枢神经系统：缺氧缺血性脑病和颅内出血；②呼吸系统：羊水或胎粪吸入综合征、肺出血及急性肺损伤或急性呼吸窘迫综合征等；③心血管系统：持续性肺动脉高压、缺氧缺血性心肌损害，严重者出现心源性休克和心力衰竭；④泌尿系统：肾功能不全、肾衰竭及肾静脉血栓形成等；⑤代谢方面：低血糖或高血糖、低钙及低钠血症、低氧血症、混合性酸中毒等；⑥消化系统：应激性溃疡、坏死性小肠结肠炎及黄疸加重或时间延长等；⑦血液系统：DIC（常在生后数小时或数天内出现）、血小板减少等。

【辅助检查】

对宫内缺氧胎儿，可通过羊膜镜了解羊水的胎粪污染程度，或胎头露出宫口时取头皮血行血气分析，以评估宫内缺氧程度；出生后应检测动脉血气、血糖、电解质、血尿素氮和肌酐等生化指标。

【治疗】

出生后立即进行复苏及评估，并由产科医生、儿科医生、助产士（师）及麻醉师协作进行。

1. 复苏方案　采用国际公认的 ABCDE 复苏方案。①A（airway），清理呼吸道；②B（breathing），建立呼吸；③C（circulation），维持正常循环；④D（drugs），药物治疗；⑤E（evaluation）评估。前三项最重要，其中保持呼吸道畅通是根本，建立呼吸是关键，评估贯穿于整个复苏过程中。呼吸、心率和皮肤颜色是窒息复苏评估的三大指标，并遵循：评估→决策→措施，如此循环往复，直到完成复苏。

2. 复苏步骤　根据 ABCDE 复苏原则，具体复苏步骤如下：

（1）最初评估　出生后立即用数秒钟快速评估 5 项指标：①是足月儿吗？②羊水清亮吗？③有呼吸或哭声吗？④肌张力好吗？⑤肤色红润吗？如以上任何一项为"否"，则进行以下初步复苏。

（2）初步复苏　①保暖：将新生儿置于预热的辐射保暖台上。②摆好体位：置新生儿头于轻微伸仰位（图 5 - 1）。③清理呼吸道：肩娩出前助产者用手挤捏新生儿的面、颏部，排出其口、咽、鼻中的分泌物。新生儿娩出后，立即吸净口咽和鼻腔的黏液，先口咽后鼻腔，吸引时间不超过 10 秒。如羊水混有较多胎粪，且新生儿无活力，在婴儿呼吸前，应做气管插管，将胎粪吸出。④擦干：用温热干毛巾快速揩干全身。⑤刺激：用手拍打或弹足底或摩擦背部 2 次以诱发自主呼吸。以上步骤应在 30 秒内完成。

（3）正压通气　如无自主呼吸，出现喘息，心率<100 次/分，或持续性中心性青紫，应立即正压通气（图 5 - 2）。无论足月儿、早产儿，正压通气均要在氧饱和度仪的监测指导下进行。足月儿可用空气复苏，早产儿开始给 30% ~40% 的氧，根据氧饱和度调整给氧浓度。正压通气的压力需要 20 ~25cmH_2O（1cmH_2O = 0.098 kPa），少数病情严重者需 30 ~40cmH_2O，2 ~3 次后维持在 20cmH_2O；通气频率 40 ~60 次/分（胸外

按压时为 30 次/分)。有效的正压通气显示心率迅速增快,以心率、胸廓起伏、呼吸音及氧饱和度作为评估指标。经 30 秒充分正压通气后,如有自主呼吸,且心率 >100 次/分,可逐步减少并停止正压通气。如自主呼吸不充分,或心率 <100 次/分,继续用气囊面罩或气管插管正压通气(图 5 - 3、图 5 - 4)。

(4)**胸外心脏按压** 如充分正压通气 30 秒后心率持续 <60 次/分,应同时进行胸外心脏按压。用双拇指(图 5 - 3)或中、示指(图 5 - 4)按压胸骨体下 1/3 处,频率为 90 次/分(每按压 3 次,正压通气 1 次),按压深度为胸廓前后径的 1/3。

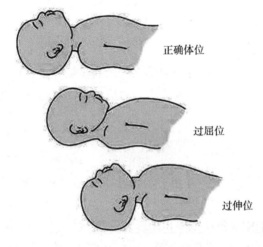

图 5 - 1 摆好体位

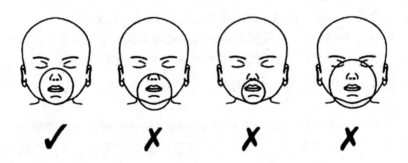

图 5 - 2 面罩正压通气

(5)**药物治疗** ①肾上腺素:经充分正压通气,同时胸外按压 30 秒后,心率仍 <60 次/分,应立即给予 1:10000 肾上腺素 0.1 ~ 0.3mL/kg 脐静脉内注入或 0.3 ~ 1mL/kg 气管导管内注入,5 分钟后可重复一次。②扩容剂:给药 30 秒后,如心率 <100 次/分,并有血容量不足表现时,给予生理盐水,剂量为每次 10mL/kg,于 10 分钟以上静脉缓慢输注。大量失血需输入与新生儿交叉配血阴性的同型血。③碳酸氢钠:在复苏过程中一般不推荐使用碳酸氢钠,如经上述处理无效,且确定有严重代谢性酸中毒,可给予 5% 碳酸氢钠 3 ~ 5mL/kg,加等量的 5% 葡萄糖液,5 分钟以上缓慢静脉推注。

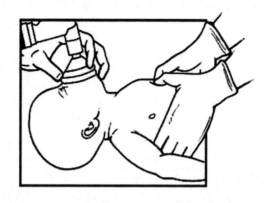

图 5 - 3　复苏气囊面罩正压通气，双拇指胸外心脏按压

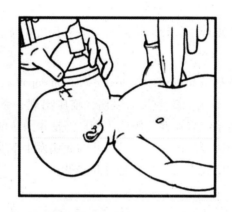

图 5 - 4　复苏气囊面罩正压通气，中、示指胸外心脏按压

④纳洛酮：仅用于母亲产前 4 ~ 6 小时有注射麻醉药史，伴严重呼吸抑制的新生儿，每次 0.1mg/kg，静脉或气管内注入，间隔 0.5 ~ 1 小时可重复 1 ~ 2 次。⑤多巴胺：应用上述药物后，仍有循环不良者使用，剂量为 5 ~ 20mg/（kg·min），5 分钟以上静脉滴注，开始小剂量，以后根据病情可增加剂量。

3. 复苏后监护与转运　复苏后仍需监测体温、呼吸、心率、血压、尿量、肤色、血气、血糖、电解质及窒息引起的多器官损伤的症状。如并发症严重，需转运到 NICU 治疗。

【预后】

窒息持续时间对婴儿预后起关键的作用。慢性宫内窒息、重度窒息复苏不及时或方法不当、20 分钟 Apgar 评分低者预后可能不良。

【预防】

预防新生儿窒息的措施有：加强围产期保健，及时处理高危妊娠；加强胎儿监护，及早发现宫内胎儿缺氧，并及时处理；提高产科技术；推广 ABCDE 复苏技术，培训产科、儿科、麻醉科医护人员；各级医院产房内需配备复苏设备；每个分娩现场都应有掌握复苏技术的人员在场。

第四节　新生儿缺氧缺血性脑病

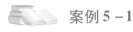 案例 5 – 1

　　患婴，男，1 天 8 小时，因"四肢抽搐 1 次"入院。母系妊娠高血压综合征，孕 40^{+2} 周，G_2P_1 经阴道分娩，羊水清，出生体重 3.5kg，Apgar 评分 1 分钟 3 分，5 分钟 6 分。查体：神志不清，刺激不哭，皮肤黏膜中度黄染，前囟紧张，双瞳孔等大，对光反射迟钝，呼吸平稳，心音低钝，腹软，四肢肌张力高，原始反射减弱。

　　请提出患儿的临床诊断、诊断要点及需要进行的辅助检查，并制定出合理的治疗方案。

　　新生儿缺氧缺血性脑病（hypoxic – ischemic encephalopathy，HIE）是因围生期窒息导致脑血流减少或暂停致胎儿或新生儿脑损伤，临床出现一系列脑病表现，严重者死亡，存活者部分遗留神经系统后遗症。因此，HIE 仍是我国目前导致新生儿急性死亡和小儿慢性神经系统损伤的主要原因之一。早产儿的此病发生率明显高于足月儿，但由于足月儿在活产新生儿中占绝大多数，故以足月儿多见。

【病因】

　　缺氧是发病的核心，其中围生期窒息是最主要的病因。此外，出生后因严重的心肺疾病及严重失血或贫血也可引起 HIE。

【发病机制】

　　1. 脑血流改变　缺氧缺血时，全身血流重新分配，血流优先供应一些重要器官，如心、脑、肾上腺等。尽管脑血流量增加，但并非脑内各区的供血都均匀增加。血流首先保证代谢最旺盛的部位，如基底核、丘脑、脑干和小脑等，而在脑动脉终末供血区域仍是血流分布最薄弱的部位。因此，一旦机体失代偿，脑血流减少，脑动脉终末供血区域将最先受累，故足月儿易发生矢状旁区损伤，早产儿易发生脑室周围白质损伤。

　　2. 脑血流自动调节功能障碍　缺氧缺血时，脑血管的自动调节功能障碍，形成"压力被动性脑血流"即脑血流灌注随全身血压的改变而波动。若血压增高，可因脑血流的过度灌注而发生出血；若血压下降，可因脑血流的减少而发生缺血性脑损伤。

　　3. 脑组织代谢改变　葡萄糖是人类脑组织能量的主要来源，但脑组织储存糖原很少，对缺氧缺血非常敏感。缺氧时脑组织无氧酵解增加，乳酸堆积、ATP 产生急剧减少，最终因能量衰竭而导致脑细胞水肿、凋亡和坏死。此外，目前认为氧自由基、兴奋性神经递质等也与 HIE 的发生有关。

【临床表现】

本病主要表现为意识障碍，肌张力异常，原始反射改变，颅内压增高，惊厥及脑干症状。惊厥常发生在出生后 12～24 小时，脑水肿则在出生后 36～72 小时最明显。根据临床表现，可分为轻、中、重三度（表 5－4）。

表 5－4 HIE 临床分度

临床表现	分度		
	轻度	中度	重度
意识	兴奋	嗜睡	昏迷
肌张力	正常	减低	松软或间歇性伸肌张力增高
原始反射			
拥抱反射	活跃	不完全	消失
吸吮反射	正常	减弱	消失
惊厥	可有肌阵挛	常有	多见，频繁发作或持续状态
中枢性呼吸衰竭	无	有	严重
瞳孔改变	正常或扩大	缩小、对光反射迟钝	不对称或扩大
前囟张力	正常	正常或稍饱满	饱满、紧张
病程及预后	兴奋症状在 24 小时内最明显，3 天内逐渐消失，预后好	症状多在 1 周末消失，10 天后仍不消失者可能有后遗症	病死率高，多在 1 周内死亡，存活者症状可持续数周，多留有后遗症

【辅助检查】

1. 实验室检查

（1）血清肌酸磷酸激酶同工酶（CPK－BB）　正常值＜10U/L，脑组织受损时升高。

（2）神经元特异性烯醇化酶（NSE）　正常值＜6μg/L，神经元受损时血浆中此酶活性升高。

2. 影像学检查

（1）核磁共振（MRI）　MRI 无放射线损伤，不仅能检出脑损伤的类型、范围和严重程度，而且能判断最终的预后。特别是弥散加权成像（DWI），能为早期评估脑损伤提供主要影像学信息。

（2）B 超　具有无创、价廉、可在床边操作和进行动态随访等优点，对了解脑水肿、基底核和丘脑、脑室及其周围出血具有较高的特异性，但对皮质损伤不敏感。

（3）CT 扫描　有助于了解颅内出血范围和类型，对于脑水肿、基底核和丘脑损伤、脑梗死等的诊断仅有一定参考作用。有放射线损伤，且不能床旁检查。最适宜检查时间为出生后 4～7 天。

3. 脑电图　可客观地反映脑损害程度，判断预后，以及有助于惊厥的诊断。在出生后 1 周内检查，表现为脑电活动延迟、异常放电、背景活动异常（以低电压和爆发抑制为主）等。

【诊断】

中华医学会儿科学分会新生儿学组 2005 年制定的足月儿 HIE 诊断标准如下：①有明确的可导致胎儿宫内窘迫的异常产科病史，以及严重的胎儿宫内窘迫表现（胎心率＜100 次/分，持续 5 分钟以上和/或羊水Ⅲ度污染），或者在分娩过程中有明显窒息史；②出生时有重度窒息，指 Apgar 评分 1 分钟≤3 分，并延续至 5 分钟时仍≤5 分，或出生时脐动脉血气 pH≤7.00；③出生后 24 小时内出现神经系统症状，并持续 24 小时以上；④排除电解质紊乱、颅内出血和产伤等原因引起的抽搐，以及宫内感染、遗传代谢性疾病和其他先天性疾病所引起的脑损伤。同时具备以上 4 条者可确诊，第 4 条暂时不能确定者可作为拟诊病例。目前尚无早产儿 HIE 的诊断标准。

【治疗】

治疗原则：早期治疗、综合治疗、分阶段治疗。

1. 出生 3 天之内的治疗 稳定内环境，控制神经系统症状。

（1）"三支持"疗法 ①维持良好的通气功能，保持 PaO_2 在 7.98～10.64kPa（60～80mmHg）、$PaCO_2$ 和 pH 在正常范围。②维持脑和全身良好的血液灌注，避免脑灌注过低或过高。③维持血糖水平在正常高值（4.16～5.55mmol/L，75～100mg/dL），以保证脑内代谢所需能量。

（2）"三对症"疗法 ①控制惊厥：首选苯巴比妥，负荷量 20mg/kg，于 15～30 分钟静脉滴入，若不能控制惊厥，1 小时后可加 10mg/kg。12～24 小时后给维持量，每日 3～5mg/kg。肝功能不良者改用苯妥英钠，剂量同苯巴比妥；顽固性抽搐者加用地西泮，每次 0.1～0.3mg/kg 静脉滴注，或加用水合氯醛 50mg/kg 灌肠。②降低颅内压：控制液体入量是预防脑水肿的基础，每日液体总量不超过 60～80mL/kg。颅内压增高时，首选利尿剂呋塞米，每次 0.5～1mg/kg，静脉滴注；严重者可用 20% 甘露醇，每次 0.25～0.5g/kg，静脉滴注，每 4～6 小时一次，连用 3～5 天。一般不主张使用糖皮质激素，注意监测血电解质。③消除脑干症状：用纳洛酮，每次 0.05～0.1mg/kg 静注，用 2～3 天或至症状消失。

2. 出生 3 天后的治疗 继续维持机体内环境稳定，并使用改善脑血流和促进脑细胞代谢的药物，可给予胞二磷胆碱、脑活素、神经节苷脂、磷酸肌酸或 1,6－二磷酸果糖等静脉滴注，尤其对有症状的中度及重度 HIE 患儿，维持治疗非常重要。

3. 新生儿期后的治疗 早期干预和治疗对促进脑细胞的恢复，防治后遗症发生是有帮助的。包括康复训练、脑细胞营养药物及适当的高压氧治疗。特别对疑有脑瘫早期表现的患儿应尽早开始康复训练，并定期评估，坚持足够的疗程；有智能、语言及视听功能受影响者，应接受专业治疗师的治疗。

【预后】

本病预后与病情严重程度、抢救是否及时正确有关。病情严重，有惊厥、意识障碍、脑干症状持续时间超过 1 周，血清 CPK－BB 和脑电图持续异常者预后差。

【预防】

积极推广心肺复苏，防止围生期窒息是预防本病的关键。

第五节　新生儿颅内出血

新生儿颅内出血（intracranial haemorrhage of the newborn）是新生儿期最严重的脑损伤，早产儿多见，病死率高，存活者常留有神经系统后遗症。

【病因和发病机制】

1. 早产　胎龄 32 周以下的早产儿，在脑室周围的室管膜下及小脑软脑膜下的颗粒层均留存胚胎生发基质（germinal matrix，GM）。GM 的特点是脑血流缺乏自主调节功能，呈"压力被动性脑血流"；GM 是一未成熟的毛细血管网，其管壁仅有一层内皮细胞，缺少胶原和弹力纤维支撑，易于破损；GM 层血管壁内皮细胞对缺氧和酸中毒十分敏感，易引起血管壁破坏出血；此处小静脉系统呈"U"字形走向汇于 Galen 静脉，易发生血流动力学的变化而致出血及出血性脑梗死。

2. 血流动力学异常　窒息时，低氧血症、高碳酸血症可损害脑血流的自主调节功能，形成"压力被动性脑血流"及脑血管扩张，导致血管破裂出血或静脉淤滞，血栓形成。

3. 产伤　如胎位不正、胎儿过大、产程延长等使胎儿头部过度受压，或使用高位产钳、胎头吸引器、急产、臀牵引等机械性损伤均可使天幕、大脑镰撕裂和脑浅表静脉破裂而导致硬膜下出血。

4. 其他　新生儿肝功能不成熟、凝血因子生成不足或患有其他出血性疾病，或母孕期服用苯妥英钠、苯巴比妥、利福平等药物导致新生儿凝血因子及血小板减少，或脑血管发育畸形，不适当的输入高渗溶液等，均可导致血管破裂而出血。

【临床表现】

本病的临床表现主要与出血部位和出血量有关，轻者可无症状，大量出血者可在短期内死亡。常见的症状与体征有：①神志改变：烦躁不安、易激惹、嗜睡或昏迷；②呼吸改变：增快或减慢，不规则或暂停；③颅内压增高：前囟隆起，血压增高，抽搐，角弓反张，脑性尖叫；④眼征：凝视、斜视、眼球震颤等；⑤瞳孔不等大和对光反射消失；⑥肌张力：增高、减弱或消失；⑦原始反射减弱或消失；⑧其他：不明原因的苍白、低体温、黄疸、呼吸暂停或休克等。

根据出血部位不同，临床上分为以下几种类型：

1. 脑室周围-脑室内出血（PVH-IVH）　主要见于胎龄＜32 周、体重＜1500g 的早产儿，且胎龄愈小，发病率愈高，是引起早产儿死亡和伤残的主要原因之一。

2. 原发性蛛网膜下腔出血（SAH）　多见于早产儿，大多数出血量少，无临床症状，预后良好。极少数病例大量出血，常于短期内死亡。主要的后遗症为交通性或阻塞性脑积水。

3. 脑实质出血（IPH）　常见于足月儿，由于出血部位和量不同，临床症状有很大差异。如出血部位在脑干，早期可发生瞳孔变化、呼吸不规则和心动过缓等，前囟张力可不高。常伴有脑性瘫痪、癫痫和精神发育迟缓等后遗症。

4. 硬膜下出血（SDH）　多见于巨大儿、胎位异常、难产或经产钳助产者，是产伤性颅内出血中最常见的类型。出血量少者可无症状，出血明显者一般在出生 24 小时后出现惊厥、偏瘫和斜视等神经系统症状，严重者可在出生后数小时内死亡。也有在新生儿期症状不明显，而至数月后发生慢性硬脑膜下积液者。

5. 小脑出血（CH）　多见于胎龄小于 32 周、体重低于 1500g 的早产儿，或有产伤史的足月儿。严重者除一般神经系统症状外主要表现为脑干症状，如频繁呼吸暂停、心动过缓等，可在短时间内死亡。预后较差，尤其是早产儿。

【诊断】

根据病史、症状体征，结合 B 超、CT、MRI 等影像学检查可确诊。头颅 B 超是 PVH-IVH 的特异性诊断手段，应为首选，并在出生后 3～7 天进行，1 周后动态监测。但蛛网膜下腔、后颅窝和硬膜外等部位的出血 B 超不易发现，需 CT、MRI 确诊。脑脊液的压力、蛋白含量常升高，镜下可见皱缩红细胞，严重者出血后 24 小时内糖含量降低，5～10 天最明显，同时乳酸含量低。

【治疗】

1. 支持疗法　保持患儿安静，减少刺激，尽可能避免搬动，维持正常的 PaO_2、$PaCO_2$、pH、渗透压及灌注压，保证足够热量供给。

2. 止血　可选择使用维生素 K_1、酚磺乙胺（止血敏）、立芷雪（立止血）和新鲜冰冻血浆等。

3. 对症治疗

（1）控制惊厥　见本章第四节。

（2）降低颅内压　首选呋塞米，每次 0.5～1mg/kg，每日 2～3 次，静脉滴注。对中枢性呼吸衰竭者可用小剂量甘露醇，每次 0.25～0.5g/kg，每 6～8 小时 1 次，静脉滴注。脑积水时可用乙酰唑胺，以减少脑脊液的产生，每日 50～100mg/kg，分 3～4 次口服；梗阻性脑积水上述治疗多无效，可行脑室-腹腔分流术。

【预后】

本病的预后主要与出血部位、出血量、胎龄及其他围生期因素有关。早产儿、慢性缺氧、顶枕部脑实质出血预后差，幸存者常留有不同程度的神经系统后遗症。

【预防】

1. 加强孕期保健，避免早产；提高产科技术，减少新生儿窒息和产伤；对患有出血性疾病的孕妇及时给予治疗。

2. 提高医护质量，避免快速大量输液，慎用高渗液体，纠正酸碱平衡，防止血压过大波动等。

第六节　新生儿肺透明膜病

新生儿肺透明膜病（hyaline membrane disease，HMD）又称新生儿呼吸窘迫综合征（neonatal respiratory distress syndrome，NRDS），是因肺表面活性物质（pulmonary surfactant，PS）缺乏而导致生后不久出现呼吸窘迫并呈进行性加重的临床综合征。本病多见于早产儿，胎龄愈小，发病率愈高，糖尿病母亲婴儿、择期剖宫产儿发病率也高。

知识链接

PS 的产生与功能

PS 由 II 型肺泡上皮细胞合成，主要成分为磷脂，孕 18～20 周开始产生，35 周后迅速增加，达肺成熟水平。PS 覆盖在肺泡表面，可降低肺泡表面张力，防止呼气末肺泡萎陷，以保持功能残气量，稳定肺泡内压和减少液体自毛细血管向肺泡渗出。

【病因】

本病是因缺乏肺泡表面活性物质所致。

1. 早产　是 PS 不足或缺乏的最主要的因素。

2. 糖尿病母亲婴儿　血中高浓度胰岛素可拮抗肾上腺皮质激素对 PS 合成的促进作用，使 PS 生成减少。

3. 其他　围生期窒息、低体温、前置胎盘、胎盘早剥和母亲低血压等可导致胎儿血容量减少，PS 生成减少；择期剖宫产由于缺乏宫缩，儿茶酚胺和肾上腺皮质激素的应激反应较弱，PS 合成减少。

【发病机制】

由于 PS 不足或缺乏，肺泡表面张力增加，呼气末功能残气量（FRC）明显减少，肺泡萎陷，肺顺应性下降，吸气时做功增加且肺泡难以扩张，潮气量和肺泡通气量减少，通气/血流值降低，引起缺氧、二氧化碳潴留、代谢性酸中毒。缺氧及酸中毒使肺毛细血管通透性增高，液体漏出，肺间质水肿和纤维蛋白沉着于肺泡表面，形成嗜伊红透明膜，使气体弥散障碍，加重缺氧和酸中毒，并抑制 PS 合成，形成恶性循环。重者也可导致新生儿持续肺动脉高压（PPHN）的发生。

【临床表现】

1. 症状 出生时多正常，出生后 6 小时内出现呼吸窘迫，主要表现为呼吸急促（>60/分）、呼气呻吟、发绀，严重者呼吸表浅、节律不齐、呼吸暂停、四肢松弛。呼吸窘迫呈进行性加重是本病的特点。12 小时后出现呼吸窘迫，一般不考虑本病。

2. 体征 体格检查可见发绀、鼻扇、三凹征，胸廓扁平（肺不张），听诊呼吸音减低（潮气量少），可闻及细湿啰音（肺泡有渗出时）；心音先快后慢，由强变弱，伴动脉导管未闭者可于胸骨左缘第二肋间闻及收缩期或连续性杂音。

生后 3 天病情严重，系死亡高峰期。3 天后 PS 合成和分泌自然增加，故如能度过 72 小时而无并发症，病情将好转。但出生体重、肺病变的严重程度、表面活性物质的替代治疗、有无感染的存在及动脉导管的开放等均会对患儿的病程有影响。

【辅助检查】

1. 实验室检查

（1）泡沫试验 取患儿胃液 1mL 加 95% 酒精 1mL，振荡 15 秒后静置 15 分钟，若沿管壁有多层泡沫形成则可除外 NRDS。若无泡沫，可考虑为 NRDS。两者之间为可疑。

（2）肺成熟度的判定 测定羊水或患儿气管吸引物中的 L/S（卵磷脂/鞘磷脂），≥2 提示"肺成熟"，1.5～2 为可疑，<1.5 提示"肺未成熟"。

（3）血气分析 pH 值和 PaO_2 降低，$PaCO_2$ 增高，HCO_3^- 减少是 NRDS 的常见改变。

2. X 线检查 是目前确诊 NRDS 的最佳手段。

（1）毛玻璃样改变 两肺呈普遍性的透亮度降低，可见弥漫性均匀一致的细颗粒网状影，多见于初期或轻型病例。

（2）支气管充气征 在弥漫性肺泡不张（白色）的背景下，可见清晰充气的树枝状支气管影，多见于中、晚期或较重病例。

（3）白肺 严重时双肺野均呈白色，肺肝界及肺心界均消失，多见于严重 NRDS。尽管典型病例的胸片有其特异性表现，但动态拍摄 X 线胸片更有助于鉴别诊断、病情判定、呼吸机参数调整及治疗效果的评价。

3. 超声波检查 有助于动脉导管开放和 PPHN 的诊断。

【诊断】

有早产、围生期窒息等高危病史的新生儿，出生后 6 小时内出现进行性加重的呼吸困难与发绀，结合胸部 X 线特征即可诊断。

【鉴别诊断】

本病需与以下疾病鉴别：

1. 湿肺 亦称新生儿暂时性呼吸增快，多见于足月儿，为自限性疾病。生后数小时内出现呼吸增快（60～80次/分），但吃奶佳、哭声响亮及反应好，重者也可有发绀及呻吟等。听诊呼吸音较低，可闻及湿啰音。X线胸片以肺泡、间质、叶间胸膜积液为特征，重者合并胸腔积液。一般对症治疗即可，重者也需机械通气，但2～3天症状缓解消失。

2. B族链球菌肺炎 是由B族链球菌败血症所致的宫内感染性肺炎，其临床及X线所见有时与NRDS难以鉴别。但前者母亲妊娠晚期多有感染、胎膜早破或羊水异味史；母血或宫颈拭子培养有B族链球菌生长；机械通气时所需参数较低；病程与NRDS不同，抗生素治疗有效。

3. 膈疝 表现为阵发性呼吸急促及发绀。腹部凹陷，患侧胸部呼吸音减弱甚至消失，可闻及肠鸣音；X线胸片可见患侧胸部有充气的肠曲或胃泡影及肺不张，纵隔向对侧移位。

【治疗】

目的是维持正常的通气换气功能，待自身PS产生增加，NRDS得以恢复。机械通气和PS是治疗的重要手段。

1. 一般治疗 ①保暖：将患儿置于自控式暖箱内或辐射抢救台上，保持皮肤温度在36.5℃。②监测：体温、呼吸、心率、血压和血气。③保证液体和营养供应：第1天给5%或10%葡萄糖液65～75mL/(kg·d)，以后逐渐增加到120～150mL/(kg·d)，并适当补充电解质。病情好转后改为经口喂养，热能不足时辅以部分静脉营养。④纠正酸中毒。⑤原则上不用抗生素，若合并感染，应依据细菌培养和药敏结果选择相应抗生素。

2. 氧疗和辅助通气 ①吸氧：根据病情选择鼻导管、面罩或头罩吸氧，维持PaO_2在6.7～9.3kPa（50～70mmHg）和$TcSO_2$在85%～93%为宜。②持续气道正压通气（CPAP）：指征为吸入氧分数（FiO_2）≥0.4，PaO_2<50mmHg或$TcSO_2$<90%；最常用鼻塞，也可经面罩或气管插管进行；压力一般为4～6cmH₂O，气体流量最低为患儿每分通气量的3倍或5L/min。③常频机械通气：严重病例使用。

3. PS替代疗法 一经确诊，力争在生后24小时内使用PS。经气管插管给予，每次100mg/kg左右，分别取仰卧位、右侧卧位、左侧卧位和再仰卧位各1/4量缓慢注入气道，每次注入后用气囊加压通气1～2分钟，视病情用1～4次。临床常用的PS有天然型PS、改进的天然型PS、合成PS及重组PS四类。

【预防】

加强高危妊娠和分娩的监护及治疗，预防早产；对欲行剖宫产或提前分娩者，应准确测量双顶径和羊水中的L/S值，以判定胎儿大小和胎肺成熟度；对孕24～34周需提前分娩或有早产迹象的孕妇，于出生前7天至出生前24小时肌注地塞米松或倍他米松，以促进胎肺成熟，可明显降低NRDS的发病率和病死率；对胎龄30～32周的早产儿，力争生后30分钟内常规应用PS，若条件不允许也应争取在24小时内应用。

第七节　新生儿黄疸

新生儿黄疸（neonatal jaundice）是因胆红素在体内积聚引起的皮肤黏膜或其他器官黄染，是新生儿最常见的临床问题。新生儿血中胆红素超过 $85\mu mol/L$（$5mg/dL$）即出现肉眼可见的黄疸。$50\%\sim60\%$ 的足月儿和 80% 的早产儿可出现暂时性的肉眼可见的黄疸。新生儿黄疸有生理性和病理性之分，以血清未结合胆红素浓度增高为主的病理性黄疸重者可引起胆红素脑病（核黄疸），直接威胁婴儿生命或造成神经系统后遗症。

【新生儿胆红素代谢特点】

1. 胆红素生成过多　新生儿每日胆红素的生成量明显高于成人（新生儿 $8.8mg/kg$，成人为 $3.8mg/kg$），原因是：①红细胞破坏过多：胎儿血氧分压低，红细胞数量代偿性增加，出生后血氧分压升高，过多的红细胞破坏。②红细胞寿命短：红细胞寿命早产儿不足 70 天，足月儿约 80 天，成人为 120 天，且新生儿血红蛋白的分解速度是成人的 2 倍。③旁路及其他组织来源的胆红素增加。

2. 血浆白蛋白联结胆红素的能力差　胆红素进入血循环，与血浆中的白蛋白相联结，被运送到肝脏进行代谢。与白蛋白联结的胆红素不能透过细胞膜或血 - 脑屏障，故不引起细胞和脑组织损伤。早产儿胎龄越小，白蛋白含量越低，其联结胆红素的量也越少。刚娩出的新生儿常有不同程度的酸中毒，可减少胆红素与白蛋白的联结。

3. 肝功能不成熟　刚出生的新生儿肝细胞内 Y 蛋白含量极微（出生后 $5\sim10$ 天达正常水平），UDPGT（葡萄糖醛酸转移酶）含量低（生后 1 周接近正常）且活性不足（仅为正常的 $0\%\sim30\%$），故生成结合胆红素的量较少。出生时肝细胞将结合胆红素排泄到肠道的能力暂时低下，早产儿更为明显，可出现暂时性肝内胆汁淤积。

4. 肠肝循环增加　在新生儿出生时，肠蠕动差，肠道菌群尚未完全建立，而肠腔内 β - 葡萄糖醛酸苷酶活性相对较高，可将结合胆红素转变成未结合胆红素，导致肠肝循环增加，血胆红素水平增高。此外，胎粪约含胆红素 $80\sim180mg$，若排泄延迟，可使其重吸收增加。

当患儿有饥饿或伴有缺氧、脱水、酸中毒、头颅血肿及颅内出血时，则更易发生黄疸或使原有黄疸加重。

【新生儿黄疸分类】

1. 生理性黄疸（physiological jaundice）　由于新生儿的胆红素代谢特点，$50\%\sim60\%$ 的足月儿和 80% 的早产儿可出现生理性黄疸，其特点为：①一般情况良好。②足月儿生后 $2\sim3$ 天出现黄疸，$4\sim5$ 天达高峰，$5\sim7$ 天消退，最迟不超过 2 周；早产儿生后 $3\sim5$ 天出现，$5\sim7$ 天达高峰，$7\sim9$ 天消退，可延迟到 $3\sim4$ 周。③每日血清胆红素升高 $<85\mu mol/L$（$5mg/dL$）。④血清胆红素：足月儿 $<221\mu mol/L$（$12.9\ mg/dL$），早产儿 $<257\mu mol/L$（$15mg/dL$）。

2. 病理性黄疸（pathologic jaundice） 特点为：①生后 24 小时内出现黄疸。②血清胆红素：足月儿 >221μmol/L（12.9mg/dL），早产儿 >257μmol/L（15mg/dL），或每日上升 >85μmol/L（5mg/dL），或每小时上升 >8.5μmol/L（0.5mg/dL）。③黄疸持续时间过长，足月儿 >2 周，早产儿 >4 周。④黄疸退而复现。⑤血清结合胆红素 >34μmol/L（2mg/dL）。具备上述任何一项者均可诊断为病理性黄疸（表 5 - 6）。

表 5 - 6 新生儿生理性黄疸和病理性黄疸特点

	生理性黄疸	病理性黄疸
黄疸出现时间	出生后 2 ~ 3 天	出生后 24 小时内
黄疸持续时间	足月儿 <2 周，早产儿 3 ~ 4 周	足月儿 >2 周，早产儿 >4 周
血胆红素浓度	足月儿 <221μmol/L	足月儿 >221μmol/L
	早产儿 <257μmol/L	早产儿 >257μmol/L
进展情况	每日血清胆红素上升 <85μmol/L	每日血清胆红素上升 >85μmol/L
结合胆红素	<34μmol/L	>34μmol/L
全身情况	良好，无其他症状	有原发病症状体征
诊断	满足上述全部才可诊断	满足上述任意一条即可诊断
治疗	早期喂养，促进胎粪排出	治疗原发病

【病理性黄疸产生的原因】

1. 胆红素生成过多 因红细胞破坏过多及胆红素肠肝循环增加，使血清未结合胆红素升高。常见于：①同族免疫性溶血：见于母婴血型不合如 ABO 或 Rh 血型不合等，我国以 ABO 溶血病较为多见。②红细胞增多症：见于母 - 胎、胎 - 胎间输血，脐静脉结扎延迟，先天性青紫型心脏病，糖尿病母亲的婴儿等。③红细胞酶缺陷：葡萄糖 - 6 - 磷酸脱氢酶（G - 6 - PD）、丙酮酸激酶缺陷等。④血管外溶血：如较大的头颅血肿、皮下血肿、颅内出血、肺出血和其他部位出血。⑤肠肝循环增加：胎粪排出延迟、母乳性黄疸等。⑥感染：细菌、病毒、衣原体等引起的重症感染皆可致溶血。⑦血红蛋白病：如 α 地中海贫血。

2. 肝脏胆红素代谢障碍 由于肝细胞摄取和结合胆红素的能力低下，使血清未结合胆红素升高。①缺氧和感染：如窒息和心力衰竭等，均可抑制肝脏 UDPGT 的活性。②遗传性疾病：如 Crigler - Najjar 综合征（先天性 UDPGT 缺乏）、Gilbert 综合征、Lucey - Driscoll 综合征等。③药物：某些药物如磺胺、水杨酸盐、维生素 K_3、吲哚美辛、毛花苷丙等，可与胆红素竞争 Y、Z 蛋白的结合位点。④其他：先天性甲状腺功能减退、垂体功能低下和 21 - 三体综合征等常伴有血胆红素升高或黄疸消退延迟。

3. 胆汁排泄障碍 肝细胞排泄结合胆红素障碍或胆管受阻，血清结合胆红素增多。若同时伴有肝细胞功能受损，也可有未结合胆红素增高。①新生儿肝炎：多由病毒引起的宫内感染所致。②先天性代谢缺陷病：如半乳糖血症、果糖不耐受症、酪氨酸血症等可有肝细胞损害。③Dubin - Johnson 综合征：即先天性非溶血性结合胆红素增高症，是由肝细胞分泌和排泄结合胆红素障碍所致。④胆管阻塞：先天性胆道闭锁、先天性胆总管囊肿、肝和胆道的肿瘤等。

第八节　新生儿溶血病

 案例 5 - 3

患儿，女，2 天，以"皮肤黄染 1 天余"入院。患儿系 39 周顺产，无窒息，其母 G_1P_1，既往无输血史。母血型为 O 型，子血型为 B 型。患儿出生后 16 小时出现皮肤黄染，且呈进行性加重。查体：反应可，巩膜及全身皮肤黄染，前囟平软，心肺部听诊正常，腹软，肝、脾肋下未触及，原始反射存在，四肢肌张力正常。血清总胆红素 $275\mu mol/L$。

请分析该患儿最可能的临床诊断，如何确诊？并提出有效的治疗方案。

新生儿溶血病（hemolytic disease of newborn，HDN）系母、子血型不合引起的同族免疫性溶血，以 ABO 血型不合最多见，其次为 Rh 血型不合。

【病因和发病机制】

胎儿获得由父亲遗传的血型抗原，该抗原为母亲所缺失，当胎儿红细胞通过胎盘进入母体后，刺激母体产生相应的血型抗体，当此抗体（IgG）进入胎儿血循环后，即与胎儿红细胞相应抗原结合（使红细胞致敏）引起溶血。

1. ABO 溶血　主要发生在母亲为 O 型，胎儿为 A 型或 B 型的时候。由于 A 型和 B 型血型抗原广泛存在于自然界中，O 型血的母亲在首次妊娠前已受到自然界 A 或 B 血型物质（如寄生虫感染、预防接种）的刺激，产生了抗 A 或抗 B 抗体（IgG），故 40% ~ 50% 的 ABO 溶血病发生在第一胎。由于胎儿红细胞抗原性的强弱不同，导致抗体产生的多少各异；血浆及组织中存在的 A 和 B 血型物质可与来自母体的抗体结合，使血中抗体减少，在母子 ABO 血型不合新生儿中仅有 1/5 发生 ABO 溶血病。

2. Rh 溶血　多发生在母亲为 Rh 阴性，胎儿为 Rh 阳性时。以 RhD 溶血病最常见，其次为 RhE。因为自然界无 Rh 血型物质，Rh 溶血病一般不发生在第一胎；既往输过 Rh 阳性血的 Rh 阴性母亲，其第一胎可发病；极少数 Rh 阴性母亲虽未接触过 Rh 阳性血，但其第一胎也发生 Rh 溶血病，这可能是由于 Rh 阴性孕妇的母亲为 Rh 阳性，其母怀孕时已使孕妇致敏，故其第一胎发病（外祖母学说）。由于母亲对胎儿红细胞 Rh 抗原的敏感性不同，即使是抗原性最强的 RhD 血型不合者，也仅有 1/20 发病。

【临床表现】

症状轻重与溶血程度基本一致。主要表现为出生后不久（多数 ABO 溶血病在出生后第 2~3 天出现，大多数 Rh 溶血病患儿出生后 24 小时内出现）出现黄疸并迅速加重，常伴有贫血、不同程度的肝脾增大，重者可有胎儿水肿或伴有心力衰竭，可因胆红素脑病导致死亡或遗留严重神经系统后遗症（表 5 – 7）。

胆红素脑病为新生儿溶血病最严重的并发症，早产儿更易发生。多于出生后 4 ~ 7 天出现症状，临床将其分为警告期、痉挛期、恢复期、后遗症期 4 期（表 5 – 8）。

表 5 – 7　ABO 溶血与 Rh 溶血病的临床特点比较

	ABO 溶血	Rh 溶血
发生频率	常见	不常见
常见血型	母亲 O 型，胎儿 A 型或 B 型	母亲 Rh 阴性，胎儿 Rh 阳性
发生胎次	第一胎即可发病	很少发生在第一胎，随胎次增加，临床表现越重
黄疸	多于出生后 2 ~ 3 天出现，轻度至中度	多于出生后 24 小时内出现，重度
贫血	出现晚且轻	出现早且重
肝脾增大	不明显	明显
水肿	罕见	较常见

表 5 – 8　胆红素脑病临床分期及临床表现

临床分期	临床表现	持续时间
警告期	嗜睡，反应低下，吮吸无力，拥抱反射减弱，肌张力减低	12 ~ 24 小时
痉挛期	双眼凝视，肌张力增高，抽搐，角弓反张，呼吸暂停，发热	12 ~ 48 小时
恢复期	吃奶及反应好转，抽搐及角弓反张逐渐消失，肌张力逐渐恢复	2 周
后遗症期	手足徐动，眼球运动障碍，听觉障碍，智能落后，牙釉质发育不良	

【辅助检查】

1. 检查母子血型　检查母子 ABO 和 Rh 血型，证实有血型不合存在。

2. 确定有无溶血　溶血时红细胞和血红蛋白减少，网织红细胞增高（ >6%）；血涂片有核红细胞增多（ >10/100 个白细胞）；血清总胆红素和未结合胆红素明显增加。

3. 致敏红细胞和血型抗体测定

（1）改良直接抗人球蛋白试验　即改良 Coombs 试验，为确诊试验。Rh 溶血病阳性率高而 ABO 溶血病阳性率低。

（2）抗体释放试验　是检测致敏红细胞的敏感试验，也为确诊实验。Rh 和 ABO 溶血病一般均为阳性。

（3）游离抗体试验　该项实验有助于估计是否继续溶血、换血后的效果评价，但不是确诊试验。

【诊断】

1. 产前诊断　凡既往有不明原因的死胎、流产、新生儿重度黄疸史的孕妇及其丈夫均应进行 ABO、Rh 血型检查，不合者进行孕妇血清中抗体检测。孕妇血清中 IgG 抗 A 或抗 B >1:64，提示有可能发生 ABO 溶血病。Rh 阴性孕妇在妊娠 16 周时应检测血中 Rh 血型抗体作为基础值，以后每 2 ~ 4 周检测一次，当抗体效价上升，则提示可能发生

Rh 溶血病。

2. 生后诊断 新生儿娩出后黄疸出现早且进行性加重，有母子血型不合，改良 Coombs 或抗体释放试验中有一项阳性者即可确诊。

【治疗】

（一）产前治疗

1. 提前分娩 既往有输血、死胎、流产和分娩史的 Rh 阴性孕妇，本次妊娠 Rh 抗体效价逐渐升至 1:32 或 1:64 以上，用分光光度计测定羊水胆红素增高，且羊水 L/S>2 者，提示胎肺已发育成熟，应考虑提前分娩。

2. 血浆置换 对血 Rh 抗体效价明显增高，但又不宜提前分娩的孕妇，进行血浆置换，以换出抗体，减少胎儿溶血。

3. 宫内输血 对胎儿水肿或胎儿 Hb<80g/L，而肺尚未成熟者，可直接将与孕妇血清不凝集的浓缩红细胞在 B 超下注入脐血管或胎儿腹腔内，以纠正贫血。

4. 苯巴比妥 孕妇于预产期前 1~2 周口服苯巴比妥，可诱导胎儿产生 UDPGT，以减轻新生儿黄疸。

（二）新生儿治疗

1. 光照疗法

（1）原理 未结合胆红素在光的作用下，可转变成水溶性异构体，经胆汁和尿液排出。以波长为 425~475nm 的蓝光效果最佳，日光灯或太阳光也有一定疗效。

（2）设备 包括光疗箱、光疗灯和光疗毯等。光疗箱以单面光 160W、双面光 320W 为宜，双面光优于单面光。上下灯管距床面距离分别为 40cm 和 20cm。

（3）指征 适用于任何原因引起的未结合胆红素增高症。①一般患儿血清总胆红素 >205μmol/L（12mg/dL），ELBW 患儿血清总胆红素 >85μmol/L（5mg/dL），VLBW 患儿血清总胆红素 >103μmol/L（6mg/dL）。②溶血病患儿，出生后血清总胆红素 >85μmol/L（5mg/dL）。现主张对所有高危儿均可进行预防性光疗。

（4）副作用 可引起发热、腹泻和皮疹，多不严重，可继续光疗。蓝光可分解体内核黄素，故光疗时应补充核黄素（光疗时每日 3 次，每次 5mg，光疗后每日 1 次，连服 3 日）。当血清结合胆红素 >68μmol/L（4mg/dL），且血清丙氨酸氨基转移酶和碱性磷酸酶增高时，光疗可导致青铜症，停光疗后可自行消退。

（5）注意事项 光疗时需用黑色眼罩遮盖双眼，尿布遮盖外生殖器，以免损伤视网膜和外生殖器，其余部位均应裸露。照射时间以不超过 4 天为宜，注意适当补充水分和钙剂。

2. 换血疗法

（1）作用 ①换出血中部分游离抗体和致敏红细胞，减轻溶血；②换出血中大量胆红素，防止发生胆红素脑病；③纠正贫血，改善携氧，防止心力衰竭。

（2）指征 符合下列条件之一者即应换血：①产前已确诊，出生时脐血总胆红素

>68μmol/L（4mg/dL），血红蛋白低于120g/L，伴水肿、肝脾大和心力衰竭者；②黄疸进展迅速，出生后12小时内胆红素每小时上升>12μmol/L（0.7mg/dL）者；③总胆红素已达到342μmol/L（20mg/dL）者；④不论血清胆红素水平高低，已有胆红素脑病的早期表现者；⑤小早产儿、合并缺氧、酸中毒者或上一胎溶血严重者，应适当放宽指征。

（3）方法　①血源：Rh溶血病应选用Rh系统与母亲同型，ABO系统与患儿同型的血液，最好用AB型血浆和O型红细胞的混合血。②换血量：一般为患儿血量的2倍（150~180mL/kg），大约可换出85%的致敏红细胞和60%的胆红素及抗体。③途径：一般选用脐静脉或其他较大静脉进行换血，最好选用动、静脉同步换血。

3. 药物治疗

（1）供给白蛋白　输血浆每次10~20mL/kg或白蛋白1g/kg，以增加其与未结合胆红素的联结，减少胆红素脑病的发生。

（2）纠正代谢性酸中毒　应用5%碳酸氢钠提高血pH值，以利于未结合胆红素与白蛋白联结。

（3）肝酶诱导剂　能增加UDPGT的生成和肝脏摄取未结合胆红素的能力。常用苯巴比妥每日5mg/kg，分2~3次口服，共4~5日；也可加用尼可刹米每日100mg/kg，分2~3次口服，共4~5日。

（4）静脉用免疫球蛋白　可抑制吞噬细胞破坏致敏红细胞，用法为1g/kg，于6~8小时内静脉滴入，早期应用临床效果较好。

【预防】

Rh阴性妇女在流产或分娩Rh阳性胎儿后，应尽早注射相应的抗Rh免疫球蛋白，以中和进入母血的Rh抗原。目前临床常用的预防方法是对RhD阴性妇女在流产或分娩RhD阳性胎儿后72小时内肌注抗D球蛋白300μg，起到了较满意的预防效果。

> **知识链接**
>
> **母乳喂养与新生儿黄疸**
>
> 　　母乳喂养相关的黄疸：是指母乳喂养的新生儿在生后1周内，因为热量和液体摄入不足、胎粪排出延迟等原因，使血清胆红素升高，而出现黄疸。母乳喂养的新生儿几乎2/3可出现这种黄疸，这种黄疸通过增加母乳喂养量和频率可得到缓解，一般不发生胆红素脑病。
>
> 　　母乳性黄疸：是指母乳喂养的新生儿在出生后3个月内仍有黄疸，表现为非溶血性高间接胆红素血症，但其诊断需排除其他病理因素。其原因可能与新生儿肠腔内β-葡萄糖醛酸苷酶活性相对较高，使胆红素代谢的肠肝循环增加有关。一般不需任何治疗，停喂母乳24~48小时，黄疸可明显减轻，但对于胆红素水平较高者应注意密切观察。

第九节 新生儿败血症

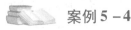 案例 5-4

患婴，男，3 天，以"反应差，不吃 1 天"入院。孕 35 周早产，自然分娩，无窒息，体重 1.7kg。查体：体温不升，反应差，皮肤黄染，面色灰暗，前囟平软，肺部听诊正常，心音稍钝，腹软，脐周红肿，脐窝有少许脓性分泌物，肝右肋下 2.5cm，原始反射弱。血白细胞 4.6×10^9/L。

请分析该患儿最可能的临床诊断，并提出其诊断要点、最有价值的辅助检查和最主要的治疗措施。

新生儿败血症（neonatal septicemia）是指病原体侵入新生儿血液循环，并在其中生长、繁殖、产生毒素所致的全身性感染。有关统计资料显示，本病发生率占活产儿的 1‰~10‰，病死率为 13%~50%。

【病因和发病机制】

1. 病原菌　我国多年来一直以葡萄球菌最多见，其次为大肠埃希菌等革兰阴性杆菌。近年来，表皮葡萄球菌、铜绿假单胞菌、克雷伯杆菌等条件致病菌及耐药菌株所致的感染有增加趋势。空肠弯曲菌、幽门螺杆菌等已成为新的致病菌。B 组溶血性链球菌和李斯特菌为欧美等发达国家新生儿感染常见的致病菌。

2. 易感因素　①新生儿皮肤黏膜柔嫩易损伤；脐带残端未完全闭合，细菌易进入血液；血-脑屏障功能不全，易患细菌性脑膜炎。②淋巴结发育不全，缺乏吞噬细菌的过滤作用，不能将感染局限在局部淋巴结；血中补体含量低，中性粒细胞在应激状态下的吞噬和杀菌能力不足，T 细胞对外来特异性抗原应答差，细菌一旦入侵，易致全身性感染。③早产儿体内 IgG 含量低，更易发生感染。④IgM 和 IgA 分子量较大，不能通过胎盘，新生儿体内含量很低，因此对革兰阴性杆菌易感。

【临床表现】

1. 根据发病时间分早发型和晚发型　出生后 7 天内起病者称为早发型，感染发生在产前或产时，与围生因素有关，常由母亲垂直传播引起，病原菌以大肠埃希菌等革兰阴性杆菌为主，常呈暴发性多器官受累，尤以呼吸系统的症状最明显，病死率高。出生 7 天后起病者称为晚发型，感染发生在产时或产后，由水平传播引起，病原菌以葡萄球菌、机会致病菌为主，常有脐炎、肺炎或脑膜炎等局灶性感染，病死率较早发型低。

2. 早期症状、体征常不典型　一般表现为反应差、嗜睡、发热或体温不升、不吃、不哭、体重不增等。出现以下表现时应高度怀疑败血症：①黄疸：有时为败血症的唯一表现，表现为黄疸迅速加重、消退延迟或退而复现；②休克：面色苍灰，皮肤呈大理石样花纹，血压下降，尿少或无尿，硬肿症出现常提示预后不良；③出血倾向：皮肤黏膜瘀点、瘀斑，针眼处渗血不止，消化道出血、肺出血等，严重时发生 DIC；⑤其他：呕吐、腹胀、中毒性肠麻痹、后期肝脾肿大；⑥可合并肺炎、脑膜炎、坏死性小肠结肠炎、化脓性关节炎和骨髓炎等。

【辅助检查】

1. 外周血象　白细胞总数 $<5\times10^9/L$ 或 $>20\times10^9/L$，中性粒细胞杆状核细胞所占比例 ≥0.20，出现中毒颗粒或空泡，血小板计数 $<100\times10^9/L$ 有诊断价值。

2. C 反应蛋白（CRP）　是一种急相蛋白，对急性感染反应灵敏，在感染 6~8 小时内即上升，感染控制后可迅速下降，有助于早期诊断。CRP≥8.0mg/L 为异常（末梢血检测法）。

3. 病原学检查　血培养阳性是确认的依据，必要时可做外耳道分泌物、咽拭子、皮肤拭子、脐残端、脑脊液细菌培养。

4. 血清降钙素原（PCT）　细菌感染后，PCT 出现较 CRP 早，有效抗生素治疗则使 PCT 水平快速降低，因此具有更高的特异性和敏感性。PCT >2.0μg/L 为异常。

【诊断】

根据病史中有高危因素、临床症状体征、周围血象改变、CRP 增高等，可考虑诊断本病，确诊有赖于病原菌或病原菌抗原的检出。

【治疗】

1. 抗生素应用　用药原则：①早期、足量、足疗程、联合、静脉用药，疗程需 10~14 天，有并发症者应治疗 3 周以上。②注意药物毒副作用：1 周以内的新生儿，尤其是早产儿肝肾功能不成熟，给药次数宜减少，每 12~24 小时给药一次，1 周后每 8~12 小时给药一次。氨基糖苷类抗生素因可能具有耳毒性，我国目前已禁止在新生儿期使用。③针对病原菌，选择敏感、杀菌、易透过血-脑屏障的抗生素。

2. 处理严重并发症　①休克时输新鲜血浆或全血，每次 10mL/kg；应用多巴胺或多巴酚丁胺。②纠正酸中毒和低氧血症。③减轻脑水肿。

3. 清除感染灶　及时处理脐部及皮肤等局部感染灶。

4. 支持疗法　注意保温，供给足够热能和液体，维持血糖和血电解质在正常水平。可静脉滴注免疫球蛋白，每日 300~500mg/kg，连用 3~5 日。

第十节　新生儿寒冷损伤综合征

新生儿寒冷损伤综合征（neonatal cold injury syndrome）简称新生儿冷伤，因多有皮肤硬肿，故又称新生儿硬肿症，由寒冷或（和）多种疾病所致，以低体温和皮肤硬肿为主要临床表现，重症可并发多器官功能衰竭。

【病因和病理生理】

1. 早产和寒冷损伤　本病多发生在寒冷地区和季节，寒冷导致的低体温及其引起的多器官系统功能障碍是本病的主要病理生理改变和致死因素。新生儿，尤其是早产儿，易发生低体温和皮肤硬肿，原因有：①体温调节中枢不成熟。②体表面积相对较大，皮下脂肪少，皮肤薄，血管丰富，易于失热。③体内储存热量少，对失热的耐受能力差。④新生儿寒冷时主要靠棕色脂肪代偿产热，但其代偿能力有限，早产儿由于其储存少（胎龄越小，储存越少），代偿产热能力更差。⑤皮下脂肪中饱和脂肪酸含量高（为成人的 3 倍），由于其熔点高，低体温时易于凝固而出现皮肤硬肿。

2. 疾病影响　严重感染、缺氧、心力衰竭和休克等，可影响新生儿能量代谢，产热严重不足；严重的颅脑疾病也可抑制尚未成熟的体温调节中枢，其调节功能进一步降低，使散热大于产热，出现低体温，甚至皮肤硬肿。

3. 多器官损害　低体温及皮肤硬肿可使局部血液循环淤滞，引起缺氧和代谢性酸中毒，导致皮肤毛细血管壁通透性增加，出现水肿。如低体温持续存在和（或）硬肿面积扩大，缺氧和代谢性酸中毒进一步加重，可引起多器官功能损害。

【临床表现】

本病主要发生在寒冷季节或重症感染时。多于生后 1 周内发病，早产儿多见。低体温和皮肤硬肿是本病的主要特点。

1. 一般表现　反应低下，吮乳差或拒乳，哭声低弱或不哭，活动减少，也可出现呼吸暂停等。

2. 低体温　新生儿低体温是指体温 < 35℃。轻度为 30℃ ~ 35℃；重度为 < 30℃，可出现四肢甚或全身冰冷。

3. 皮肤硬肿　即皮肤紧贴皮下组织，不易提起，触之似橡皮样感，呈暗红色或青紫色，伴水肿者有指压凹陷。硬肿常呈对称性，累及多个部位，其发生顺序依次为：下肢→臀部→面颊→上肢→全身。硬肿的面积可按头颈部 20%、双上肢 18%、前胸及腹部 14%、背部及腰骶部 14%、臀部 8% 及双下肢 26% 进行计算。

4. 多器官功能损害　重症可出现休克、DIC、急性肾衰竭和肺出血等多器官功能衰竭。

【辅助检查】

根据病情需要，检测血常规、动脉血气、血电解质、血糖、尿素氮、肌酐和进行 DIC 筛查试验，必要时可做 ECG 及 X 光胸片等。

【诊断】

在寒冷季节，患儿有保暖不当，或有早产、感染、窒息等病史，有体温降低，皮肤硬肿，即可诊断。临床依据体温、皮肤硬肿范围及器官功能改变可分为：①轻度：体温

≥35℃，皮肤硬肿范围＜20%，无器官功能损害；②中度：体温＜35℃，皮肤硬肿范围20%～50%，有明显器官功能损害；③重度：体温＜30℃，皮肤硬肿范围＞50%，常伴有多器官功能衰竭。

【鉴别诊断】

本病应与以下疾病鉴别：

1. 新生儿水肿 ①局限性水肿：常发生于女婴会阴部，数日内可自愈；②早产儿水肿：下肢常见凹陷性水肿，有时延及手背、眼睑或头皮，大多数可自行消退；③新生儿 Rh 溶血病或先天性肾病：水肿较严重，并有其各自的临床特点。

2. 新生儿皮下坏疽 常由金黄色葡萄球菌感染所致，多见于寒冷季节。有难产或产钳分娩史。常发生于身体受压部位（枕、背、臀部等）或受损（如产钳）部位。表现为局部皮肤变硬、略肿、发红、边界不清楚并迅速蔓延，病变中央初期较硬，以后软化，先呈暗红色，逐渐变为黑色，重者可伴有出血和溃疡，亦可融合成大片坏疽。

【治疗】

1. 复温 是治疗的关键和首要环节。根据病情选择不同的复温措施。

（1）若肛温＞30℃，腋肛温差 TA－R≥0，提示产热较好，将患儿置于已预热至中性温度的暖箱中，一般在6～12小时内可恢复正常体温。

（2）若肛温＜30℃，多数患儿 TA－R ＜0，提示产热衰竭。将患儿置于比肛温高1～2℃的暖箱中，每小时提高箱温0.5℃～1℃（箱温不超过34℃），于12～24小时内恢复正常体温。

若无上述条件，也可采用温水浴、热水袋、火炕、电热毯或母亲将患儿抱在怀中等加热方法。复温过程中需密切观察环境温度、生命体征、出入液量，并对血气、电解质、血糖、凝血功能等进行必要的监测。

2. 热量和液体补充 热量供给从每日210kJ/kg（50kcal/kg）开始，逐渐增加至每日419～502 kJ/kg（100～120kcal/kg）。喂养困难者可给予部分或完全静脉营养。液体量按0.24mL/kJ（1mL/kcal）计算，有明显心、肾功能损害者，应严格控制输液速度及液体入量。

3. 控制感染 根据血培养和药敏结果应用抗生素。

4. 纠正器官功能紊乱 对并发心力衰竭、休克、凝血机制障碍、弥散性血管内凝血、肾衰竭和肺出血等，应给以相应治疗。

【预防】

加强围生期保健，避免早产、产伤和窒息等；及时治疗诱发硬肿的各种疾病；及早喂养，保证热量供应；寒冷季节注意保暖，尤其是高危新生儿。

目 标 检 测

一、选择题

1. 早产儿是指
    A. 胎龄 >25 周至 <37 足周
    B. 胎龄 >26 周至 <37 足周
    C. 胎龄 >27 周至 <38 足周
    D. 胎龄 >28 周至 <37 足周
    E. 胎龄 >28 周至 <38 足周

2. 足月儿皮肤外观的特点是
    A. 皮肤发亮　　　　　B. 皮肤水肿　　　　　C. 皮肤毳毛多
    D. 皮下脂肪少　　　　E. 肤色红润

3. 早产儿因肺泡表面物质缺乏，易患的疾病是
    A. 新生儿肺炎　　　　B. 肺透明膜病　　　　C. 湿肺
    D. 新生儿窒息　　　　E. 晚期代谢性酸中毒

4. 治疗新生儿缺氧缺血性脑病所致惊厥，首选的药物是
    A. 甘露醇　　　　　　B. 地塞米松　　　　　C. 苯巴比妥
    D. 苯妥英钠　　　　　E. 呋塞米

5. 属于足月儿生理性黄疸特点的是
    A. 黄疸于出生后 24 小时内出现
    B. 黄疸持续超过 2 周
    C. 黄疸消退后又再出现
    D. 血清胆红素 >221μmol/L
    E. 黄疸于出生后 2 ~ 3 天出现

6. 确诊新生儿败血症最有价值的依据是
    A. 高热　　　　　　　B. 白细胞总数增加　　C. 血培养阳性
    D. 皮疹明显　　　　　E. 有皮肤伤口

7. 新生儿寒冷损伤综合征治疗的关键是
    A. 正确复温　　　　　B. 供给能量　　　　　C. 保证体液量
    D. 控制感染　　　　　E. 防止脑水肿

8. 35 周早产儿，出生后 4 小时出现进行性呼吸困难及发绀，双肺呼吸音低，最可能的诊断是
    A. 新生儿感染性肺炎　B. 胎粪吸入综合征　　C. 新生儿湿肺
    D. 新生儿肺透明膜病　E. 新生儿败血症

9. 早产儿日龄 1 天，有窒息史。患儿烦躁不安，溢乳，哭叫声高亢，肢体痉挛，

前囟门饱满，嗜睡，肌肉松弛，体温与血象正常，初步诊断考虑为

  A. 新生儿败血症　　　　B. 新生儿脑膜炎　　　　C. 新生儿肺炎

  D. 新生儿破伤风　　　　E. 新生儿缺氧缺血性脑病

10. 关于新生儿寒冷损伤综合征不正确的是

    A. 多见于早产儿

    B. 常伴有低体温和水肿

    C. 可有多器官损害

    D. 重症患儿迅速复温到 37°C

    E. 多发生在寒冷季节

二、思考题

1. 足月儿和早产儿的外观特点有哪些不同？

2. 如何鉴别生理性黄疸与病理性黄疸？

第六章　消化系统疾病

【学习目标】

1. 掌握：婴幼儿腹泻的病因、临床表现、诊治要点，儿科常用溶液的配制及用途，儿科液体疗法的基本原则及具体方法。

2. 熟悉：口炎、胃炎、消化性溃疡、先天性肥厚性幽门狭窄、先天性巨结肠的临床表现及诊治要点。

3. 了解：小儿消化系统解剖生理特点。

4. 学会：腹泻脱水的性质及程度的判定及对腹泻患儿实施正确的液体疗法。

第一节　儿童消化系统解剖生理特点

一、口腔

口腔是消化道的起端，具有吸吮、吞咽、咀嚼、消化、味觉、感觉和语言等功能。足月新生儿出生时已具有较好的吸吮及吞咽功能，颊部有坚厚的脂肪垫，舌短而宽，有助于吸吮，早产儿的吸吮及吞咽功能则较差。婴幼儿口腔黏膜薄嫩，血管丰富，唾液腺不够发达，口腔黏膜干燥，易受损伤和发生局部感染；3～4个月时，唾液分泌开始增加，婴儿口底浅，不能及时吞咽所分泌的全部唾液，常出现生理性流涎。

二、食管

婴儿的食管呈漏斗状，黏膜薄嫩、腺体较少、弹力组织及肌层发育不完善，食管下端贲门括约肌发育不成熟，控制能力差，常发生胃食管反流，如吮奶时吞咽过多空气，易发生溢乳，一般在8～10个月时症状逐渐消失。

食管长度：新生儿8～10cm，1岁12cm，5岁16cm，学龄儿童20～25cm，成人25～30cm。食管横径：婴儿为0.6～0.8cm，幼儿为1cm，学龄儿童为1.2～1.5cm。

三、胃

婴儿胃呈水平位，当开始站立行走时才逐渐变为垂直位。婴儿胃黏膜有丰富的血管，胃酸和各种消化酶的分泌均较成人少，且酶活性低，消化功能差。胃平滑肌发育不完善，在充满液体食物后易使胃扩张。由于贲门和胃底部肌张力低，而幽门括约肌发育较好，易发生幽门痉挛而出现呕吐。

胃容量：新生儿为 30 ~ 60mL，1 ~ 3 个月为 90 ~ 150mL，1 岁为 250 ~ 300mL，5 岁为 700 ~ 850mL，成人约为 2000 mL。由于哺乳开始后幽门即开放，胃内容物陆续进入十二指肠，实际胃容量不受上述容量限制。

胃排空时间因食物种类而异：水为 1.5 ~ 2 小时，母乳为 2 ~ 3 小时，牛乳为 3 ~ 4 小时，早产儿胃排空更慢，易发生胃潴留。

四、肠

儿童肠管相对比成人长，一般为身长的 5 ~ 7 倍（成人仅为 4 倍）。婴幼儿肠黏膜肌层发育差，肠系膜柔软而长，结肠无明显结肠带和脂肪垂，升结肠与后壁固定差，易发生肠扭转和肠套叠。由于肠壁薄、通透性高、屏障功能差，肠内毒素、消化不全产物等过敏原可经肠黏膜进入体内，引起全身感染、中毒和变态反应。由于婴儿大脑皮层功能发育不完善，进食时常引起胃－结肠反射，产生便意，所以大便次数多于成人。

五、肝

肝脏是人体最大的消化腺，年龄愈小，肝相对愈大，正常婴幼儿肝脏可在右肋下触及 1 ~ 2cm，柔软、无压痛，7 岁后不应触及。婴儿肝脏结缔组织发育较差，肝细胞再生能力强，不易发生肝硬化；肝功能不成熟，解毒能力差，在感染、缺氧、中毒等情况下易发生肝细胞肿胀和坏死，影响其正常功能；肝糖原储备相对较少，易因饥饿而发生低血糖。婴儿期胆汁分泌较少，对脂肪的消化、吸收能力较差。

六、胰腺

胰腺除分泌胰岛素调节糖代谢外，也是合成、贮存和分泌消化酶及碳酸氢盐的部位。出生时胰腺分泌量少，出生后 3 ~ 4 个月时胰腺发育较快，胰液分泌量随之增多。胰消化酶出现的顺序为：胰蛋白酶，其后是糜蛋白酶、羧基肽酶、脂肪酶，最后是胰淀粉酶。6 个月以内的小儿胰淀粉酶活力低下，1 岁后才接近成人，故不宜过早喂淀粉类食物。新生儿胰液中的酯肪酶活性不高，直到 2 ~ 3 岁才接近成人水平。婴幼儿时期胰腺液及其消化酶的分泌极易受炎热气候和各种疾病的影响而被抑制，发生消化不良。

七、肠道细菌

胎儿消化道内无细菌，出生后细菌很快经空气、乳头、用具等从口、鼻、肛门侵入肠道，多数集中在结肠和直肠内。肠道菌群种类受食物成分影响，母乳喂养儿以双歧杆菌为主，人工喂养和混合喂养儿肠道内的大肠埃希菌、嗜酸杆菌、双歧杆菌及肠球菌所占比例几乎相等。正常肠道菌群对侵入肠道的致病菌有一定的拮抗作用，参与免疫调节、促进黏膜生理发育及肠道营养代谢等作用。婴幼儿肠道菌群脆弱，易受各种因素的影响而发生菌群失调，导致消化功能紊乱。

知识链接

肠道菌群知多少

人类的肠道中，以结肠为中心寄生着 400 多种数以百兆计的细菌，称为肠道菌群。对于人体健康而言，肠道中的细菌大致可分为三类：一类是有益细菌，如双歧杆菌、乳酸杆菌等，数量最多，是维持人体健康不可缺少的；另一类细菌为中间类型，如大肠埃希菌、肠球菌等，正常情况下，它们益多害少；还有一类细菌为致病菌，如产气荚膜杆菌、假单胞菌等，它们害多利少，但数量较少，一般情况下不会致病。当各种原因造成肠道菌群紊乱时，后两类细菌的数量超过正常范围，可对人体造成危害。

八、健康婴儿粪便

1. 母乳喂养儿粪便 呈黄色或金黄色，均匀膏状或带少许黄色粪便颗粒，或较稀薄，绿色，不臭，呈酸性反应，每日 2 ~ 4 次。

2. 牛、羊乳喂养儿粪便 呈淡黄色或灰黄色，较干稠成形，略有臭味，量多，呈碱性或中性反应，每日 1 ~ 2 次，易发生便秘。

3. 混合喂养儿粪便 与喂牛乳者相似，但质地较软，颜色较黄。

4. 生理性腹泻 多见于 6 个月以内外观虚胖的婴儿，常有湿疹，生后不久即出现腹泻，大便一直保持每日 4 ~ 5 次甚至 5 ~ 6 次，呈黄绿色稀便。小儿一般情况好，食欲好，生长发育不受影响，转乳期添加辅食后大便次数减少，逐渐转为正常。

5. 转乳期粪便 外观褐色，添加谷类、蛋、肉、蔬菜等辅食后的大便性状逐渐接近成人，每日 1 次。

在食物量及种类没有改变的情况下，大便次数突然增加、变稀，应视为异常。

第二节 口 炎

口炎（stomatitis）是指口腔黏膜由于各种感染而引起的炎症。若病变限于局部，如舌、牙龈、口角，亦可称为舌炎、牙龈炎、口角炎。本病多见于婴幼儿，可单独发生，亦可继发于急性感染、腹泻、营养不良及维生素 B、C 缺乏等全身性疾病。感染常由病毒、真菌、细菌引起，亦可因局部受理化刺激而引起。不注意食具及口腔卫生、不适当擦拭口腔、食物温度过高或各种疾病导致机体抵抗力下降等因素均可导致口炎的发生。临床以口腔黏膜破损、疼痛、流涎及发热为特点。

一、鹅口疮

鹅口疮（thrush，oral candidiasis）为白念珠菌感染在口腔黏膜表面形成白色斑膜的疾病。多见于新生儿和婴幼儿，营养不良、腹泻、长期应用广谱抗生素或类固醇激素的患儿易患此病。新生儿多由产道感染或哺乳时乳头不洁及奶具污染而感染。

【临床表现】

口腔黏膜表面覆盖白色乳凝块样小点或小片状物，常见于颊黏膜，可逐渐融合成大片，略高于黏膜表面，周围无炎症反应，不易擦去，强行剥离后，局部黏膜潮红、粗糙，可有溢血。患处不痛，不流涎，一般不影响吃奶，也无全身症状。重者口腔黏膜全部被白色斑膜覆盖，甚至蔓延至咽、喉、食管、气管、肺等处，出现低热、拒食、吞咽困难、声音嘶哑或呼吸困难等。取白膜少许放玻片上，加 10% 氢氧化钠一滴，在显微镜下可见真菌的菌丝和孢子。

【治疗】

一般不需口服抗真菌的药物。用 2% 的碳酸氢钠溶液于哺乳前后清洗口腔，或局部涂抹 10 万～20 万 U/mL 制霉菌素鱼肝油混悬液，每日 2～3 次。亦可口服肠道微生态制剂，抑制真菌生长。

【预防】

应注意哺乳卫生，加强营养，适当补充维生素 B_2 和维生素 C。

二、疱疹性口腔炎

疱疹性口腔炎（herpetic stomatitis）由单纯疱疹病毒 I 型感染所致。多见于 1～3 岁小儿，发病无明显季节差异，传染性强，常在托幼机构引起小流行。

【临床表现】

起病时发热，体温达 38℃～40℃，1～2 天后唇红部及邻近口周皮肤和口腔黏膜出现散在或成簇的小疱疹，直径 2～3mm，周围有红晕，迅速破溃后形成浅溃疡，溃疡表面覆盖黄白色膜样渗出物，多个小溃疡可融合成不规则的大溃疡。局部疼痛明显，出现流涎、拒食、烦躁，伴颌下淋巴结肿大。发热常于 3～5 天后恢复正常，病程 1～2 周，局部淋巴结肿大可持续 2～3 周。

【鉴别诊断】

本病应与疱疹性咽峡炎鉴别。后者由柯萨奇病毒引起，多发生于夏秋季，常骤起发热及咽痛，疱疹主要发生在咽部和软腭，有时见于舌面，但不累及齿龈和颊黏膜。

【治疗】

保持口腔清洁，多饮水，以微温或凉的流质食物为宜，避免刺激性食物。局部可涂碘苷（疱疹净），亦可喷洒西瓜霜、锡类散、冰硼散等。为预防感染，可涂 2.5%～5%

金霉素鱼肝油软膏。疼痛重者可在进食前用2%利多卡因涂抹局部。发热时应给予降温，继发感染时应用抗生素。

第三节　婴幼儿腹泻

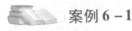 案例6－1

　　男婴，8个月，因"腹泻伴发热2天"入院。2天前无明显诱因出现腹泻，呈蛋花汤样便，每日10余次，伴发热、呕吐、咳嗽、流涕。入院前4小时排尿1次，量少。查体：T 39℃，精神萎靡，皮肤干，弹性差，前囟和眼眶明显凹陷，口腔黏膜干燥，口唇呈樱桃红色，咽红，双肺查体未及明显异常，心音低钝，腹稍胀，肠鸣音2次/分，四肢稍凉，膝腱反射减弱。血 Na^+ 120mmol/L，血 K^+ 3.0mmol/L，血 HCO_3^- 12mmol/L。

　　请提出临床诊断及诊断依据，列出主要的治疗方案（包括液体疗法方案）。

　　婴幼儿腹泻（diarrhea）是一组由多病原、多因素引起的以大便次数增多和大便性状改变为特点的消化道综合征，严重者可引起脱水和电解质紊乱。本病是我国婴幼儿最常见的疾病之一，是造成婴幼儿营养不良、生长发育障碍甚至死亡的主要原因之一。本病多见于6个月~2岁婴幼儿，1岁以内占半数，一年四季均可发病，以夏、秋季发病率为高。

　　临床上根据腹泻的病因分为感染性腹泻和非感染性腹泻，根据病程分为急性腹泻（病程在2周以内，最多见）、迁延性腹泻（病程在2周至2个月）和慢性腹泻（病程在2个月以上），根据病情轻重分为轻型腹泻和重型腹泻。

【病因和发病机制】

1. 易感因素

（1）婴幼儿生理特点　婴幼儿消化系统发育尚不完善，胃酸和消化酶分泌少，酶活性低，不能适应食物质和量的较大变化；生长发育快，需要的营养物质相对较多，消化道负担重，容易发生消化道功能紊乱。

（2）胃肠道防御功能较差　①婴幼儿胃酸偏低，胃排空较快，对进入胃内的细菌杀灭能力较弱；②体液及细胞免疫功能差，血清免疫球蛋白（尤其是IgM、IgA）和胃肠道分泌型IgA均较低；③正常肠道菌群建立不完善（新生儿出生后尚未建立正常肠道菌群），对入侵的致病微生物的拮抗作用弱，或由于使用抗生素等引起肠道菌群失调，均易患肠道感染。

（3）人工喂养　母乳中含有的大量体液因子（分泌型IgA、乳铁蛋白）和巨噬细胞及粒细胞等有很强的抗肠道感染作用。动物乳中虽可含有上述成分，但在加热过程中被破坏，而且人工喂养的食物和食具易受污染，故人工喂养儿肠道感染发生率明显高于母乳喂养儿。

2. 感染因素

（1）*肠道内感染* 可由病毒、细菌、真菌和寄生虫引起，以轮状病毒和致腹泻大肠埃希菌最常见。病原微生物多随污染的食物或饮水进入消化道，亦可通过污染的日用品、手、玩具或带菌者传播。在机体防御功能下降时，病原微生物侵入体内并大量繁殖，产生毒素，引起腹泻。

①病毒性肠炎：80%的婴幼儿腹泻由病毒感染引起，主要为轮状病毒，其次为肠道病毒。各类病毒侵入肠道后，在小肠绒毛顶端的柱状上皮细胞上复制，使细胞发生空泡变性和坏死，绒毛变短脱落，引起水、电解质吸收减少；同时，病变的肠黏膜细胞分泌双糖酶不足且活性降低，使食物中的糖类消化不全而积滞在肠腔内，并被细菌分解成小分子的短链有机酸，使肠液的渗透压增高，进一步造成水和电解质的丧失，导致水样腹泻。

②肠毒素性肠炎：如产肠毒素性大肠埃希菌、空肠弯曲菌等，主要通过在肠腔内繁殖，释放不耐热肠毒素和耐热肠毒素，促使水和电解质向肠腔内转移，肠道分泌增加，导致分泌性腹泻。

③侵袭性肠炎：如侵袭性大肠埃希菌、空肠弯曲菌、鼠伤寒沙门菌及金黄色葡萄球菌等，均可直接侵入肠黏膜组织，使黏膜产生广泛的炎症反应，出现血便或黏冻状大便。

（2）*肠道外感染* 如上感、中耳炎、肺炎、肾盂肾炎、皮肤感染及急性传染病等，多因发热和病原体毒素作用使消化道功能紊乱，有时肠道外感染的病原体可同时感染肠道。

3. 非感染因素

（1）*饮食因素* ①喂养不当，是引起腹泻的常见原因，多见于人工喂养儿，由于喂养不定时、饮食过量或过少、食物成分不适宜或突然改变食物的质和量所致；②过敏性腹泻，个别婴儿对牛奶或大豆等食物过敏；③原发性或继发性双糖酶（主要为乳糖酶）缺乏或活性降低，肠道对糖的吸收不良。

（2）*气候变化* 天气骤变，腹部受凉致使肠蠕动增加；天气过热使消化液分泌减少，而天热口渴又吃奶过多，增加消化道负担，易诱发腹泻。

（3）*其他因素* 精神过度紧张、过度哭吵、饮水水质过硬等可使肠道功能紊乱，引起腹泻。

非感染性腹泻主要是由于食物不能充分消化吸收，积滞于小肠上部，使局部酸度降低，肠道下部细菌上移和繁殖，使未消化的食物发生腐败和发酵，造成消化功能紊乱，肠蠕动亢进，引起腹泻。

【临床表现】

1. 轻型腹泻 多为肠道外感染和非感染因素引起，以胃肠道症状为主。主要表现为食欲不振，可有溢乳或呕吐，大便次数增多，每日数次至十余次，每次大便量不多，呈黄色、黄绿色或蛋花汤样，常见白色或黄白色奶瓣，少量黏液和泡沫，有酸臭味。大便镜检可见大量脂肪球和少量白细胞。排便前常因腹痛而哭闹不安，便后恢复安静。无脱水和全身中毒症状，精神尚好，多在数日内痊愈。

2. 重型腹泻

多由肠道内感染所致，除有较重的消化道症状外，多伴有较明显的脱水、电解质紊乱和全身中毒症状。

（1）胃肠道症状　食欲明显低下，常有呕吐，有时进水即吐，严重者可吐出咖啡渣样液体。腹泻频繁，每日大便可达数十次，呈黄绿色水样，每次量多，可有少量黏液。大便镜检可见脂肪球及少量白细胞，少数患儿可有少量血便。由于频繁的大便刺激，肛周皮肤可发红或糜烂。

（2）全身中毒症状　发热或体温不升、面色青灰、精神萎靡、烦躁不安或嗜睡，甚至惊厥、昏迷等。

（3）水、电解质及酸碱平衡紊乱症状

①脱水：由于吐泻而丢失体液，摄入量不足，以及感染、发热等使机体消耗水分过多，使体液总量尤其是细胞外液量减少，引起不同程度的脱水，根据失水量的多少及临床表现可分为轻度、中度和重度脱水（表6-1）。

表6-1　不同程度脱水的临床表现

	轻度	中度	重度
失水量占体重百分比（%）	<5	5~10	>10
累积损失量（mL/kg）	50	50~100	100~120
精神状态	稍差，略烦躁	烦躁或萎靡	呈重病容，昏睡甚至昏迷
皮肤弹性	正常或稍差	差	极差
口腔黏膜	稍干燥	干燥	极度干燥
眼窝、前囟	轻度凹陷	明显凹陷	深凹陷
眼泪	哭时有泪	哭时泪少	哭时无泪
尿量	略减少	明显减少	极少或无尿
外周循环	尚好	四肢末梢凉	四肢厥冷
酸中毒	无	有	严重

营养不良患儿因皮下脂肪少，皮肤弹性较差，容易把脱水程度估计过高；肥胖患儿皮下脂肪多，脱水程度常易估计过低，加之体液占体重比例少，在脱水量相同的情况下，更易产生严重后果。

由于腹泻时水和电解质丧失的比例不同，引起现存体液渗透压的改变，造成等渗、低渗或高渗性脱水，临床上以等渗性脱水最常见，其次为低渗性脱水，高渗性脱水较少（表6-2）。

等渗性脱水为一般脱水表现。低渗性脱水除一般脱水表现外，由于细胞外液呈低渗状态，水分渗入细胞内造成细胞外液容量进一步减少，其脱水症状比其他两种类型严重，容易出现循环衰竭，发生休克。高渗性脱水由于细胞外液呈高渗状态，水从细胞内向细胞外转移，使细胞内脱水明显，患儿烦渴、高热、烦躁，肌张力增高，甚至惊厥；而细胞外液容量却得到部分补偿，在失水量相同情况下，其脱水症状比其他两种类型轻。

表 6 - 2　不同性质脱水的临床表现

	等渗性脱水	低渗性脱水	高渗性脱水
原因	水盐成比例丢失，常见于病程较短、营养状态比较好的患儿	失盐大于失水，常见于病程较长、营养不良和重度脱水患儿	失水大于失盐，常见于起病初期、高热及大汗患儿
血钠浓度（mmol/L）	130~150	<130	>150
口渴	明显	不明显	极明显
皮肤弹性	稍差	极差	变化不明显
血压	下降	明显下降	正常或稍低
尿量	减少	明显减少	正常（休克时减少）
神志	萎靡	嗜睡或昏迷	烦躁或惊厥

②代谢性酸中毒：由于腹泻，丢失大量碱性物质；进食少及肠吸收不良，摄入热量不足，体内脂肪分解增加，产生大量酮体；脱水时血液浓缩，循环缓慢，组织灌注不足和缺氧，致乳酸堆积；脱水时肾血流量不足，尿量减少，体内酸性代谢产物潴留等。中、重度脱水患儿多有不同程度的代谢性酸中毒，脱水越重，酸中毒越重。根据二氧化碳结合力（CO_2CP）将酸中毒分为轻、中、重三度（表 6 - 3）。

表 6 - 3　代谢性酸中毒的分度

	轻度	中度	重度
CO_2CP（mmol/L）	18~13	13~9	<9
精神状态	正常	精神萎靡、烦躁不安	昏睡、昏迷
呼吸改变	呼吸稍快	呼吸深大	呼吸深快，节律不整，有烂苹果味
口唇颜色	正常	樱红	发绀

当 pH 值在 7.20 以下时，心率减慢，心输出量减少，导致血压偏低，心力衰竭，甚至出现室颤。新生儿及小婴儿因呼吸代偿功能较差，常可以仅有精神萎靡、拒乳、面色苍白等一般表现，而呼吸改变并不典型。

③低钾血症：由于腹泻、呕吐丢失大量钾盐；进食少，钾摄入不足；肾保钾功能比保钠功能差，在缺钾时尿中仍有一定量的钾继续排出，故腹泻患儿都有不同程度缺钾，尤其是久泻及营养不良的患儿。但在脱水未纠正前，由于血液浓缩，酸中毒时钾由细胞内向细胞外转移，以及尿少而致钾排出量减少等原因，血钾浓度可维持在正常范围内。当输入不含钾的溶液时，随着脱水的纠正，血液被稀释，尿排钾增多；酸中毒被纠正和输入的葡萄糖合成糖原（每合成 1g 糖原需钾 0.36mmol）等使钾由细胞外向细胞内转移，以及腹泻继续失钾等，使血钾水平迅速下降。

当血钾低于 3.5mmol/L 时出现神经、肌肉兴奋性降低，临床表现为精神萎靡，反应低下，躯干和四肢肌肉无力，腱反射减弱，腹胀、便秘，肠鸣音减弱甚至出现肠、膀胱麻痹，呼吸肌麻痹，腱反射消失。低钾对心脏功能亦有严重影响，出现心率增快，心肌收缩无力，心音低钝，甚至血压降低，心脏扩大，心律不齐，可危及生命。心电图示 T 波低平、双向或倒置，Q-T 间期延长，S-T 段下降，出现 U 波（>0.1mV），逐渐增高，在同一导联中 U 波 >T 波，心律失常等。

④低钙、低镁血症：见于久泻、营养不良或有活动性佝偻病的患儿，由于腹泻丢失钙、镁，进食少，吸收不良引起。但在脱水和酸中毒时，由于血液浓缩和离子钙增加，可不出现低钙症状；输液后血钙被稀释和酸中毒被纠正，血清钙降低，离子钙减少，易出现手足搐搦或惊厥。少数患儿可有低镁，表现为震颤、手足搐搦或惊厥，补钙无效时，应考虑低镁血症的可能。

3. 几种常见急性感染性肠炎的临床特点

（1）轮状病毒肠炎 好发于秋季，又称秋季腹泻，见于 6 个月 ~2 岁的婴幼儿。潜伏期 1~3 天，起病急，常伴有发热和上感症状，一般无明显感染中毒症状。病初即可发生呕吐，大便次数多，每日可几次至几十次，量多，黄色或淡黄色，呈水样或蛋花汤样，无腥臭味，常并发脱水、酸中毒和电解质紊乱。本病为自限性疾病，数日后呕吐渐停，腹泻减轻，不喂乳类的患儿恢复更快，3~8 天自行恢复。大便镜检偶有少量白细胞。

知识链接

轮状病毒疫苗

轮状病毒有很高的传染性，由轮状病毒引起的感染性腹泻是婴幼儿轮状病毒急诊和死亡（除呼吸道感染之外）的第二位病因，全世界因急性胃肠炎而住院的儿童中，有 50%~60% 是轮状病毒性腹泻。发展中国家则情况更加严重，儿童腹泻占整个病死率的 15%~34%。我国每年大约有 1000 万婴幼儿患轮状病毒感染性胃肠炎，占婴幼儿总人数的 1/4。因此，轮状病毒成为全世界科学家们研究的焦点，卫生状况的改善并不能有效地阻止轮状病毒的传播，目前世界上尚无治疗轮状病毒的特效药物。轮状病毒疫苗是预防轮状病毒感染性腹泻的最经济、最有效的手段，一年四季均可服用，2 个月 ~3 岁每年服用 1 次，服用 2 周后可产生抗体，获得有效免疫保护。

（2）大肠埃希菌肠炎 多发生在 5 月至 8 月气温较高季节，可在新生儿室、托儿所甚至病房内流行。营养不良、人工喂养或更换饮食时更易发病。①致病性大肠埃希菌肠炎和产毒性大肠埃希菌肠炎：大便呈蛋花汤样或水样，混有黏液，常伴呕吐，严重者可伴发热、脱水、电解质紊乱和酸中毒。②侵袭性大肠埃希菌肠炎：可排出痢疾样黏液脓血便，常伴恶心、呕吐、腹痛和里急后重，可出现严重的全身中毒症状甚至休克，大便镜检有大量白细胞和数量不等的红细胞。③出血性大肠埃希菌肠炎：开始为黄色水样便，后转血水便，有特殊臭味，伴腹痛，大便镜检有大量红细胞，一般无白细胞。④黏附－集聚性大肠埃希菌肠炎：多见于婴幼儿，表现为发热，腹泻大便为黄色稀水样。

（3）空肠弯曲菌肠炎　多发生于夏季，可散发或暴发流行，6个月~2岁婴幼儿多见，为人畜共患病，以侵袭性感染为主。发病急，症状与细菌性痢疾相似，恶心、呕吐、腹痛，可有发热、头痛，大便次数增多，排黏液便、脓血便，有腥臭味，大便镜检有大量白细胞及数量不等的红细胞。

（4）耶尔森菌小肠结肠炎　多发生于冬春季节，常累及婴儿和较大儿童，以粪－口途径传播为主，可散发或暴发流行；5岁以下患儿以急性水泻起病，可有黏液便、脓血便伴里急后重，大便镜检有红细胞、白细胞。5岁以上患儿除腹泻外，可伴有发热、头痛、呕吐和腹痛，需与阑尾炎鉴别。由产生肠毒素菌株引起者，可出现频繁水泻和脱水，严重病例可发生肠穿孔和腹膜炎。

（5）鼠伤寒沙门菌小肠结肠炎　夏季发病率高，多见于2岁以下婴幼儿，尤其是新生儿和1岁以内的婴儿，易在新生儿室流行。发病急，发热，腹泻，大便性状多样易变，为黄绿色或深绿色，水样、黏液样或脓血样，镜检有大量白细胞和数量不等的红细胞。

（6）抗生素诱发的肠炎　多发生在持续应用抗生素2~3周后，也有在用药数日内发病。病情与耐药菌株的不同及菌群失调的程度有关，婴幼儿病情多较重。①真菌性肠炎：多为白色念珠菌所致，大便稀黄，泡沫较多，带黏液，有时可见豆腐渣样细块（菌落），常伴有鹅口疮。大便镜检有真菌菌丝及孢子，真菌培养阳性。②金黄色葡萄球菌肠炎：由耐药性金黄色葡萄球菌引起，以腹泻为主要症状，伴有腹痛和中毒症状，甚至休克。典型大便为黄或暗绿色似海水样，量多带黏液，少数为血便，有腥臭味。大便镜检有大量脓细胞和成簇的革兰阳性球菌，培养有葡萄球菌生长，凝固酶阳性。③假膜性小肠结肠炎：梭状芽孢杆菌引起，主要表现为腹泻，呈黄或黄绿色水样便，可有假膜排出，少数大便带血。

4. 迁延性腹泻和慢性腹泻　病因复杂，感染、食物过敏、酶缺陷、免疫缺陷、药物因素、先天性畸形等均可引起，多与营养不良及急性腹泻未彻底治疗有关，以人工喂养儿和营养不良婴幼儿多见。表现为腹泻迁延不愈，病情反复，大便次数和性质不稳定，严重时可出现水、电解质紊乱，常伴有不同程度营养不良。营养不良与腹泻两者互为因果，最终引起免疫功能低下，继发感染，形成恶性循环。

【诊断和鉴别诊断】

根据发病季节、病史（包括喂养史和流行病学资料）、临床表现和大便性状，很容易做出诊断。同时应进一步做出病情诊断，判断有无脱水（程度和性质）、电解质紊乱和酸碱失衡。注意寻找病因，从临床诊断和治疗需要考虑，可根据大便常规有无白细胞将腹泻分为两组。

1. 大便无或偶有少量白细胞　为侵袭性细菌感染以外的病因，如病毒、非侵袭性细菌感染或喂养不当引起的腹泻。多为水泻，有时伴有脱水症状。应与下列疾病鉴别：

（1）**生理性腹泻**　多见于6个月以内婴儿，外观虚胖，常有湿疹，生后不久即可出现腹泻。除大便次数增多外无其他症状，食欲好，不影响生长发育，添加辅食后，大便逐渐转为正常。

（2）**导致小肠消化功能障碍的各种疾病**　如乳糖酶缺陷、葡萄糖－半乳糖吸收不良、过敏性腹泻等，可根据各自疾病特点加以鉴别。

（3）**饥饿性腹泻**　见于长期喂养不足的婴儿，大便次数频繁，粪质少，黏液多，绿色，碱性反应，无白细胞。经补充营养可治愈。

2. 大便有较多的白细胞　提示结肠和回肠末端有侵袭性炎症病变，常由各种侵袭性细菌感染所致，仅凭临床表现难以鉴别，应进行大便细菌培养。需与下列疾病鉴别：

（1）**细菌性痢疾**　常有流行病学史，起病急，全身症状重。大便次数多，量少，有脓血便伴里急后重，大便镜检有较多脓细胞、红细胞和吞噬细胞，大便细菌培养有痢疾杆菌生长。

（2）**坏死性小肠结肠炎**　中毒症状重，腹痛、腹胀、频繁呕吐，大便呈暗红色糊状，逐渐出现典型的赤豆汤样血水便，常伴有休克。腹平片可见小肠呈局限性扩张、充气、肠间隙增宽、肠壁积气等，直立位可有大小不等的液平面。

【治疗】

治疗原则为：调整饮食，加强护理，合理用药，预防和纠正脱水，预防并发症。

（一）急性腹泻的治疗

1. 饮食疗法　根据患儿病情，合理安排饮食，以减轻胃肠道负担，恢复消化功能。除严重呕吐者暂禁食（不禁水）4～6小时外，均应继续进食，暂停辅食。人工喂养者，可喂以等量米汤或稀释的牛奶。病毒性肠炎不宜用蔗糖，对可疑病例暂停乳类，改为豆制代乳品或发酵乳，以减轻腹泻，缩短病程。母乳喂养儿可减少哺乳次数或缩短哺乳时间，暂停喂不易消化的和脂肪类食物。恢复饮食时，应由少到多，由稀到稠，逐步过渡到正常饮食。

2. 纠正水、电解质紊乱及酸碱失衡　具体详见本章第四节。

3. 药物治疗

（1）**控制感染**

①水样腹泻患儿多为病毒及非侵袭性细菌所致，一般不用抗生素，应合理使用液体疗法，选用微生态制剂和黏膜保护剂。如伴有明显中毒症状，不能用脱水解释者，尤其是重症患儿、新生儿、小婴儿和免疫功能低下患儿应选用抗生素。

②黏液脓血便患儿多为侵袭性细菌感染，应根据临床特点，针对病原选用抗生素，再根据大便细菌培养和药敏试验结果进行调整。大肠埃希菌、空肠弯曲菌、耶尔森菌、鼠伤寒沙门菌所致感染常选用抗革兰阴性杆菌及大环内酯类抗生素。金黄色葡萄球菌肠炎、假膜性肠炎、真菌性肠炎应立即停用原来使用的抗生素，根据症状可选用万古霉素、新青霉素、利福平、甲硝唑或抗真菌药物治疗。婴幼儿选用氨基糖苷类抗生素时应

慎重。

（2）肠道微生态疗法　有助于恢复肠道正常菌群的生态平衡，抑制病原菌定植和侵袭，有利于控制腹泻。常用双歧杆菌、嗜酸乳杆菌、粪链球菌、需氧芽孢杆菌、蜡样芽孢杆菌制剂。

（3）肠黏膜保护剂　如蒙脱石粉，能吸附病原体和毒素，维持肠细胞的吸收和分泌功能；与肠道黏液糖蛋白相互作用，可增强其屏障功能，阻止病原微生物的攻击。

（4）避免用止泻剂　如洛哌丁胺，因为它有抑制胃肠动力的作用，增加细菌繁殖和毒素的吸收，对于感染性腹泻有时是很危险的。

（5）补充锌制剂　世界卫生组织/联合国儿童基金会建议，对于急性腹泻患儿，6个月以下婴儿应给予元素锌 10mg/d，>6 个月小儿应给予 20mg/d，疗程 10 ~ 14 天，有缩短病程的作用。

（二）迁延性和慢性腹泻的治疗

因迁延性和慢性腹泻常伴有营养不良和其他并发症，病情较为复杂，必须采取综合治疗措施。

1. 病因治疗　积极寻找引起疾病迁延不愈的原因，针对病因进行治疗。

2. 预防和治疗脱水，纠正电解质及酸碱平衡紊乱

3. 调整饮食，增加营养　母乳喂养儿继续母乳喂养，暂停辅食，待病情好转后逐渐恢复；6 个月以下的人工喂养儿，牛奶、羊奶均应加等量米汤或水稀释，间断给予酸奶或奶谷类混合物，每天为 6 次，以保证足够的热量；6 个月以上的人工喂养儿可用已习惯的平常饮食，选用稠粥、面条，并加些植物油、蔬菜泥、肉末或鱼末等，由少到多，以保证婴幼儿有足够的营养和其胃肠道的适应性，并可口服胃蛋白酶或胰酶等帮助消化。双糖不耐受患儿可食用不含双糖的食物，如豆浆、酸乳及去乳糖配方奶粉。蛋白质过敏的患儿应改用其他饮食，随着腹泻的减轻，消化功能好转，逐渐过渡到一般饮食。

4. 要素饮食及静脉营养　对口服营养物质不能耐受者，可辅以要素饮食或静脉营养。要素饮食含有氨基酸、葡萄糖、中链甘油三酯、多种维生素和微量元素，这种饮食不经胃肠消化，小肠即可全部吸收，是慢性腹泻患儿最理想的治疗饮食。如果要素饮食还不能耐受，可用全静脉高营养，推荐方案：脂肪乳剂每日 2 ~ 3g/kg，复方氨基酸每日 2 ~ 2.5g/kg，葡萄糖每日 12 ~ 15g/kg，电解质及多种微量元素适量，液体每日 120 ~ 150mL/kg，热量每日 50 ~ 90cal/kg。病情好转后改为口服。

5. 药物治疗　应用微生态制剂和肠黏膜保护剂。补充微量元素和维生素，如锌、铁、维生素 B_{12}、维生素 B_1 及维生素 C 等。只有对粪便中分离出特异性病原菌的患儿才考虑应用抗生素，并要根据药敏试验选用敏感抗生素，切勿滥用，以避免肠道菌群失调。

6. 积极治疗各种并发症

【预防】

1. 合理喂养，提倡母乳喂养。及时添加辅助食品，添加时要逐渐增加，适时断奶。人工喂养儿应根据具体情况选择合适的代乳品。

2. 养成良好的卫生习惯，饭前便后要洗手。注意乳品的保存和食物的新鲜、清洁，注意奶具、食具、便器、玩具的定期消毒。

3. 增强体质，有营养不良、佝偻病时及早治疗，适当增加户外活动，增强体质。注意天气变化，防止受凉或过热。

4. 避免长期滥用广谱抗生素。轮状病毒疫苗接种提供了预防轮状病毒肠炎的理想方法，口服疫苗已见报道，保护率在80%以上，但持久性尚待研究。

第四节 儿童体液平衡特点及液体疗法

一、儿童体液平衡的特点

体液是人体的重要组成部分，保持体液的生理平衡是维持生命的重要条件。体液动态平衡的维持依赖于神经、内分泌、肺和肾脏等系统和器官的正常调节。由于小儿这些系统的功能极易受疾病和外界环境的影响而失调，因此水、电解质和酸碱平衡紊乱在儿科临床中极为常见。

（一）体液的总量和分布

体液分布于血浆、间质及细胞内，前两者中的体液合称为细胞外液。细胞内液和血浆液量相对稳定，间质液量变化较大。年龄愈小，体液总量相对愈多，间质液量所占的比例也越大，而血浆和细胞内液量的比例则与成人相近（表6-4）。当小儿发生急性脱水时，由于细胞外液首先丢失，故脱水症状可在短期内立即出现。

表6-4 不同年龄儿童的体液分布（占体重的%）

年龄	体液总量	细胞内液	细胞外液	
			血浆	间质液
新生儿	78	35	6	37
1 岁	70	40	5	25
2~14 岁	65	40	5	20
成人	55~60	40~45	5	10~15

（二）体液的电解质组成

小儿体液电解质成分与成人相似，仅新生儿出生后数日内血中钾、氯、磷偏高，血中钠、钙和碳酸氢盐偏低。细胞外液的电解质以 Na^+、Cl^-、HCO_3^- 等离子为主，其中 Na^+ 占

90%以上，对维持细胞外液的渗透压起主要作用。细胞内液电解质以 K^+、Mg^{2+}、HPO_4^{2-} 和蛋白质为主，其中 K^+ 占78%，大部分处于离解状态，维持着细胞内液的渗透压。

（三）水代谢的特点

正常人体内水的出入量与体液保持动态平衡，水的摄入量大致等于排出量。每日所需水量与新陈代谢、摄入热量、食物性质、不显性失水、经肾脏排出溶质量、活动量及环境温度有关。由于儿童生长发育快，新陈代谢旺盛，摄入热量和蛋白质均较高，体表面积相对较大，呼吸频率快，活动量大，不显性失水相对多，故按体重计算，年龄愈小，每日需水量相对愈大（表6-5）。正常婴儿水的交换率为成人的3~4倍，每日体内外水的交换量约等于细胞外液的1/2，而成人仅为1/7，因此婴儿对缺水的耐受力差，容易发生脱水。

表6-5 不同年龄儿童每日需水量

年龄（岁）	<1	1~3	4~9	10~14
需水量（mL/kg）	120~160	100~140	70~110	50~90

（四）体液调节的特点

小儿时期肾功能发育尚不成熟，肾脏浓缩功能差，当摄入水量不足或失水量增加时易发生代谢产物潴留和高渗性脱水。由于肾小球滤过率低，水的排泄速度较慢，当摄入水量过多时易导致水肿和低钠血症。另外，小儿肾排钠、排酸、产氨能力差，容易发生高钠血症和酸中毒。

二、临床常用溶液

（一）非电解质溶液

常用的非电解质溶液为5%和10%葡萄糖溶液（GS液），前者为等渗溶液，后者为高渗溶液。葡萄糖输入体内后逐渐被氧化成水和二氧化碳，同时提供能量或转变为糖原储存，不能起到维持血浆渗透压的作用，因此5%、10%的葡萄糖溶液被视为无张力溶液，主要用于补充水分和提供部分热量。

（二）电解质溶液

电解质溶液用于补充所丢失的体液和所需的电解质，纠正体液的渗透压和酸碱平衡失调。

1. 生理盐水（0.9%氯化钠溶液，NS液） 含 Na^+ 和 Cl^- 各154mmol/L，与血浆离子渗透压近似，为等渗液，Na^+、Cl^- 的比例为1:1。而血浆中的 Na^+（142mmol/L）和 Cl^-（103mmol/L）之比为3:2，Cl^- 的含量相对较多，故大量或长期输入生理盐水可致血氯升高，造成高氯性酸中毒（尤其在肾功能不佳时）。因此，临床常用2份生理盐水和 1 份 1.4% 碳酸氢钠溶液（或 1.87% 乳酸钠溶液）混合，使 Na$^+$ 与 Cl$^-$ 之比为 3∶2，与血浆中 Na$^+$、Cl$^-$ 的比例相近。

2.5%、10% 葡萄糖氯化钠溶液（葡萄糖生理盐水）　是指每 100mL 生理盐水中含 5g 或 10g 的葡萄糖，该溶液的效用与生理盐水完全相同，并能补充热能。葡萄糖生理盐水也被视为等渗溶液，为 1 张力溶液。

3. 复方氯化钠溶液（林格溶液）　除含氯化钠外，尚有与血浆含量相同的钾离子和钙离子，为等渗液，其组成为 0.86% 氯化钠、0.03% 氯化钾、0.03% 氯化钙。其作用及缺点与生理盐水基本相同，但大量输注不会发生稀释性低血钾和低血钙。

4. 碱性溶液　主要用于纠正酸中毒。常用的有：

（1）**碳酸氢钠溶液**　可直接增加缓冲碱，纠正酸中毒的作用迅速。1.4% 碳酸氢钠溶液为等渗液。市售 5% 碳酸氢钠为高渗液，可用 5% 或 10% 葡萄糖液稀释 3.5 倍，即为等渗液。在抢救重度酸中毒时，可不稀释而直接静脉注射，但不宜多用，以免引起细胞外液高渗状态。

（2）**乳酸钠溶液**　需在有氧条件下，经肝代谢产生 HCO$_3^-$ 而起作用，显效较缓慢。1.87% 乳酸钠为等渗液，市售 11.2% 乳酸钠为高渗液，稀释 6 倍即为等渗液。在肝功能不全、缺氧、休克、新生儿期及乳酸潴留性酸中毒时不宜使用，因有增加乳酸堆积而加重酸中毒的危险。

5. 氯化钾溶液　用于纠正低钾血症。常用 10% 氯化钾溶液，静脉滴注应稀释成 0.2% ~ 0.3% 浓度（含钾离子 27 ~ 40mmol/L）。禁止静脉推注，以免发生心肌抑制、心脏骤停。

知识链接

液体配制的对角线图解法（交叉比例法）

具体方法如下：用 C_1 较浓溶液（如 50% GS）和 C_2 较稀溶液（如 10% GS）混合配成所需 C 浓度液体（如 15% GS）。

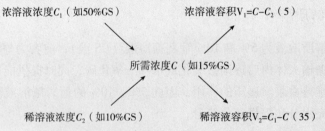

浓溶液浓度 C_1（如50%GS）　　　　浓溶液容积 $V_1 = C - C_2$（5）

所需浓度 C（如15%GS）

稀溶液浓度 C_2（如10%GS）　　　　稀溶液容积 $V_2 = C_1 - C$（35）

按上图计算出的容积取两种溶液混合可得所需浓度溶液，其总容积 = $V_1 + V_2$。即只要把浓溶液和稀溶液按 $V_1 : V_2$ 的比例混合，即可得到需要浓度的所需溶液量。

$$V_1 = 15 - 10 = 5 \qquad V_2 = 50 - 15 = 35$$

即：取 50% 的葡萄糖溶液 5mL 与 10% 的葡萄糖溶液 35mL 混合，得到 15% 葡萄糖溶液 40mL。按所得 V_1、V_2 毫升数的比例混合 50% 葡萄糖溶液和 10% 葡萄糖溶液，即得所需毫升数的 15% 葡萄糖溶液。

（三）混合溶液

为更加适合不同情况下液体疗法的需要，常将非电解质溶液与电解质溶液按不同比例配制成混合溶液应用，其目的是：①改变溶液的渗透压以适合于不同性质脱水的需要；②使 Na^+、Cl^- 比例接近 $3:2$；③增加电解质种类，尤其增加 HCO_3^-。

常用混合溶液的组成见表 6-6，几种常用混合溶液的简便配制方法见表 6-7。

表 6-6　常用混合溶液的组成

溶液种类	0.9%氯化钠或5%葡萄糖生理盐水（份）	5%或10%葡萄糖溶液（份）	1.4%碳酸氢钠或1.87%乳酸钠溶液（份）	溶液性质（张力）	临床用途
2:1溶液	2	—	1	等张	扩容，纠正重度脱水
2:3:1溶液	2	3	1	1/2张	纠正等渗性脱水
4:3:2溶液	4	3	2	2/3张	纠正低渗性脱水
2:6:1溶液	2	6	1	1/3张	纠正高渗性脱水
1:1溶液	1	1	—	1/2张	纠正等渗性脱水
1:2溶液	1	2	—	1/3张	纠正高渗性脱水
1:4溶液	1	4	—	1/5张	补充生理需要量

表 6-7　几种常用混合溶液的简便配制方法

溶液种类	溶液性质	加入溶液（mL）			
		5%或10%葡萄糖	10%氯化钠	5%碳酸氢钠（11.2%乳酸钠）	10%氯化钾
2:1液	等张	500	30	47（30）	—
1:1液	1/2张	500	20	—	—
1:4液	1/5液	500	10	—	—
2:3:1液	1/2张	500	15	24（15）	—
4:3:2液	2/3张	500	20	33（20）	—
维持液	1/5张	500	10	—	7.5

（四）口服补液盐（ORS）

ORS 是 WHO 推荐用于治疗急性腹泻合并脱水的一种口服溶液，其理论基础是基于小肠黏膜细胞的 Na^+ - 葡萄糖耦联转运吸收机制，目前有多种 ORS 配方。2002 年 WHO 推荐的低渗透压 ORS 配方（氯化钠 2.6g，枸橼酸钠 2.9g，氯化钾 1.5g，葡萄糖 13.5g，加温开水至 1000mL。总渗透压为 245mOsm/L，钾浓度为 0.15%）与传统配方比较同样有效，且更为安全。

三、婴幼儿腹泻的液体疗法

婴幼儿腹泻的液体补充包括累积损失量、继续丢失量和生理需要量三部分。补充液体的方法包括口服补液法和静脉补液法两种。

（一）口服补液

ORS 适用于轻、中度脱水而无明显呕吐、腹胀和周围循环障碍且能口服的急性腹泻患儿。

1. 补充累积损失量　轻度脱水 50～80mL/kg，中度脱水 80～100mL/kg，每 5～10 分钟一次，每次 10～20mL，于 4 小时内喂完。

2. 补充继续损失量　原则上是丢失多少补充多少，可根据排便次数和量而定，一般可按估计排便量的 1/2 喂给，鼓励患儿少量多次口服 ORS，并多饮水，防止高钠血症的发生。对于无脱水征的腹泻患儿，可将 ORS 加等量水或米汤稀释，每天 40～60mL/kg，少量频服，以预防脱水。

服用 ORS 期间应密切观察病情，如患儿出现眼睑水肿，应停止服用 ORS，改用白开水或母乳；在口服补液过程中，如呕吐频繁或腹泻、脱水加重，应改为静脉补液。

知识链接

ORS 的临床应用

1964 年，美军成功试用 ORS 治疗霍乱 2 例；1965～1969 年，科学家证实了标准 ORS 的有效性；1971 年，ORS 首次大范围临床应用；1975 年，WHO 和 UNICEF 推出 ORS 配方（氯化钠 1.75g，碳酸氢钠 1.25g，氯化钾 0.75g 和葡萄糖 11g），即 ORS Ⅰ，1978 年在全球推广使用；1985 年调整配方（氯化钠 1.75g，氯化钾 0.75g，枸橼酸钠 1.45g，无水葡萄糖 10g），即 ORS Ⅱ。经过长期的临床应用发现，ORS Ⅰ、ORS Ⅱ在纠正脱水方面有明显的效果，但在治疗腹泻和安全性方面存在明显的不足：有潜在的导致高钠血症的危险，不能减少粪便量和腹泻次数，其渗透压偏高可能导致渗透性腹泻。WHO 于 2002 年建议对 ORS Ⅰ、ORS Ⅱ按低渗原则进行研究调整，于 2006 年公布 ORS Ⅲ配方（氯化钠 1.3g，枸橼酸钠 1.45g，氯化钾 0.75g，无水葡萄糖 6.75g）。ORS Ⅲ的渗透压较 ORS Ⅰ、ORS Ⅱ有了较大的改变，由等渗状态改为低渗状态，能减少腹泻粪便量，减少呕吐的发生，缩短治疗疗程，降低高钠血症的发生率。ORS Ⅲ实现了补液与治疗腹泻的双重疗效。

ORS 的临床应用大大地降低了急性腹泻病死率，拯救了发展中国家数百万腹泻患儿的生命，是除重度脱水外的腹泻患儿首选和必选的药物。

（二）静脉补液

静脉补液适用于严重呕吐、腹泻伴中、重度脱水的患儿，主要用于快速纠正水、电解质平衡紊乱。在静脉补液的实施过程中要正确掌握"三定"（定量、定性、定速）、"三先"（先盐后糖、先浓后淡、先快后慢）及"三见"（见尿补钾、见惊补钙、见酸补碱）的原则。

1. 第一天补液

（1）补液的"三定""三先"和"三见"原则（表6-8）

表6-8　补液的"三定""三先"和"三见"

	定量（mL/kg/d）			定性（张力）			定速（小时）
	轻度脱水	中度脱水	重度脱水	等渗性脱水	低渗性脱水	高渗性脱水	前8~12小时内输完（约为总量的1/2）。伴有休克及重度脱水患儿，先改善循环（扩容），用2:1等渗含钠液，按20mL/kg（总量≤300mL）于前0.5~1小时内输完，剩余的累积损失量在8~12小时内补完，每小时8~10mL/kg
累积损失	50	50~100	100~120	1/2	2/3	1/3	
继续损失	10~30			1/2~1/3			后12~16小时内输完（约为余量的1/2，约每小时5mL/kg）
生理需要	60~80			1/3~1/5			
总量	90~120	120~150	150~180	24小时补液总量：学龄前儿童减少1/4，学龄儿童减少1/3。若临床上判断脱水性质有困难时，可按等渗性脱水补给			

低渗性脱水和重度脱水时，补液速度应快些；高渗性脱水的输液速度应适当减慢，以免引起脑细胞水肿。补充生理需要量时，加0.15%氯化钾。

知识链接

见尿补钾

腹泻患儿经补液后，有尿排出，若此时输液瓶中有100mL无钾液体，加入10%氯化钾（≤3mL）；若此时输液瓶中有200mL无钾液体，加入10%氯化钾2~6mL；若有250mL无钾液体，则加入10%氯化钾2.5~7.5mL。

（2）纠正酸中毒　因输入的混合溶液中已有一部分碱性溶液，输液后循环和肾脏功能改善，轻度酸中毒可随着补液而纠正。当pH<7.3时，结合血气分析，进行补碱。碳酸氢钠常作为首选药物来纠正酸中毒，其用量计算如下：

5%碳酸氢钠量（mL）=剩余碱（-BE）×0.5×体重（kg）

5%碳酸氢钠量（mL）=（22-测量得的CO_2CP）mmol/L×1×体重（kg）

一般稀释成1.4%的等渗碳酸氢钠溶液输入，并先给计算量的1/2，再根据病情变化、治疗后的反应及复查血气后调整剂量。严重酸中毒患儿可先用5%碳酸氢钠5mL/kg，可提高二氧化碳结合力约4.5mmol/L。纠正酸中毒后要注意补钾和补钙。

（3）纠正低血钾　有尿或补液前6小时内排过尿者应及时补钾。轻度低钾患儿可口服氯化钾每日200~300mg/kg；重度低钾血症需静脉补钾，全日总量一般为100~300mg/kg（即10%氯化钾1~3mL/kg）。输入时，稀释成0.2%~0.3%（新生儿0.15%）浓度，每日补钾总量的静脉输入时间为6~8小时，补钾的时间一般要持续

4~6天。静脉滴注含钾液体时，局部有刺激反应，尽量避免溶液外渗。

（4）纠正低血钙或低血镁　对于原有营养不良、佝偻病或腹泻较重的患儿，在补充液体后尿量较多时，应及时给予10%葡萄糖酸钙溶液5~10mL，加葡萄糖溶液稀释后，缓慢静脉推注（10分钟以上），以免出现低钙惊厥。低镁血症者可给予25%硫酸镁0.1mg/kg，深部肌内注射，每6小时一次，每日3~4次，症状缓解后停用。

（5）供给热能　静脉输入葡萄糖以维持基础代谢所需。正常情况下，机体每小时可代谢葡萄糖1g/kg，若输入葡萄糖速度过快及浓度过高，可使血浆中葡萄糖浓度上升，渗透压增高，故输入葡萄糖时浓度不宜过高（不超过15%），速度不宜过快（每小时不超过1g/kg）。必要时可应用部分或全静脉营养。

2. 入院第二天及以后的补液　经第一天补液后，脱水和电解质紊乱已基本纠正，第二天以后主要是补充生理需要量和继续损失量，继续补钾，供给热量。一般可改为口服补液，若腹泻仍频繁或口服量不足者，仍需静脉补充。补液量需根据吐泻和进食情况估算，一般继续损失量是丢多少补多少，用1/2~1/3张含钠液；生理需要量按每日60~80mL/kg，可用1/5张含钠液。这两部分总量每日100~120mL/kg，于12~24小时内均匀静滴，仍需注意继续补钾和纠正酸中毒。

 课堂互动

　　患儿男，10个月，体重8kg。诊断为婴幼儿腹泻（重型），中度等渗性脱水，中度酸中毒（[HCO_3^-] 12mmol/L）。

　　根据"三定"的原则制定第一天输液计划：

　　（1）所需液体总量及纠正酸中毒需5%碳酸氢钠溶液的量分别为多少？

　　（2）应选用何种混合溶液？

　　（3）按照"定速"的原则，前8小时及后16小时应输入的液体量分别为多少？

四、几种特殊情况的液体疗法

（一）新生儿液体疗法

新生儿体液总量多，约占体重的80%，细胞外液相对较多，心、肺功能差，肾发育未完全成熟，调节水、电解质和酸碱平衡的能力较差。补液时应注意控制液体总量，出生后2天内水的需要量较少，第3~5天为每天60~80mL/kg，1周时每天约100mL/kg，1周后每天120~150mL/kg。体温每升高1℃，不显性失水增加10mL/kg，光疗时的需水量每日增加14~20mL/kg，要适当增加液体入量。电解质含量应适当减少，生后第1天可不给电解质溶液，以后新生儿每天钠、钾、氯需要量各为1~3mmol/kg，补液以1/5张含钠液为宜。输液速度缓慢，除急需扩充血容量外，全日总量应在24小时内匀速滴注，以免引起心力衰竭。新生儿肝功能较差，酸中毒需选用碳酸氢钠。新生儿生后10天之内，由于红细胞破坏过多，一般不补钾，如有明显缺钾而需静脉补充时，应量少，速度慢，浓度不超过 0.15%，必须见尿补钾。新生儿易发生低钙血症、低镁血症，应及时予以补充。

（二）婴幼儿肺炎的液体疗法

重症肺炎患儿因发热、进食少、呼吸增快，失水较失钠多；因肺部炎症，肺循环阻力加大，心脏负担较重，常伴有呼吸性、代谢性酸中毒和心功能不全。补液总量不能过多，一般按生理需要量为每日 60～80mL/kg 补充；电解质浓度不能过高，以 1/5 张为宜；补液速度宜慢，一般控制在每小时 5mL/kg。对伴有呼吸性酸中毒者，以改善肺的通换气功能为主，尽量少用碱性溶液，随着通气、换气功能的改善，酸中毒将得到纠正。如肺炎合并腹泻伴脱水、电解质紊乱而必须静脉补液时，按小儿腹泻补液量来计算，输液总量和钠量要相应减少 1/3，速度宜慢。输液过程中，要注意变换患儿体位。有烦躁不安者，最好于输液前注射镇静剂使之安静，以减轻心脏负担及氧的消耗量。

（三）营养不良伴腹泻时的液体疗法

营养不良伴腹泻时，多为低渗性脱水，且脱水程度容易估计过重，故补液总量按现有体重计算后应减少 1/3，以 2/3 张溶液为宜，葡萄糖浓度以 15% 为佳。输液速度宜慢，以在 24 小时内匀速输完为妥，一般每小时为 3～5mL/kg。若有重度脱水伴有休克时，应先扩容，一般用 2：1 液 10～20mL/kg，在 30～60 分钟内输入，休克纠正后仍按平均速度缓慢滴入。扩充血容量后宜及时补钾，给钾时间约持续 1 周。同时早期补钙，尤其是合并佝偻病的患儿。缺镁时，应注意补镁。营养不良多有血糖、血浆蛋白偏低，故补液时应注意补充热量和蛋白质。

（四）急性感染的补液

急性感染常致高渗性脱水和代谢性酸中毒。补液量可按生理需要量每日 70～90mL/kg 给予补充，用 1/4 张～1/5 张含钠液，并供给一定热量，速度均匀滴入。休克患儿按休克治疗方法进行快速补液。

五、小儿静脉输液注意事项

1. 严格掌握输液速度，新生儿及伴心、肺疾病的患儿最好使用输液泵，以便更精确地控制 24 小时的输液速度。

2. 首次补钾应排尿后根据输液瓶中所剩液体的量进行补充，浓度应小于 0.3%，每日补钾的静脉滴入时间应为 6～8 小时，严禁直接静脉推注。静脉补钙应缓慢注射，不得少于 10 分钟，避免药液外渗。镁剂需深部肌内注射。

3. 静脉输液外渗的处置：①立即停止输液。②拔出穿刺针。③向患儿及家长做好解释工作，以取得患儿及家长的配合。④选择静脉（避开肿胀部位）重新注射。⑤局部处治：如为刺激性强的药物（化疗药物、10% 葡萄糖酸钙、甘露醇等），先用 0.5% 普鲁卡因或酚妥拉明局部封闭，再用 25%～50% 硫酸镁局部湿敷，并抬高患肢；如为刺激性不强的药物，对肿胀明显者，可抬高患肢，给予热敷，必要时用硫酸镁局部湿敷。⑥密切观察渗出局部皮肤肿胀及肤色变化，注意皮肤损伤的情况，必要时请会诊。

4. 观察脱水纠正情况：如补液方案合理，患儿一般于补液后 3 ~ 4 小时开始排尿（说明血容量已恢复）；补液后 8 ~ 12 小时口唇樱红、呼吸深大改善（说明酸中毒基本纠正）；补液后 12 ~ 24 小时皮肤弹性恢复，眼窝凹陷消失，口舌湿润，饮水正常，无口渴（表明脱水已被纠正）。如补液后眼睑水肿，可能是钠盐输入过多；补液后尿量多而脱水未纠正，可能是输入液体张力过低，应及时调整输液计划。

第五节　胃炎和消化性溃疡

一、胃炎

胃炎（gastritis）是指由各种物理性、化学性或生物性有害因子引起的胃黏膜或胃壁炎性病变。根据病程分急性和慢性两种，后者发病率高。

【病因和发病机制】

1. **急性胃炎**　多为继发性，是由严重感染、休克、颅内损伤、严重烧伤、呼吸衰竭和其他危重疾病所致的应激反应，又称急性胃黏膜损伤、急性应激性黏膜病变。误服毒性物质和腐蚀剂、摄入由细菌及其毒素污染的食物、服用对胃黏膜有损害的药物（如阿司匹林）、食物过敏、胃内异物、精神紧张和各种因素所致的变态反应等均能引起胃黏膜的急性炎症。

2. **慢性胃炎**　是有害因子长期反复作用于胃黏膜引起损伤的结果，儿童慢性胃炎中以非萎缩性（即浅表性）胃炎常见，占 90% ~ 95%，萎缩性胃炎和特殊类型胃炎少见。幽门螺杆菌（Hp）所致的胃内感染是胃炎的主要病因，胆汁反流、长期不良的饮食习惯、持续精神紧张及全身慢性疾病的影响等均与发病有关。

【临床表现】

1. **急性胃炎**　发病急骤，轻者仅有食欲不振、腹痛、恶心、呕吐，重者可出现呕血、黑便、脱水、电解质及酸碱平衡紊乱。有感染者常伴有发热和全身中毒症状。

2. **慢性胃炎**　以反复发作的无规律性腹痛为主要表现，疼痛常出现于进食过程中或餐后，多数位于上腹部或脐周，轻者为间歇性隐痛或钝痛，重者为剧烈绞痛。常伴有食欲不振、恶心、呕吐、腹胀，继而影响营养状况及生长发育。

【辅助检查】

胃镜检查是最可靠的诊断手段，可直接观察胃黏膜病变及其程度，可见黏膜广泛充血、水肿、糜烂、出血等。同时，可取病变部位组织进行幽门螺杆菌检测和病理学检查。

【诊断】

根据病史、临床表现、胃镜和病理学检查，基本能确诊。

【鉴定诊断】

急性发作的腹痛必须注意与外科急腹症，肝、胆、胰、肠等器质性疾病，腹型过敏性紫癜相鉴别。慢性反复发作的腹痛应与肠道寄生虫病、肠痉挛及功能性腹痛等疾病鉴别。

【治疗】

1. 急性胃炎 去除病因，积极治疗原发病，避免服用一切刺激性食物和药物，给予 H_2 受体拮抗剂和胃黏膜保护剂，及时纠正水、电解质平衡紊乱。有上消化道出血者应卧床休息，保持安静，监测生命体征及呕吐与黑便情况；有细菌感染者应用有效抗生素。

2. 慢性胃炎 积极治疗原发病，培养良好的生活规律和饮食习惯，可服用蒙脱石粉、硫糖铝、次碳酸铋等黏膜保护剂。胃酸增高者可用西咪替丁、雷尼替丁、法莫替丁等抑酸剂；消化不良者可加用胰酶片、多酶片等助消化药物；胆汁反流明显者可用吗叮啉、西沙必利等增强胃窦部蠕动，减少胆汁反流；腹痛明显者可用颠茄片、普鲁本辛或阿托品等解痉剂；胃黏膜活检发现幽门螺杆菌者应进行规范的抗 Hp 治疗（见消化性溃疡）。

二、消化性溃疡

消化性溃疡（peptic ulcer）是指胃和十二指肠的慢性溃疡，临床上以上腹部反复发作性、节律性疼痛为特征。各年龄小儿均可发病，以学龄儿童多见。婴幼儿多为急性、继发性溃疡，年长儿多为慢性、原发性溃疡，以十二指肠多见，男孩多于女孩，可有明显的家族史。

【病因和发病机制】

原发性消化性溃疡的病因与诸多因素有关，确切发病机制尚未完全阐明，目前认为溃疡的形成是对胃和十二指肠黏膜有损害作用的侵袭因子（如胃酸、胃蛋白酶、胆盐、药物、微生物及其他有害物质）与黏膜自身的防御因素（黏膜屏障、黏膜重碳酸盐屏障、黏膜血流量等）之间失去平衡的结果。一般认为，与酸增加有关的因素对十二指肠溃疡的意义较大，而组织防御减弱对胃溃疡有更重要的意义。

1. 胃酸和胃蛋白酶的侵袭力 胃酸和胃蛋白酶是对胃和十二指肠黏膜有侵袭作用的主要因素。十二指肠溃疡患者的基础胃酸、壁细胞数量及壁细胞对刺激物质的敏感性均高于正常人，且伴有胃酸分泌反馈抑制机制的缺陷，故酸度增高是形成溃疡的重要原因。正常小儿出生后 1~2 天胃酸分泌高，与成人相同，4~5 天时下降，以后又逐渐增高，故生后 2~3 天的新生儿也可发生原发性消化性溃疡。因胃酸分泌随年龄而增加，所以年长儿原发性消化性溃疡的发病率较婴幼儿为高。

2. 胃和十二指肠黏膜的防御功能受损 胃黏膜的防御功能包括黏膜血流、上皮细胞的再生、黏液分泌和黏膜屏障的完整性等，在各种攻击因子的作用下，黏膜血液循环及上皮细胞的分泌与更新受到影响，屏障功能受损，发生黏膜缺血、坏死，形成溃疡。

3. 幽门螺杆菌感染 Hp 感染在溃疡病发病机制中起重要作用，80% 以上的十二指肠溃疡和 50% 以上的胃溃疡存在 Hp 感染，被根除后，溃疡的复发率即下降。

4. 遗传因素 消化性溃疡的发生有遗传因素的证据。20% ~60% 的患儿有家族史，单卵双胎有 50% 发生溃疡的一致性。O 型血的人十二指肠溃疡发病率较其他血型的人高，2/3 的十二指肠溃疡患者有家族成员血清胃蛋白酶原升高。

5. 其他因素 精神创伤、中枢神经系统病变、外伤、手术后、饮食习惯不当（如暴饮暴食、食用过冷或油炸食品、服用对胃黏膜有刺激性的药物）等均可降低胃黏膜的防御能力，引起胃黏膜损伤。

继发性溃疡是由于全身疾病引起的胃、十二指肠黏膜局部损害，见于各种危重疾病所致的应激反应（见急性胃炎病因）。

【病理】

十二指肠溃疡好发于球部，偶位于球后部，多为单发，也可多发。胃溃疡多发生在胃窦、胃小弯。溃疡大小不等，深浅不一，呈圆形或不规则圆形，边缘光整，底部有灰白苔，周围黏膜充血、水肿。溃疡浅者累及黏膜肌层，深者达肌层甚至浆膜层，血管破溃时可引起出血，穿破浆膜层时引起穿孔。十二指肠球部因黏膜充血、水肿，或多次复发后纤维组织增生和收缩而导致球部变形。胃溃疡和十二指肠溃疡同时存在时称复合性溃疡。

【临床表现】

年龄越小，症状越不典型，不同年龄患儿的临床表现特点各不相同。

1. 新生儿和小婴儿 多为继发性溃疡，常见原发病有早产、窒息、败血症、低血糖、呼吸窘迫综合征和中枢神经系统疾病等。常急性起病，早期出现哭闹、拒食，很快发生呕血、黑便，重者多以消化道出血和肠穿孔就诊。

2. 幼儿期 胃和十二指肠溃疡发病率相等，常表现为进食后呕吐，间歇发作的脐周及上腹部疼痛，重者有烧灼感，夜间及清晨痛醒，可发生呕血、黑便甚至穿孔。

3. 学龄前及学龄期 以原发性十二指肠溃疡多见，以反复发作的脐周及上腹部胀痛为主要表现，有烧灼感，饥饿时或夜间多发，重者可出现呕血、便血、贫血。多数患儿以腹痛、消化道出血就诊。

【并发症】

消化性溃疡的并发症主要为出血、穿孔和幽门梗阻，常伴发缺铁性贫血，重症可出现失血性休克。溃疡穿孔时可并发腹膜炎。

【辅助检查】

1. 上消化道内镜检查 是诊断消化性溃疡的首选方法。内镜观察不仅能准确诊断溃疡，观察病灶大小、周围炎症的轻重、溃疡表面有无血管暴露，并可做黏膜活体组织的病理组织学和细菌学检查，还可以进行内镜下止血治疗。

2. 胃肠 X 线钡餐造影 直接征象为发现胃和十二指肠壁龛影，但检出率较成人低，不够敏感和特异。

3. 幽门螺杆菌检测 分为侵入性检测和非侵入性检测两大类。侵入性检测需通过胃镜检查取胃黏膜活体组织进行检测，包括：①快速尿素酶试验；②组织学检查；③Hp 培养。非侵入性检测包括：①^{13}C 尿素呼吸试验；②粪便 Hp 抗原检测；③血清学检测抗 Hp–IgG 抗体。

【诊断】

根据各年龄患儿的不同临床表现，对伴有粪便潜血试验阳性的患儿，应高度警惕消化性溃疡的可能性，及时进行内镜检查，尽早明确诊断。

【鉴别诊断】

以下症状应与其他疾病鉴别。

1. 腹痛 应与肠痉挛、蛔虫病、腹内脏器感染、结石、腹型过敏性紫癜等疾病鉴别。

2. 呕血 新生儿和小婴儿呕血可见于新生儿自然出血症、食管裂孔疝等，年长儿需与肝硬化致食管静脉曲张破裂及全身出血性疾病鉴别，有时还应与咯血相鉴别。

3. 便血 应与肠套叠、梅克尔憩室、息肉、腹型过敏性紫癜及血液病所致出血鉴别。

【治疗】

目的是缓解和消除症状，促进溃疡愈合，防止复发，并预防并发症。

1. 一般治疗 培养良好的生活习惯，饮食定时定量，避免过度疲劳及精神紧张，消除有害因素，如避免食用刺激性食物和药物。如有出血时，应卧床休息，积极监护治疗，防止发生失血性休克。

2. 药物治疗 原则为抑制胃酸分泌和中和胃酸，增强黏膜防御能力，抗幽门螺杆菌治疗。

（1）抑制胃酸治疗 ①H$_2$ 受体拮抗剂（H$_2$RI）：可直接抑制组胺，阻滞乙酰胆碱分泌，达到抑酸和加速溃疡愈合的目的。常用药物：西咪替丁，10~15mg/（kg·d），分 4 次于饭前 10~30 分钟口服，或每日分 1~2 次静脉滴注；雷尼替丁，3~5mg/（kg·d），每晚 1 次口服，或每日分 2~3 次静脉滴注，疗程 4~8 周；法莫替丁，0.9mg/（kg·d），睡前 1 次口服，或每日 1 次（严重者每 12 小时 1 次）静脉滴注，疗程 2~4 周。②质子泵抑制剂（PPI）：作用于胃黏膜壁细胞，阻抑 H^+ 从细胞浆内转移到胃腔而抑制胃酸分泌。常用奥美拉唑 $0.6~0.8mg/(kg \cdot d)$，清晨顿服，疗程 2~4 周。③中和胃酸的抗酸剂：起缓解症状和促进溃疡愈合的作用。常用碳酸钙、氢氧化铝、氢氧化镁等。

（2）胃黏膜保护治疗　①硫糖铝：常用剂量 $10~25mg/(kg \cdot d)$，分 4 次口服，疗程 4~8 周。②枸橼酸铋钾：$6~8mg/(kg \cdot d)$，分 3 次口服，疗程 4~6 周。本药有致神经系统不可逆损害和急性肾衰竭等副作用，长期大剂量应用时应谨慎，最好有血铋检测。③蒙脱石粉、麦滋林颗粒剂，有保护胃黏膜、促进溃疡愈合的作用。

（3）抗幽门螺杆菌治疗　临床常用的药物有：枸橼酸铋钾；阿莫西林，$50mg/(kg \cdot d)$；克拉霉素，$15~20mg/(kg \cdot d)$；甲硝唑，$20 mg/(kg \cdot d)$；呋喃唑酮，$5 mg/(kg \cdot d)$，分 3 次口服。目前多主张联合用药，以下方案可供参考：①以 PPI 为中心的"三联"药物方案：PPI + 上述抗生素中的 2 种，持续 1~2 周；②以铋剂为中心的"三联""四联"药物治疗方案：枸橼酸铋钾 4~6 周 +2 种抗生素（阿莫西林 4 周、克拉霉素 2 周、甲硝唑 2 周、呋喃唑酮 2 周）或同时 +H_2RI 4~8 周。

3. 外科治疗　消化性溃疡一般不需手术治疗，如出现下列情况应考虑手术：①急性穿孔；②难以控制的出血，失血量大，48 小时内失血量超过血容量的 30%；③瘢痕性幽门梗阻，经胃肠减压等保守治疗 72 小时仍无改善者。

第六节　先天性肥厚性幽门狭窄

先天性肥厚性幽门狭窄（congenital hypertrophic pyloric stenosis）是由于幽门环肌增生肥厚，使幽门管腔狭窄而引起的上消化道不完全梗阻，是新生儿常见的消化道畸形。发病者多为足月儿，男女发病率之比为 5:1。主要临床表现为喷射性呕吐、胃蠕动波及腹部肿块。

【病因和发病机制】

先天性肥厚性幽门狭窄的发病机制尚不十分清楚，可能与下列因素有关。

1. 遗传因素　本病为多基因遗传性疾病，系先天性幽门肌间神经丛神经节细胞发育不成熟或数量减少而引起幽门环肌持续性收缩，进而肥厚，导致不完全梗阻。父亲或母亲有本病病史者，其发病率可高达 7%；母亲有本病者的发病率较父亲有本病者高 4 倍。

2. 胃肠激素及其他生物活性物质紊乱　研究注意到，患儿幽门环肌中的脑啡肽、P 物质和血管活性肠肽有不同程度的减少，患儿血清胃泌素、前列腺素水平增高，使用外源性前列腺素 E 维持动脉导管开放时容易发生幽门狭窄，患儿幽门组织一氧化氮合酶减少等。

3. 先天性幽门肌层发育异常　在胚胎 4~6 周的幽门发育过程中，肌肉发育过度，致使幽门肌尤其是环肌肥厚而致梗阻。

【病理】

幽门肌全层增生肥厚，以环肌更明显。幽门明显增大呈橄榄形，颜色苍白，表面光滑，质地如硬橡皮。肿块随日龄逐渐增大。肥厚的肌层渐向胃壁移行，胃窦部界限不明显，十二指肠端界限清楚。肥厚肌层突然终止于十二指肠始端，其中央部恰似宫颈凸入阴道一样。幽门管腔狭窄导致食物潴留，胃扩张、胃壁增厚，胃黏膜充血、水肿，可有炎症和溃疡。

【临床表现】

1. 呕吐　为本病首发症状，一般在出生后 2~4 周出现，开始为溢乳，以后呕吐频繁，几乎每次喂奶后不到半小时即吐，自口鼻涌出，逐渐加重呈喷射性呕吐。吐出物为带凝块的奶汁，不含胆汁，少数病例因剧烈呕吐使胃黏膜毛细血管破裂，呕吐物呈咖啡色或带血。随着胃的逐渐扩张和弛缓，奶在胃内潴留量增加，呕吐次数可减少，但吐出量常明显增多。患儿食欲旺盛，呕吐后即饥饿欲食，吮奶急。

2. 胃蠕动波　为常见临床表现。蠕动波从左季肋下向右上腹部移动，到幽门即消失。喂奶时、呕吐前容易见到，轻拍上腹部常可引出。

3. 右上腹肿块　60%~80% 的病例在右上腹肋缘下与右侧腹直肌外缘处可触及一枣核至橄榄大小肿物，表面光滑，质硬如橡皮，稍能移动。此体征为本病所特有，具有诊断意义。

4. 其他　随着病情进展，呕吐加重，出现消瘦、脱水及电解质紊乱，患儿体重不增或下降，逐渐出现营养不良、脱水、低氯性碱中毒等；晚期脱水加重，组织缺氧，产生乳酸血症、低钾血症；肾功能损害时，可合并代谢性酸中毒。1%~2% 的患儿伴有黄疸，非结合胆红素增高，手术后数日即消失。

【辅助检查】

1. 腹部 B 超检查　为首选的无创伤检查。可看到幽门肥厚肌层为一环形低回声区，相应的黏膜层为高密度回声，并可测量肥厚肌层的厚度、幽门直径和幽门管长度，如果幽门肌厚度≥4mm、幽门管直径≥13mm、幽门管长度≥17mm，即可诊断为本病。

2. X 线钡餐检查　幽门管延长，向头侧弯曲，幽门胃窦呈鸟嘴状改变，管腔狭窄如线状，十二指肠球部压迹呈"蕈征""双肩征"等，为诊断本病特有的 X 线直接征象。间接征象有胃腔扩大、蠕动增强及胃排空时间延长。

【诊断】

根据典型的呕吐病史及右上腹部扪及肿块，确诊较易。疑似病例可行 X 线钡餐造影或腹部 B 超检查，确诊率均为 95% 左右。

【鉴别诊断】

本病应与喂养不当、幽门痉挛、胃食管反流、胃扭转、高位肠梗阻（如幽门前瓣膜、环状胰腺、肠旋转不良、肠梗阻型胎粪性腹膜炎）等鉴别。

【治疗】

确诊后应及早纠正营养状态，行幽门肌切开手术，手术方法简便，效果良好。

第七节　先天性巨结肠

先天性巨结肠（congenital megacolon）为较常见的先天畸形，临床主要表现为顽固性便秘和腹胀。

【病因和病理生理】

该病是多基因遗传和环境因素共同作用的结果。在胚胎6~12周结肠及直肠肠壁肌间神经丛发育期间，如有病毒感染、缺血、缺氧或遗传等因素，均可使神经发育停顿或神经节细胞变性，其远端肠壁中缺乏肌间和黏膜下神经丛中的神经节细胞，致使远端无神经节细胞的肠段经常处于痉挛状态，发生非器质性肠狭窄，粪便通过困难，近端肠管逐渐扩张、肥厚，形成巨结肠。80%~90%的病变肠段在直肠和乙状结肠。

【临床表现】

1. 顽固性便秘　患儿出生后24~48小时不排或仅排少量胎粪，以后每3~5天或更长时间才排便一次，甚至不能自行排便，必须用开塞露扩肛或灌肠。本病患儿易发生小肠结肠炎而出现腹泻，故便秘与腹泻交替出现是该病特点之一。

2. 腹胀　为本病最突出的体征，逐渐加重。典型患儿腹胀明显，腹壁皮肤紧张发亮，静脉怒张，脐突出，可见肠型和蠕动波，甚至压迫膈肌引起呼吸困难。

3. 呕吐、营养缺乏和肠穿孔　由于功能性肠梗阻，可出现呕吐，量不多，呕吐物含少量胆汁，严重者可见粪样液。加上长期腹胀、便秘使患儿食欲下降，营养物质吸收障碍，致发育迟缓、消瘦、贫血或有低蛋白血症伴水肿。肠穿孔多见于新生儿，常见部位为乙状结肠和盲肠。

4. 直肠指检　多数病例的粪便积存于乙状结肠内，直肠指检可发现壶腹内空虚。新生儿指检后可排出大量胎粪及气体，腹胀明显好转，对诊断颇有帮助。

【辅助检查】

1. X线检查　一般可确定诊断。①腹部立位平片：多显示低位结肠梗阻；②钡剂灌肠检查：可显示典型狭窄肠段和扩张肠段，排钡功能差，24小时后仍有钡剂存留。合并肠炎时扩张肠段肠襞呈锯齿状。

2. 直肠肛管测压　当直肠受膨胀刺激时，正常人肛门外括约肌收缩，压力升高，内括约肌弛缓，肛管压力下降，称直肠肛管反射。本病患儿肛门外括约肌收缩，内括约肌无变化或有明显收缩，肛管压力不变或升高。2周内的新生儿可出现假阴性，故不适用。

3. 直肠黏膜活检　以 HE 染色判断神经节细胞的有无，以组化法测定患儿痉挛段肠管乙酰胆碱含量和胆碱酯酶活性。本病患儿以上两者均较正常儿高出 5~6 倍，新生儿诊断率较低。

4. 直肠肌层活检　用于不能确诊的病例，可见肌间神经丛无神经节细胞及无髓鞘的神经纤维增殖。

5. 肌电图检查　患儿直肠和乙状结肠远端的肌电图波形低矮，频率低，不规则，波峰消失。

【诊断】

凡新生儿胎粪排出延迟或不排胎粪，伴有腹胀、呕吐，应考虑本病。婴幼儿有长期便秘史和腹胀等体征者即应进行特殊检查。

【鉴别诊断】

本病需与下列疾病鉴别：

1. 单纯性胎粪便秘　由于胎粪浓缩稠厚，可出现一过性低位肠梗阻症状，经盐水灌肠排出胎粪后即可正常排便，不再复发。

2. 先天性肠闭锁　新生儿回肠或结肠闭锁，表现为低位肠梗阻症状。腹部直立 X 线片可见多个大液平面，下腹部无气体。钡灌肠见结肠细小。

3. 新生儿坏死性小肠结肠炎　与先天性巨结肠伴小肠结肠炎很难鉴别。新生儿坏死性小肠结肠炎多为早产儿，围生期多有窒息、缺氧、感染、休克的病史，且有便血。X 线平片示肠壁有气囊肿和（或）静脉积气。

4. 特发性巨结肠　与排便训练不当有关，特点是患儿直肠、结肠有正常的神经节细胞。无新生儿期便秘史，2~3 岁出现症状，表现为间歇性便秘，逐渐加重，多有肛门污便现象。直肠指检除直肠扩张积便外，一般触不到痉挛段，直肠肛管测压和直肠活检正常。

5. 继发性巨结肠　先天性肛门直肠畸形术后、肛门直肠外伤后瘢痕挛缩或直肠外肿瘤压迫等，使排便不畅，粪便滞留，结肠继发性扩张。根据病史和临床检查不难鉴别。

6. 功能性便秘　是一种原因不明的慢性便秘，分为慢传输型、出口梗阻型及混合型。表现为排便次数少、排便费力、粪质较硬或呈球状、排便不尽感，有时需借助人工方式（手抠）来协助排便。诊断需排除器质性疾病。

【治疗】

1. 手术治疗　一旦确诊，应尽早手术，最好做根治术，一般认为体重在 3kg 以上，全身情况良好即可行根治术。若条件不成熟，可先做结肠造瘘术，择期再行根治术。

2. 内科治疗　适用于轻症、诊断未完全确定、并发感染或全身情况较差者。①维持营养及水、电解质平衡。②温生理盐水反复洗肠：每次 50～100mL，使粪便、气体排出，可每日或隔日一次。也可用开塞露。忌用肥皂水或清水灌肠，以防发生水中毒。

目 标 检 测

思考题

1. 如何对鹅口疮、疱疹性口腔炎患儿进行正确的诊治？
2. 简述婴幼儿腹泻的临床表现、诊断及治疗。
3. 如何对脱水患儿进行静脉补液？
4. 简述胃炎、消化性溃疡的临床表现和治疗。
5. 简述先天性肥厚性幽门狭窄、先天性巨结肠的临床表现和治疗。

第七章 呼吸系统疾病

【学习目标】

1. 掌握：急性上呼吸道感染、肺炎的临床表现、诊断及治疗，支气管哮喘的诊断标准及治疗原则。

2. 熟悉：儿童呼吸系统的解剖、生理、免疫特点，急性上呼吸道感染、肺炎的病因。

3. 了解：肺炎的发病机制，几种不同类型肺炎的临床特点。

4. 学会：运用所学知识正确防治儿童常见呼吸系统疾病。

第一节 儿童呼吸系统解剖生理特点

小儿时期易患呼吸系统疾病与儿童呼吸系统的解剖、生理、免疫特点密切相关。临床上常以环状软骨下缘为界，将呼吸系统分为上、下呼吸道。上呼吸道包括鼻、鼻窦、咽、咽鼓管、会厌及喉，下呼吸道包括气管、支气管、毛细支气管、呼吸性毛细支气管、肺泡管及肺泡。

一、解剖特点

（一）上呼吸道

1. 鼻和鼻窦 婴幼儿鼻腔相对短小，鼻道狭窄，并无鼻毛。鼻黏膜柔嫩且富于血管，感染时鼻黏膜充血、肿胀，常使鼻腔更加狭窄，甚至闭塞，故易发生呼吸与吸吮困难。由于鼻腔黏膜与鼻窦黏膜相连续，且鼻窦口相对较大，故急性鼻炎时易致鼻窦炎，学龄前儿童鼻窦炎并不少见，其中以上颌窦及筛窦最易感染。婴幼儿鼻窦尚未完全发育，故很少发生鼻窦炎。婴幼儿鼻泪管较短，开口于眼内眦，瓣膜发育不全，故小儿上呼吸道感染时易引起结膜炎。

2. 咽部 咽部狭窄而垂直，咽扁桃体在出生后6个月内已发育，腭扁桃体在1岁末逐渐增大，4~10岁发育达到高峰，14~15岁逐渐退化，故扁桃体炎常见于年长儿，婴幼儿少见。婴幼儿咽鼓管较宽，短而直，呈水平位，故鼻咽炎时易导致中耳炎。咽部富有淋巴组织，咽后壁淋巴组织感染时，可发生咽后壁脓肿。

3. 喉　小儿喉腔较窄，呈漏斗状，软骨柔软，黏膜柔嫩而富于血管及淋巴组织，轻微的炎症即可引起喉头水肿、狭窄，甚至闭塞，故临床易出现声音嘶哑和吸气性呼吸困难。

（二）下呼吸道

1. 气管、支气管　婴幼儿的气管、支气管管腔相对较成人狭窄，软骨柔软，缺乏弹力组织，黏膜柔嫩，血管丰富，纤毛运动差，不能很好地排出微生物及黏液，故易引起感染，使呼吸道发生狭窄和阻塞。左主支气管细长，而右主支气管短粗，为气管的直接延伸，故异物易坠入右主支气管，引起右侧肺段不张或肺气肿，毛细支气管平滑肌在出生 5 个月内薄而少，3 岁后逐渐发育明显，故婴儿呼吸道梗阻是由于黏膜肿胀和分泌物堵塞所致。

2. 肺　小儿的肺弹力组织发育较差，血管丰富，间质发育旺盛，肺泡数量较少且面积小，导致肺脏的含血量大于含气量，易发生感染而引起间质性炎症、肺不张或肺气肿等。

3. 肺门　肺门由支气管、血管和数组淋巴结组成。肺门淋巴结与肺脏其他部位的淋巴结相互联系，因此肺部各种炎症均可引起肺门淋巴结反应。

4. 胸廓与纵隔　婴幼儿胸廓短小呈桶状，肋骨呈水平位，膈肌位置较高，胸腔狭小而肺脏相对较大；加以呼吸肌不发达，呼吸时胸廓活动受限，不能充分进行气体交换，当呼吸困难时，不能加深呼吸，只能增加呼吸频率，易出现呼吸急促。小儿胸膜较薄，纵隔较成人相对为大，吸气时肺的扩张受到限制，纵隔周围组织柔软而疏松，当胸腔积液或气胸时易导致纵隔移位。

二、生理特点

（一）呼吸频率与节律

小儿肺容量和潮气量相对比成人小，潮气量绝对值亦小于成人。而所需要的氧气和代谢水平接近成人，因而只能以增加呼吸频率来进行代偿，故年龄越小，呼吸频率越快。小儿呼吸中枢发育不完善，容易出现呼吸节律不齐、深浅呼吸交替、间歇性呼吸、呼吸暂停等，尤以早产儿、新生儿最为明显（表 7 – 1）。

表 7 – 1　不同年龄段小儿呼吸次数平均值

年龄	每分钟呼吸平均次数	呼吸：脉搏
新生儿	40 ~ 50	1 : 3
1 岁以内	30 ~ 40	1 :（3 ~ 4）
1 ~ 3 岁	25 ~ 30	1 :（3 ~ 4）
4 ~ 7 岁	20 ~ 25	1 : 4
8 ~ 14 岁	18 ~ 20	1 : 4

（二）呼吸类型

婴幼儿呼吸肌发育不全，呼吸时胸廓活动范围小而膈肌的上下移动明显，呈腹式呼吸；随着年龄增长，呼吸肌逐渐发育成熟，站立行走后，膈肌和腹腔脏器逐渐下降，肋骨由水平位变为斜位，逐渐转化为胸腹式呼吸。

（三）呼吸功能特点

1. 肺活量 指一次深吸气后的最大呼气量，小儿为 50～70mL/kg。它受呼吸肌强弱、肺组织与气道通畅程度及胸廓弹性的影响，也与身高、性别、年龄等因素有关。安静状态下，年长儿仅用肺活量的 12.5% 进行呼吸，而婴幼儿则需用 30% 左右，说明婴幼儿的呼吸储备量较小。

2. 潮气量 指安静呼吸时每次吸入或呼出的气量。小儿为 6～10mL/kg，年龄越小，潮气量越小。

3. 气道阻力 气道阻力的大小取决于管腔大小和气体流速等。管道气流阻力与管腔半径的 4 次方成反比。小儿气道阻力大于成人，气管管腔随发育而增大，阻力随年龄增长而递减。婴幼儿肺炎时，气道管腔黏膜肿胀、分泌物增加、支气管痉挛等易使管径更为狭窄，气道阻力增大，此乃小儿肺炎易发生呼吸衰竭的原因之一。

4. 血液气体分析 又称血气分析，是准确、可靠的呼吸功能测定指标，主要包括动脉血氧饱和度（SaO_2）、动脉氧分压（PaO_2）、动脉二氧化碳分压（$PaCO_2$）和 pH 值等，可反映血氧饱和度水平和血液酸碱平衡状态，为诊断治疗提供客观依据。小儿血液气体分析正常值见（表 7-2）。

表 7-2 小儿血液气体分析正常值

项目	新生儿	～2 岁	>2 岁
pH 值	7.35～7.45	7.35～7.45	7.35～7.45
SaO_2（%）	90～97	95～97	96～98
PaO_2（kPa）	8～12	10.6～13.3	10.6～13.3
$PaCO_2$（kPa）	4～4.67	4～4.67	4.67～6.0
HCO_3^-（mmol/L）	20～22	20～22	22～24
BE（mmol/L）	-6～+2	-6～+2	-4～+2

三、免疫特点

小儿呼吸道的非特异性和特异性免疫功能均较差。小婴儿咳嗽反射不健全，气道平滑肌收缩功能差，纤毛运动亦差，难以有效地清除气道分泌物及吸入的尘埃和异物颗粒；同时 SIgA、IgA 和 IgG 含量均低，肺泡巨噬细胞功能不足，乳铁蛋白、溶菌酶、干扰素、补体等数量及活性不足，故易患呼吸道感染。

第二节 急性上呼吸道感染

急性上呼吸道感染（acute upper respiratory infection，AURI）是由多种病原体引起的上呼吸道急性炎症，简称上感，俗称"感冒"，是小儿最常见的疾病。一年四季均可发病，以冬、春季及气候变化时多见。病原体主要侵犯鼻、咽、扁桃体及喉部而引起炎症。若炎症局限在某一部位，即按该部炎症命名，如急性鼻炎、急性咽炎、急性扁桃体炎、急性喉炎等。

【病因】

急性上呼吸道感染以病毒感染为主，可占原发性上呼吸道感染的90%以上，主要有呼吸道合胞病毒、流感病毒、副流感病毒、腺病毒、鼻病毒、柯萨奇病毒、埃可病毒、冠状病毒、单纯疱疹病毒、EB病毒等。细菌感染较少见，多在病毒感染的基础上继发细菌感染，常见致病菌有A组溶血性链球菌、肺炎球菌、流感嗜血杆菌、葡萄球菌等。亦可见肺炎支原体所致的上感。

婴幼儿时期，由于上呼吸道的解剖生理特点及免疫特点易患本病。营养不良、佝偻病、贫血等疾病，以及护理不当、气候改变和不良环境因素等，均可诱发本病，易致反复呼吸道感染或使病程迁延。

【临床表现】

本病症状轻重不一，与年龄、病原体及机体抵抗力有关。年长儿症状较轻，而婴幼儿症状较重。

1. **轻症**　主要为鼻部症状，如流清鼻涕、鼻塞、打喷嚏，也可有流泪、微咳或咽部不适。患儿多于3～4日内自然痊愈。如感染波及鼻咽及咽部，常有发热、咽痛、扁桃体炎及咽后壁淋巴组织充血和增生，有时颈部淋巴结可肿大。发热可持续2～3日至1周左右。部分患儿可有消化道症状，如食欲下降、呕吐、腹泻、腹痛等。

2. **重症**　起病时即有高热，体温可达39℃～40℃或更高，高热初期可发生惊厥。患儿表现为全身乏力、食欲不振、睡眠不安等，流大量鼻涕，咳嗽频繁。部分患儿发病早期出现脐周阵发性疼痛，此与发热所致反射性肠蠕动增强、蛔虫骚动或肠系膜淋巴结炎有关，应注意与急腹症鉴别。

查体可见咽部充血，扁桃体肿大，颌下淋巴结肿大伴触痛。肺部听诊呼吸音正常或粗糙。肠病毒感染者可见不同形态的皮疹。

3. **两种特殊类型的上感**

（1）**疱疹性咽峡炎**　由柯萨奇A组病毒引起，多发于夏秋季节。表现为骤起高热，咽痛，咽部充血，腭咽弓、悬雍垂、软腭或扁桃体上有散在的2～4mm大小的疱疹，周围有红晕，疱疹破后形成小溃疡。病程为1周左右。

（2）**咽–结膜热**　由腺病毒3、7、11型引起，常发生于春夏季，可在集体儿童机构中流行。以发热、咽炎和结膜炎为特点，多呈高热、咽痛、眼部刺痛、结膜炎、颈部或耳后淋巴结肿大，有时伴有胃肠道症状。病程 1~2 周。

【并发症】

婴幼儿上感可波及邻近器官，引起中耳炎、鼻窦炎、咽后壁脓肿、颈部淋巴结炎；或炎症向下蔓延，引起气管炎、支气管炎、肺炎等。年长儿若患链球菌性上感可引起急性肾炎、风湿热等。

【辅助检查】

病毒感染者血白细胞计数偏低或在正常范围内，病毒分离、血清反应、免疫荧光、酶联免疫等方法有利于病毒病原体的早期诊断。细菌感染者血白细胞可增高，中性粒细胞增高，咽拭子培养可有病原菌生长；链球菌感染者，血中 ASO 滴度可增高。

【诊断和鉴别诊断】

根据临床表现不难诊断，但应和某些急性传染病的早期症状相区别，如流行性脑脊髓膜炎、麻疹、百日咳、脊髓灰质炎、伤寒等。若有明显的流行性，且一般症状如发热、头痛、四肢疼痛较重，而呼吸道局部症状较轻，应考虑是否为流感。婴幼儿若同时伴有呕吐、腹泻应与急性胃肠炎鉴别；年长儿若腹痛剧烈，要排除急性阑尾炎。

【治疗】

1. 治疗原则　急性上呼吸道感染具有一定自限性，症状较轻则不需药物治疗，症状明显影响日常生活则需服药。以对症治疗为主，并注意休息，适当补水，避免继发细菌感染。

2. 一般治疗　适当休息，多饮水，给予易消化饮食，注意呼吸道隔离，保持室内空气新鲜及适当的温度、湿度。

3. 病原治疗　常用抗病毒药物：① 利巴韦林（病毒唑）：具有广谱抗病毒作用，剂量为 10~15mg/（kg·d），每日 3 次，疗程为 3~5 日。② 双嘧达莫（潘生丁）：对 RNA 病毒及某些 DNA 病毒有抑制作用，3~5mg/（kg·d）。如果病情较重、有继发细菌感染或有并发症者可选用抗生素，常用青霉素、头孢菌素类及大环内酯类，疗程为 3~5 日。如证实为溶血性链球菌感染或既往有风湿热、肾炎病史者，青霉素疗程应为 10~14 日。

局部可用 1% 利巴韦林滴鼻液，每日 4 次；病毒性结膜炎可用 0.1% 阿昔洛韦滴眼，每 1~2 小时一次。

4. 对症治疗　高热可给予对乙酰氨基酚或布洛芬制剂口服，亦可用冷敷、温湿敷或醇浴降温。世界卫生组织主张，急性呼吸道感染引起发热的儿童不应使用阿司匹林。如发生热性惊厥，可给镇静、止惊等处理。鼻塞者可用 0.5% 麻黄素液在喂奶前滴鼻。咽痛者可含服咽喉片。

【预防】

加强锻炼，注重居室空气流通；提倡母乳喂养，防治佝偻病及营养不良；避免去人多拥挤的公共场所；加强个人卫生，留心气温骤变。

第三节 急性支气管炎

急性支气管炎（acute bronchitis）是支气管黏膜的急性炎症，多继发于上呼吸道感染，常与气管、毛细支气管同时受累，亦可为小儿急性传染病如麻疹、百日咳等的常见并发症。

【病因】

凡能引起上感的病原体都可引起支气管炎，包括各种病毒、细菌或肺炎支原体，或为混合感染。免疫功能失调、营养不良、佝偻病、过敏性体质、鼻炎、鼻窦炎等都是本病的诱发因素。

【临床表现】

发病可急可缓，大多先有上感症状，也可忽然出现频繁而较深的干咳，继之有痰。年长儿一般症状较轻，有时可述头痛、胸痛。婴幼儿全身症状较重，可有发热、精神不振、呕吐、腹泻等症状。咳嗽一般在 7～10 天缓解，部分患儿可迁延 2～3 周，病情反复或加重。肺部听诊呼吸音粗糙，可闻及不固定的散在的干啰音、痰鸣音或少量湿啰音，其特点是随体位变动和咳嗽而改变。

哮喘性支气管炎是婴幼儿时期有哮喘表现的一种特殊类型的支气管炎。其特点为：①多见于 3 岁以下，有湿疹或其他过敏史。②有类似哮喘症状与体征，如呼气性呼吸困难，肺部叩诊呈鼓音，听诊两肺满布哮鸣音及少量粗湿啰音。③有反复发作倾向，但一般随年龄增长而发作逐渐减少，直至痊愈，仅有少数于数年后发展为支气管哮喘。

【辅助检查】

1. X 线检查 胸片显示正常或有肺纹理增粗、肺门阴影增深。

2. 实验室检查 白细胞计数增高（细菌感染）或正常（病毒感染），中性粒细胞增高或正常。

【诊断和鉴别诊断】

根据临床表现诊断急性支气管炎并不困难，但需要与支气管肺炎（见本章第五节）及咳嗽变异性哮喘等疾病进行鉴别。

【治疗】

1. 一般治疗 同上呼吸道感染。应经常变换体位，多饮水，适当湿化室内空气，以利于排出呼吸道分泌物。

2. 控制感染 由于病原体多为病毒，一般不采用抗生素。对婴幼儿有发热、痰黄、白细胞增多、疑为细菌感染者可适当选用抗生素，如青霉素类或头孢类药物；对明确为肺炎支原体感染者，则首选红霉素、阿奇霉素等大环内酯类药物。

3. 对症治疗 一般不用镇咳剂或镇静剂，以免抑制咳嗽反射，影响黏痰咳出。常用化痰止咳药有复方甘草合剂、急支糖浆等，痰稠者可用10%氯化铵，每次0.1~0.2mL／kg，亦可口服沐舒坦、富露施或行超声雾化吸入。哮喘性支气管炎喘憋严重者可口服氨茶碱，每次2~4mg／kg，每6小时一次；亦可选用β_2受体激动剂如沙丁胺醇、特布他林等；喘息严重时可加用泼尼松，1mg/（kg·d），疗程为3~5天。

【预后】

多数预后较好；极少转为慢性支气管炎，常反复发作，原因不详。

第四节 肺 炎

 案例 7-1

患儿，男，11个月。因"咳嗽2天，加重伴气促1天"入院。患儿2天前无明显诱因出现咳嗽、流涕，无发热。昨日症状加重，伴气促、烦躁、哭闹，唇周及肢端发绀。查体：T 37.8℃，P 180次/分，R 60次/分，Wt 7.5kg。烦躁，唇周及肢端发绀，消瘦，咽红（＋＋），颈软，三凹征（＋），胸廓下端凹陷，心率185次/分，律齐，心音低钝，无杂音，双肺可闻多量喘鸣音及中小水泡音，呼气延长。肝右肋下3.5cm，质软，边略钝，脾未扪及。胸片示双肺纹理增粗，可见小斑片状阴影多处，轻度肺气肿。血常规：WBC 8.1×10^9/L，N% 0.63，RBC 3.45×10^{12}/L，HGB 86g/L，MCH 23.69g，MCV 79.2fl，MCHC 30.2g/L。

指出该患儿可能的诊断及诊断依据、治疗原则。

肺炎（pneumonia）是由不同病原体或其他因素所致的肺部炎症。其临床表现为发热、咳嗽、气促、呼吸困难及肺部固定中细湿啰音。肺炎是儿科常见病，尤多见于婴幼儿，是我国小儿死亡的第一位原因，已被列为我国儿科重点防治的四大疾病之一，所以加强本病的预防是十分重要的。

目前对肺炎尚无统一的分类方法，临床常用的分类方法有：

1. 病理分类 支气管肺炎、大叶性肺炎、间质性肺炎。婴幼儿以支气管肺炎多见。

2. 病因分类 病毒性肺炎、细菌性肺炎、肺炎支原体肺炎、衣原体肺炎、真菌性肺炎、原虫性肺炎、吸入性肺炎等。

3. 病程分类 急性肺炎，病程<1个月；迁延性肺炎，病程1~3个月；慢性肺炎，病程>3个月。

4. 病情分类 ①轻症肺炎：以呼吸系统症状为主，无全身中毒症状。②重症肺炎：除呼吸系统受累外，其他系统亦受累，且全身中毒症状明显，甚至危及生命。

5. 按临床表现典型与否分类 典型肺炎、非典型肺炎。

6. 按发生地点分类 ①社区获得性肺炎：无明显免疫抑制的患儿在院外或住院 48 小时内发生的肺炎。②院内获得性肺炎：住院 48 小时后发生的肺炎。

临床上如果病原体明确，则按病因分类，以便指导治疗，否则按病理或其他方法分类。本节重点介绍支气管肺炎。

一、支气管肺炎

支气管肺炎（bronchopneumonia）是小儿时期最常见的肺炎，好发于 3 岁以下婴幼儿，全年均可发病，以冬、春季多见。环境不良、营养障碍性疾病、先天性心脏病及免疫功能低下者，极易发生本病。

【病因】

常见的病原体为病毒和细菌。病毒主要为呼吸道合胞病毒、腺病毒、副流感病毒等，细菌主要为肺炎链球菌、流感嗜血杆菌、葡萄球菌等。近年来，肺炎支原体肺炎、衣原体肺炎也逐渐增多。部分患儿在病毒感染的基础上继发细菌感染，称为混合性感染。病原体常由呼吸道入侵，少数经血行入侵。

【病理生理】

肺炎的病理变化以肺组织充血、水肿、炎性细胞浸润为主。当炎症蔓延到支气管、细支气管和肺泡时，支气管黏膜水肿而使管腔变窄，肺泡壁因充血水肿而增厚，肺泡腔内充满炎性渗出物，影响了通气与换气功能，最终导致机体缺氧和二氧化碳潴留，加之炎症产物的吸收和病原体毒素作用，使各器官系统发生一系列病理生理变化。

1. 呼吸功能障碍 通气不足引起 PaO_2 降低（低氧血症）及 $PaCO_2$ 增高（高碳酸血症）；换气障碍则导致 PaO_2 和 SaO_2 降低，严重时出现发绀。为代偿缺氧，患儿呼吸和心率加快，以增加每分钟通气量；为增加呼吸深度，辅助呼吸肌亦参与活动，出现鼻翼扇动和三凹征。严重缺氧和二氧化碳潴留可致呼吸衰竭。

2. 循环系统功能障碍 病原体和毒素侵袭心肌，引起心肌炎；缺氧使肺小动脉反射性收缩，肺循环压力增高，形成肺动脉高压，使右心负担加重。肺动脉高压和中毒性心肌炎是诱发心衰的主要原因。重症患儿常出现循环障碍、休克甚至弥散性血管内凝血（DIC）。

3. 中枢神经系统损害 缺氧和二氧化碳潴留及病原体毒素可致脑毛细血管扩张，通透性增强，引起脑水肿而使颅内压增高，还可引起中毒性脑病，严重脑水肿使呼吸中枢受到抑制而发生中枢性呼吸衰竭。

4. 消化系统功能改变 低氧血症和病原体毒素作用使胃肠道功能发生紊乱，出现厌食、呕吐及腹泻症状，严重者可引起中毒性肠麻痹和消化道出血。

5. 水、电解质和酸碱平衡失调 肺炎患儿因为严重缺氧，体内需氧代谢障碍，酸性代谢产物增加，加上高热、吐泻、进食少，常有脱水和代谢性酸中毒；而二氧化碳潴留，H_2CO_2 增加，又可导致呼吸性酸中毒；重症肺炎常出现不同程度的混合性酸中毒。缺氧和二氧化碳潴留引起肾血管痉挛致水钠潴留，且重症肺炎缺氧时常有抗利尿激素分泌增加，同时缺氧致细胞膜通透性改变、钠泵功能失调，使钠离子进入细胞内，引起低钠血症。

【临床表现】

1. 轻症肺炎 仅以呼吸系统症状为主，大多数起病较急。

（1）症状 常见症状为发热、咳嗽、气促。

①发热：体温可达39℃～40℃，热型不定，多为不规则发热，亦可为弛张热或稽留热。新生儿、重度营养不良儿可不发热或体温不升。

②咳嗽：一般在早期为刺激性干咳，较频繁，极期咳嗽反而减轻，恢复期咳嗽有痰。新生儿、早产儿则表现为口吐白沫。

③气促：多于发热咳嗽之后发生，呼吸加快，每分钟可达40～80次，并有鼻翼扇动。重者呈点头状呼吸、三凹征、唇周发绀。

（2）肺部体征 早期可不明显或仅有呼吸音粗糙，以后可闻及固定的中、细湿啰音，以背部两肺下方及脊柱旁较多，于深吸气末更为明显。当病灶融合扩大时，可出现肺实变体征，如语颤增强、叩诊浊音、听诊闻及管状呼吸音。

2. 重症肺炎 除呼吸系统外，还可累及循环、神经和消化系统，并出现相应的临床表现。

（1）循环系统 常见心肌炎和急性心力衰竭。前者表现为面色苍白、心动过速、心音低钝、心律不齐，以及心电图异常。出现下列表现应考虑并发心力衰竭：①呼吸突然加快，>60次/分。②心率突然加快，>180次/分。③突然极度烦躁不安，明显发绀，面色发灰，指（趾）甲毛细血管充盈时间延长。④心音低钝，奔马律，颈静脉怒张。⑤肝脏在短期内迅速增大>2cm。⑥尿少或无尿，颜面、眼睑或双下肢水肿。具备前5项即可诊断为心力衰竭，但也要进行综合分析。目前有学者认为，肺炎患儿在病程中出现上述表现为肺炎本身的表现。

（2）神经系统 轻度缺氧表现为烦躁或嗜睡。脑水肿时出现意识障碍、惊厥、呼吸不规则、前囟隆起、球结膜充血水肿、脑膜刺激征、瞳孔对光反应迟钝或消失。

（3）消化系统 轻症常有食欲不振、吐泻、腹胀等；重症可引起中毒性肠麻痹，甚或麻痹性肠梗阻，腹胀严重时呼吸困难加重。消化道出血时有呕吐物呈咖啡色，大便潜血阳性或排柏油样便。

（4）DIC 可表现为血压下降，四肢凉，脉速而弱，皮肤、黏膜及胃肠道出血。

【并发症】

在肺炎治疗过程中，出现中毒症状或呼吸困难突然加重，体温持续不退或退而复升，均应考虑有并发症的可能。

1. 脓胸（empyema） 胸膜腔因化脓感染造成积脓称为脓胸。常为葡萄球菌引起，革兰阴性杆菌次之。表现为体温不降，呼吸困难加重；患侧呼吸受限，语颤减弱，叩诊浊音，听诊呼吸音减弱，其上方有时可听到支气管呼吸音。当积脓较多时，患侧肋间隙饱满，纵隔、气管移向健侧。

2. 脓气胸（pyopneumothorax） 肺脏边缘的脓肿破裂，与肺泡和小支气管相通，以致脓液与气体进入胸腔引起脓气胸。表现为突然病情加重，剧烈咳嗽、烦躁、发绀、呼吸困难，叩诊在胸腔积液的上方呈鼓音，下方为浊音，听诊呼吸音明显减弱或消失。若支气管胸腔瘘的裂口处形成活瓣，空气只进不出，则形成张力性气胸，将严重影响呼吸与心脏功能，可危及生命，须紧急抢救。

3. 肺大疱（pneumatocele） 细支气管管腔因炎症肿胀狭窄，渗出物黏稠，形成活瓣性阻塞，气体只进不出，导致肺泡扩大破裂而形成肺大疱。多由金黄色葡萄球菌感染引起，可单发，也可多发。体积小者无症状，体积大者可引起急性呼吸困难。

此外，还可并发肺脓肿、化脓性心包炎、败血症等。

【辅助检查】

1. 外周血检查

（1）血白细胞 细菌性肺炎的白细胞总数和中性粒细胞多增高，但幼儿、体弱儿及重症肺炎者的白细胞总数可正常或降低；病毒性肺炎白细胞总数正常或降低，分类以淋巴细胞为主，有时可见异型淋巴细胞。

（2）四唑氮蓝试验（NBT） 细菌性肺炎时，中性粒细胞吞噬活力增加，用四唑氮蓝染色时，NBT 阳性细胞增多。NBT 阳性细胞的正常值 <10%，如 >10% 即提示细菌感染，而病毒感染时 NBT 阳性细胞则不增加。

2. 病原学检查

（1）细菌培养 将深部痰液、气管吸出物和脓腔穿刺液等进行细菌培养，可明确病原菌，同时应做药敏试验，对治疗有指导作用。但本法需时较长，且在应用抗生素后的培养阳性率也较低。

（2）病毒分离和鉴别 于起病 7 日内取鼻咽或下呼吸道分泌物（限气管插管者）标本做病毒分离，阳性率较高，但需时亦长，不能做早期诊断。

（3）病原特异性抗原、抗体检测 目前，病毒病原学快速诊断技术已普遍开展。一类是直接测定标本的病毒抗原或病毒颗粒，简单快速，且在当日可得到结果供早期诊断。另一类是直接测定感染急性期出现的特异性 IgM、IgG 抗体以判断抗原。

（4）其他 ①冷凝集试验：可作为肺炎支原体感染的筛查试验，一般病后 1~2 周开始上升，滴度 >1∶32 为阳性，可持续数月，50%~70% 的肺炎支原体患儿可呈阳性。②鲎珠溶解物试验：有助于革兰阴性杆菌肺炎的诊断。

3. X 线检查 典型肺炎可见点絮状或小斑片状阴影，以双肺下野、中内带及心膈角居多，可伴肺不张或肺气肿。若并发脓胸，早期示患侧肋膈角变钝，积液较多时患侧呈一致密阴影，肋间隙增宽，纵隔、心脏向健侧移位。并发脓气胸时，患侧胸膜腔可见空气、液面。肺大疱时则见完整的壁薄、无液平面的大疱。

【诊断】

典型的支气管肺炎常有发热、咳嗽、气促、呼吸困难，肺部有固定的中细湿啰音，据此可做出诊断。确诊后应进一步判断病情轻重，有无并发症，并做病原学检查，以便指导治疗。

【鉴别诊断】

支气管肺炎在临床上常需与急性支气管炎、肺结核和支气管异物相鉴别。支气管异物可根据异物吸入史、突然出现呛咳等，并结合胸部 X 线检查鉴别，必要时可行支气管纤维镜检查术。

【治疗】

应采取综合措施，积极控制炎症，改善肺的通气功能，防止并发症。

1. 一般治疗

（1）护理　环境安静、整洁，空气新鲜、流通，室温以 18℃ ~20℃ 为宜，相对湿度 50% ~60% 。保持呼吸道通畅，及时清除上呼吸道分泌物，经常翻身叩背，变换体位，以利痰液排出。不同病原体肺炎患儿宜分室居住，以免交叉感染。

（2）营养　应供给易消化、富含营养的食物及适量水分，尽量不改变原有喂养方法，少量多餐。重症不能进食者，可给予静脉营养。

2. 病原治疗　按不同病原体选择药物

（1）抗生素　绝大多数重症肺炎是由细菌感染引起的，或在病毒感染的基础上合并细菌感染，故需采用抗生素治疗。使用原则：①根据病原菌选用敏感药物。②早期用药。③联合用药。④选用渗入下呼吸道浓度高的药。⑤足量、足疗程用药，重症宜静脉给药。

根据不同病原菌选择抗菌药物：①肺炎链球菌：首选青霉素，对青霉素过敏者可用大环内酯类药物，如红霉素等。②金黄色葡萄球菌：首选苯唑西林或氯唑西林，耐药者选用万古霉素或联用利福平。③流感嗜血杆菌：首选阿莫西林/克拉维酸、氨苄西林/舒巴坦。④大肠埃希菌：首选第三代头孢菌素，如头孢他啶等。⑤肺炎支原体、衣原体：首选大环内酯类药物，如红霉素、罗红霉素、阿奇霉素等。WHO 推荐 4 种一线抗生素，即复方新诺明、青霉素、氨苄西林和羟氨苄西林，其中青霉素是治疗肺炎的首选药。

用药时间：应持续至体温正常后 5 ~7 天，临床症状体征基本消失后 3 天。支原体肺炎至少用药 2 ~3 周，以免复发。葡萄球菌肺炎比较顽固，易于复发及产生并发症，疗程宜长，一般于体温正常后继续用药 2 周，总疗程 6 周。

（2）抗病毒治疗　目前尚无理想的抗病毒药物。用于临床的有：①利巴韦林 10mg/（kg·d），肌注或静脉滴注，亦可超声雾化吸入，可抑制多种 DNA 和 RNA 病毒。

②α-干扰素治疗病毒性肺炎有效,雾化吸入局部治疗比肌注疗效好,疗程 3~5 天。其他尚有聚肌胞、乳清液等。

3. 对症治疗

(1) 退热与镇静　高热时用物理降温或退热药。对烦躁不安或惊厥的患儿可给镇静剂,常用水合氯醛、地西泮或苯巴比妥钠。

(2) 氧疗　凡有低氧血症者,如出现呼吸困难、喘憋、口唇发绀等,应立即给氧。一般采用鼻前庭给氧,氧流量为 0.5~1L/min,氧浓度不超过 40%。小婴儿或缺氧明显者可用面罩或氧罩给氧,氧流量为 2~4L/min,氧浓度为 50%~60%。若出现呼吸衰竭,则应使用人工呼吸机,加压给氧。

(3) 保持呼吸道通畅　①及时清除鼻痂、鼻腔分泌物和吸痰,以保持呼吸道通畅。②支气管解痉剂:对喘憋严重者可选用氨茶碱或 β_2 受体激动剂。③雾化吸入以湿化气道,有利于痰液排出。

(4) 心力衰竭的治疗　除镇静、给氧外,要增强心肌收缩力,减慢心率,增加心搏出量;减轻体内水钠潴留,以减轻心脏负荷。常用快速洋地黄制剂、利尿剂和血管扩张剂(详见第十六章第三节)。

(5) 腹胀的治疗　可先用肛管排气法。伴低钾血症者,按常规补钾。如系中毒性肠麻痹,应禁食、胃肠减压,联用酚妥拉明 0.3~0.5mg/kg 溶于 10% 葡萄糖 20~30mL 缓慢静滴。

(6) 中毒性脑病的治疗　主要是纠正低氧血症,减轻脑水肿,包括改善通气、脱水疗法、扩血管、糖皮质激素、促进脑细胞康复等。可静脉注射甘露醇每次 0.25~1g/kg,每 4~8 小时一次,一般不超过 3 天。酚妥拉明每次 0.5~1.0mg/kg,新生儿每次不超过 3mg,婴幼儿每次不超过 10mg,快速静脉滴注,每 2~6 小时一次。惊厥发作时可选用地西泮静脉注射。必要时可使用地塞米松。其他亦可用利尿剂、冬眠药物和促进脑细胞康复的药物如能量合剂等。

(7) 急性呼吸衰竭的治疗　见第十五章第三节。

4. 糖皮质激素的应用　适应证:①中毒症状明显。②严重喘憋。③伴有脑水肿、中毒性脑病、感染性休克、呼吸衰竭等。④有胸膜炎或胸腔积脓者。常用地塞米松 0.1~0.3mg/(kg·d),疗程 3~5 日。

5. 并存疾病和并发症的治疗　对并存佝偻病、营养不良者,应给予相应治疗。对并发脓胸、脓气胸者,应及时抽脓、抽气。遇到下列情况宜考虑胸腔闭式引流:①年龄小,中毒症状重。②脓液黏稠,经反复穿刺抽脓不畅者。③张力性气胸。

6. 物理疗法　肺部理疗有促进炎症消散的作用,尤适于迁延性或慢性肺炎,每日 1 次,5 次为一疗程。亦可使用松节油(稀释为 1:8)敷胸或拔火罐等。

二、几种不同病原体所致肺炎的特点

(一)病毒性肺炎

1. 呼吸道合胞病毒肺炎(respiratory syncytial virus pneumonia)　由呼吸道合胞

病毒感染所致，是最常见的病毒性肺炎。多见于婴幼儿，尤以 1 岁以内婴儿多见。轻症患儿发热、呼吸困难等症状不重；中、重症患儿有较明显的呼吸困难、喘憋、口唇发绀、三凹征、鼻扇，体温高低不一，可为低、中度热和高热。双肺听诊可闻及多量哮鸣音、呼气性喘鸣及中、细湿啰音。胸部 X 线可见两肺小点片状、斑片状阴影，部分患儿有不同程度的肺气肿。外周血白细胞总数多正常或降低。

2. 腺病毒肺炎（adenovirus pneumonia） 为腺病毒所致，3、7 两型是引起腺病毒肺炎的主要病原体，11、21 型次之。主要病理改变为支气管和肺泡间质炎。本病多见于 6 个月 ~2 岁小儿，起病急，呈稽留高热，体温多在 39℃ 以上，重症可持续 2 ~3 周，全身中毒症状明显，萎靡嗜睡，面色苍白，咳嗽剧烈，可出现喘憋、呼吸困难、发绀等。肺部体征出现较晚，发热 4 ~5 日后开始出现湿啰音，以后病变融合而呈现肺实变体征。少数患儿可并发渗出性胸膜炎。X 线特点：①X 线改变早于肺部体征。②肺纹理多，肺气肿多，大病灶多，融合病灶多；圆形病灶少，肺大疱少，胸腔积液少。③病灶吸收缓慢，需数周至数月。

（二）细菌性肺炎

1. 葡萄球菌肺炎（staphylococcal pneumonia） 致病菌包括金黄色葡萄球菌和白色葡萄球菌，由呼吸道入侵或经血行播散入肺，多见于新生儿及婴幼儿。金黄色葡萄球菌能产生多种毒素与酶，肺部广泛出血、坏死和多发性小脓肿为金黄色葡萄球菌肺炎的病变特点。炎症易引起迁徙性化脓病灶。临床起病急、病情重、发展快；多呈弛张高热，婴儿可呈稽留热；中毒症状明显，面色苍白，咳嗽，呻吟，呼吸困难。肺部体征出现较早，双肺可闻及中、细湿啰音，并发脓胸、脓气胸时呼吸困难加剧，并出现相应体征。可合并循环、神经及胃肠功能障碍，部分患儿可出现猩红热样或荨麻疹样皮疹。胸部 X 线常见小片浸润阴影，可出现多发性肺脓肿、肺大疱、脓胸、脓气胸等，随病情变化呈现不同的胸部 X 线征象，胸片病灶阴影持续时间一般较长，2 个月左右阴影仍不能完全消失。多变性是金黄色葡萄球菌肺炎的另一个 X 线特征。外周血白细胞总数及中性粒细胞明显增高，常伴有核左移及中毒颗粒。

2. 革兰阴性杆菌肺炎（Gram – negative bacillary pneumonia，GNBP） 近年来，由于广泛使用广谱抗生素、免疫抑制剂及院内感染等因素，GNBP 有上升趋势。大多数是由具有荚膜的流感嗜血杆菌 B 型引起，也可见肺炎杆菌、大肠杆菌、绿脓杆菌的感染。可局限（节段性或大叶性肺炎），也可为弥散（支气管肺炎）分布。易并发于流感病毒或葡萄球菌感染的病人，多见于 4 岁以下小儿。起病较缓，病程为亚急性，病情较重，临床表现及 X 线所见均颇似肺炎球菌肺炎，但具有以下特点：①有痉挛性咳嗽，颇似百日咳，有时似毛细支气管炎；②全身症状重，中毒症状明显；③白细胞增高明显，有时伴淋巴细胞的相对或绝对升高；④X 线胸片表现多样化；⑤小婴儿多并发脓胸、心包炎、败血症、脑膜炎及化脓性关节炎；⑥易后遗支气管扩张症。

（三）其他微生物所致肺炎

1. 肺炎支原体肺炎（mycoplasmal pneumoniae pneumonia） 肺炎支原体（MP）

是介于细菌和病毒之间的一种微生物，含有 DNA 和 RNA，无细胞壁。本病占小儿肺炎的 20% 左右，在密集人群中可达 50%。常年均可发生，各年龄均可发病。病原体主要经呼吸道侵入，可经血行播散至全身各器官组织。临床常有发热，热型不定，热程短者 1~3 周，长者可达 1 个月左右；刺激性咳嗽为突出表现，有时酷似百日咳样咳嗽；年长儿可伴咽痛、胸闷、胸痛等症状；呼吸困难及肺部体征不明显，部分患儿肺部可闻及干湿啰音，病灶融合时有肺实变体征。肺部体征与剧烈咳嗽及发热等临床症状不一致，为本病特点之一。部分患儿可有心肌炎、溶血性贫血、血小板减少、脑膜炎、吉兰－巴雷综合征、肝炎、皮疹、肾炎等肺外表现。血清冷凝集素试验为 MP 感染的非特异性诊断方法。X 线改变可表现为间质性肺炎、支气管肺炎、大叶性肺炎、肺门肿块样改变、胸腔积液、肺不张等。体征轻而肺部 X 线改变明显是本病的又一特点。

2. 衣原体肺炎（chlamydial pneumonia）　　衣原体是一种介于病毒和细菌之间的微生物，寄生于细胞内，含有 DNA 和 RNA，有细胞膜。

沙眼衣原体是引起 6 个月内婴儿肺炎的重要病原体。本病的病理改变特征为间质性肺炎。患儿起病缓慢，一般不发热，只有轻度的呼吸道症状，如鼻塞、流涕，而后出现气促和频繁咳嗽，有的酷似百日咳样阵咳，但无回声。呼吸加快为典型症状，肺部可闻及湿啰音。半数患儿可伴结膜炎。胸部 X 线检查呈弥漫性间质性和过度充气改变，或有片状阴影，肺部体征和 X 线所见可持续一个多月方消失。

肺炎衣原体肺炎常见于 5 岁以上小儿，大多为轻型。起病隐匿，体温不高，1~2 周后上感症状逐渐消退，咳嗽逐渐加重，可持续长达 1~2 个月，两肺可闻及干湿啰音。X 线胸片显示单侧肺下叶浸润，少数呈广泛单侧或双侧肺浸润病灶。可伴随肺外表现，如红斑结节、甲状腺炎和吉兰－巴雷综合征等。

第五节　支气管哮喘

支气管哮喘（bronchial asthma）简称哮喘，是儿童期最常见的慢性呼吸道疾病，发病率近年呈上升趋势，以 1~6 岁小儿多见。哮喘是由嗜酸性粒细胞、肥大细胞、T 淋巴细胞、中性粒细胞及气道上皮细胞等多种细胞共同参与的气道慢性炎症性疾病，这种慢性炎症导致气道反应性增加，当接触物理、化学、生物等刺激因素时，发生广泛多变的可逆性气流受限。临床表现为反复发作性的喘息、呼吸困难、胸闷或咳嗽等症状，常在夜间和清晨发作或加剧，多数患儿经治疗可以缓解或自行缓解。儿童哮喘若不及时诊治，随着病程的延长，可引起气道不可逆性狭窄和气道重塑。因此，早期防治非常重要。

【发病机制】

哮喘的发病机制极为复杂，尚未完全清楚，与免疫、神经、精神、内分泌因素和遗传学背景密切相关。

1. 免疫因素　　气道慢性炎症被认为是哮喘的本质。

2. **神经、精神和内分泌因素**　哮喘患儿的 β 肾上腺素能受体功能低下和迷走神经张力亢进，或同时伴有肾上腺素能神经反应性增强，从而发生气道高反应性。某些患儿哮喘发作与情绪有关，其原因不明。多数患儿于青春期哮喘症状完全消失，在月经期、妊娠期和患甲状腺功能亢进时症状加重，这些均提示哮喘的发病可能与内分泌功能紊乱有关，但其具体机制不明。

3. **遗传学背景**　哮喘具有明显的遗传倾向，患儿及其家庭成员患过敏性疾病和有特异性体质的发生率明显高于正常人群。

【诱发因素】

1. **呼吸道感染**　以呼吸道合胞病毒、副流感病毒为著。
2. **吸入过敏原**　油烟、花粉、尘螨、油漆、化学气体等。
3. **食入过敏原**　鱼、虾、鸡蛋、牛奶、食品添加剂等。
4. **药物**　磺胺类药物、阿司匹林等。
5. **气温变化**　空气干燥、寒冷、大风等。
6. **其他**　精神过度兴奋、大哭大笑、剧烈运动等。

【病理生理】

哮喘死亡患儿的肺组织呈肺气肿，大、小气道内填满黏液栓。黏液栓由黏液、血清蛋白、炎症细胞和细胞碎片组成。显微镜显示支气管和毛细支气管上皮细胞脱落，管壁嗜酸性粒细胞和单核细胞浸润，血管扩张和微血管渗漏，基底膜增厚，平滑肌增生肥厚，杯状细胞和黏膜下腺体增生。

气流受阻是哮喘病理生理改变的核心，支气管痉挛、管壁炎症性肿胀、黏液栓形成和气道重塑均是造成患儿气流受阻的原因。

1. **支气管痉挛**　急性支气管痉挛为速发型哮喘反应，是 IgE 依赖型介质释放所致，包括肥大细胞释放组胺、前列腺素和白三烯等。

2. **管壁炎症性肿胀**　抗原对气道刺激后 6 ~ 24 小时内发生的气道直径减小，是微血管通透性和漏出物增加导致气道黏膜增厚和肿胀所致，伴随或不伴随平滑肌收缩，为即刻反应。

3. **黏液栓形成**　主要引起迟发型哮喘。黏液分泌增多，形成黏液栓。重症病例黏液栓广泛阻塞细小支气管，引起严重呼吸困难，甚至发生呼吸衰竭。

4. **气道重塑**　因慢性和反复的炎症损害，可以导致气道重塑，表现为气道壁增厚和基质沉积、胶原沉积，上皮下纤维化，平滑肌增生和肥大，肌成纤维细胞增殖及黏液腺杯状细胞化生及增生，上皮下网状层增厚，微血管生成。

气道高反应是哮喘的基本特征之一，指气道对多种刺激因素，如过敏原、理化因素、运动和药物等呈现高度敏感状态，在一定程度上反映了气道炎症的严重性。气道炎症通过气道上皮损伤、细胞因子和炎症介质的作用引起气道高反应。

【临床表现】

咳嗽和喘息、胸闷、呼吸困难为典型症状，常反复出现，以夜间和清晨为重。发作前可有流涕、打喷嚏和刺激性干咳，发作时呼吸困难，呼气相延长伴有喘鸣声。严重病例呈端坐呼吸，烦躁不安，大汗淋漓，面色青灰。

体格检查可见胸廓饱满、三凹征，双肺叩诊过清音，听诊呼吸音减弱，双肺满布哮鸣音。严重者气道广泛堵塞，哮鸣音反而消失，称"闭锁肺"，是哮喘最危险的体征。肺部粗湿啰音时现时隐，在剧烈咳嗽后或体位变化时可消失，提示湿啰音的产生是位于气管内的分泌物所致。在发作间歇期可无任何症状和体征，有些病例在用力时才可听到哮鸣音。此外，在体格检查时还应注意有无鼻炎、鼻窦炎和湿疹。

哮喘发作以夜间更为明显，一般可自行缓解或用平喘药物后缓解。若哮喘急剧严重发作，经合理应用常规缓解药物治疗后仍不能在 24 小时内缓解，称为哮喘持续状态。在合理应用常规缓解药物治疗后，仍有严重或进行呼吸困难者，称为哮喘危重状态。表现为哮喘急性发作，出现咳嗽、喘息、呼吸困难、大汗淋漓和烦躁不安，甚至表现出端坐呼吸、语言不连贯、严重发绀、意识障碍及心肺功能不全的征象。

【辅助检查】

1. 血常规检查 嗜酸性粒细胞增高。

2. 肺功能检查 主要用于 5 岁以上的患儿，可显示出换气流量和潮气量降低，残气容量增高。

3. X 线检查 急性期胸片正常或肺透亮度增高，肺纹理增强，可有肺气肿或肺不张。胸片还可排除肺部其他疾病，如肺炎、肺结核、气管支气管异物和先天性畸形等。

4. 过敏原测试 用多种吸入性过敏原或食物性过敏原提取液所做的过敏原皮肤试验是诊断变态反应的首要工具，可提示患者对该过敏原是否过敏。目前常用皮肤点刺试验法和皮内试验法。血清特异性 IgE 测定也很有价值，血清总 IgE 测定只能反映是否存在特异质。

5. 血气分析 PaO_2下降；病初 $PaCO_2$可降低，严重时 $PaCO_2$增高；pH 值下降。

【诊断】

1. 诊断标准

（1）儿童哮喘诊断标准 中华医学会儿科分会呼吸学组于 2008 年修订了我国《儿童支气管哮喘诊断与防治指南》。

①反复发作的喘息、咳嗽、气促、胸闷，多与接触过敏原、冷空气、物理或化学性刺激及呼吸道感染、运动等有关，常在夜间和（或）清晨发作或加剧。

②发作时双肺可闻及散在或弥漫性，以呼气相为主的哮鸣音，呼气相延长。

③上述症状和体征经抗哮喘治疗有效或自行缓解。

④除外其他疾病所引起的喘息、气促、胸闷或咳嗽。

⑤临床表现不典型者（如无明显喘息或哮鸣音），应至少具备以下 1 项：a. 支气管激发试验或运动激发试验阳性。b. 证实存在可逆性气流受限：支气管舒张试验阳性[吸入速效 β_2 受体激动剂后 15 分钟，第一秒用力呼吸量（FEV_1）增加≥12%]或抗哮喘治疗有效（使用支气管舒张剂和口服或吸入糖皮质激素治疗 1~2 周后，FEV_1 增加≥12%）。c. 最大呼吸流量（PEF）每日变异率（连续监测 1~2 周）≥20%。

符合①~④条或④、⑤条者，可以诊断为哮喘。

（2）咳嗽变异性哮喘诊断标准　咳嗽变异性哮喘（CVA）是儿童慢性咳嗽最常见的原因之一，以咳嗽为惟一或主要表现，不伴有明显喘息。其诊断依据如下：

①咳嗽持续 >4 周，常在夜间和（或）清晨发作或加重，以干咳为主。

②临床上无感染征象，或经较长时间抗生素治疗无效。

③抗哮喘药物诊断性治疗有效。

④排除其他原因引起的慢性咳嗽。

⑤支气管激发试验阳性和（或）PEF 每日变异率（连续监测 1~2 周）≥20%。

⑥个人或一、二级亲属有特应性疾病史，或变应原检测阳性。

以上①~④项为诊断基本条件。

知识链接

哮喘预测指数

哮喘预测指数能有效地用于预测 3 岁以下喘息儿童发展为持续性哮喘的危险性，具体为：在过去 1 年喘息≥4 次，具有 1 项主要危险因素或 2 项次要危险因素。主要危险因素包括：①父母有哮喘病史；②经医生诊断为特应性皮炎；③有吸入变应原致敏的依据。次要危险因素包括：①有食物变应原致敏的依据；②外周血嗜酸性粒细胞≥4%；⑤与感冒无关的喘息。如哮喘预测指数阳性，建议按哮喘规范治疗。

---

2. 临床分期　哮喘可分急性发作期、慢性持续期和临床缓解期三期。急性发作期是指突然发生喘息、咳嗽、气促、胸闷等症状，或原有症状急剧加重；慢性持续期是指近 3 个月内不同频度和（或）不同程度地出现过喘息、咳嗽、气促、胸闷等症状；临床缓解期指经过治疗或未经治疗，症状、体征消失，肺功能恢复到急性发作前水平，并维持 3 个月以上。

【鉴别诊断】

以喘息为主要症状的哮喘应注意与毛细支气管炎、肺结核、气道异物、先天性气管支气管畸形和先天性心血管疾病相鉴别。咳嗽变异型哮喘应注意与支气管炎、鼻窦炎、胃食管反流和嗜酸性粒细胞支气管炎等疾病相鉴别。

【治疗】

治疗原则为祛除病因，控制发作和预防复发，坚持长期、持续、规范和个体化治疗。急性发作期治疗重点为抗炎、平喘，以便快速缓解症状；慢性持续期应坚持长期抗炎，降低气道反应性，防止气道重塑，避免接触诱发因素，还要自我保健。

1. 急性发作期治疗

（1）吸入型速效 β_2 受体激动剂　是目前临床应用最广的支气管舒张剂。根据起作用的快慢分为速效和缓慢起效两大类，根据维持时间的长短分为短效和长效两大类。吸入型速效 β_2 受体激动剂的疗效可维持 4～6 小时，是缓解哮喘急性症状的首选药物。药物剂量为每次沙丁胺醇 2.5～5.0mg 或特布他林 2.5～5.0mg。急性发作病情相对较轻时也可选择短期口服短效 β_2 受体激动剂如沙丁胺醇片和特布他林片等。

（2）全身性糖皮质激素　病情较重的急性病例应给予口服泼尼松短程治疗（1～7天），每日 1～2mg/kg，分 2～3 次。一般不主张长期使用口服糖皮质激素治疗儿童哮喘。严重哮喘发作时应静脉给予甲基泼尼松龙，每日 2～6mg/kg，分 2～3 次输注，也可用琥珀酸氢化可的松或氢化可的松，每次 5～10mg/kg，必要时可加大剂量。一般静脉使用糖皮质激素 1～7 天，症状缓解后即停止静脉用药，若需持续使用糖皮质激素者，可改为口服泼尼松。

（3）抗胆碱能药物　吸入型抗胆碱能药物如溴化异丙托品，舒张支气管的作用比 β_2 受体激动剂弱，起效也较慢，但长期使用不易产生耐药，不良反应少。

（4）短效茶碱　可作为缓解药物用于哮喘急性发作的治疗，主张将其作为哮喘综合治疗方案中的一部分，而不单独用于治疗哮喘。需注意其不良反应，长时间使用者，最好监测茶碱的血药浓度。

2. 慢性持续期治疗

（1）吸入型糖皮质激素（ICS）　是哮喘长期控制的首选药物，也是目前最有效的抗炎药物。其优点是通过吸入，药物直接作用于气道黏膜，局部抗炎作用强，全身不良反应少。通常需要长期、规范吸入 1～3 年才能起预防作用。目前临床上常用的吸入型糖皮质激素有布地奈德、丙酸氟替卡松和丙酸倍氯米松。每 3 个月应评估病情，以决定升级治疗、维持目前治疗或降级治疗。

（2）白三烯调节剂　分为白三烯合成酶抑制剂和白三烯受体拮抗剂，耐受性好，副作用少，服用方便。白三烯受体拮抗剂包括孟鲁司特和扎鲁斯特。

（3）缓释茶碱　用于长期控制时，主要协助吸入性糖皮质激素抗炎，每日分 1～2 次服用，以维持昼夜血药浓度的稳定。

（4）长效 β_2 受体激动剂　包括福莫特罗、沙美特罗、班布特罗及丙卡特罗等。

（5）肥大细胞膜稳定剂　如色甘酸钠，常用于预防运动及其他刺激诱发的哮喘，治疗儿童哮喘效果较好，副作用小，在美国等国家应用较多。

（6）全身性糖皮质激素　在哮喘慢性持续期控制哮喘发作过程中，全身性糖皮质激素仅短期在慢性持续期分级为重度持续患儿且长期使用高剂量 ICS 加吸入型长效 β2 受体激动剂及其他控制药物疗效欠佳的情况下使用。

（7）联合治疗　对病情严重度分级为重度持续和单用 ICS 病情控制不佳的中度持续哮喘提倡长期联合治疗，如 ICS 联合吸入型长效 β_2 受体激动剂、ICS 联合白三烯调节剂和 ICS 联合缓释茶碱。

3. 哮喘持续状态的处理

（1）体位　患儿取半卧位，以利于呼吸，另可采用体位引流协助患儿排痰。

（2）氧气吸入　所有危重哮喘患儿均存在低氧血症，需用密闭面罩或双鼻导管提供高浓度湿化氧气，初始吸氧浓度以 40% 为宜，流量 4 ~ 5L/min。定时进行血气分析，及时调整氧流量，使 PaO_2 保持在 70 ~ 90mmHg。

（3）补液　纠正酸中毒，注意维持水、电解质平衡，纠正酸碱紊乱。

（4）糖皮质激素　全身应用糖皮质激素为儿童危重哮喘治疗的一线药物，应尽早使用。病情严重时不能以吸入治疗替代全身糖皮质激素治疗，以免延误病情。

（5）支气管扩张剂　包括：①吸入型速效 β_2 受体激动剂；②抗胆碱能药物；③静脉滴注氨茶碱；④皮下注射肾上腺素。

（6）镇静剂　可用水合氯醛灌肠，慎用或禁用其他镇静剂。

（7）抗生素　如伴有下呼吸道细菌感染者，可选用病原体敏感的抗生素。

（8）机械辅助通气　指征为：①持续严重的呼吸困难；②呼吸音减弱或几乎听不到哮鸣音及呼吸音；③因过度通气和呼吸肌疲劳而使胸廓运动受限；④意识障碍、烦躁或抑制，甚至昏迷；⑤吸气状态下，发绀进行性加重；⑥$PaCO_2 \geqslant 65mmHg$。

【健康教育】

1. 避免危险因素　应避免接触过敏原，积极治疗和清除感染灶，去除各种诱发因素（吸烟、呼吸道感染和气候变化等）。

2. 哮喘的教育与管理　哮喘患儿的教育与管理是提高疗效、减少复发、提高患儿生活质量的重要措施。通过对患儿及家长进行哮喘基本防治知识的教育，调动其对哮喘防治的主观能动性，提高依从性，避免各种危险因素，巩固治疗效果，提高生活质量。教会患儿及家长正确应用"儿童哮喘控制测试（C - ACT）"等儿童哮喘控制问卷，以判定哮喘控制水平，选择合适的治疗方案。

3. 多形式教育　可通过门诊教育、集中教育、媒体宣传、网络教育、定点教育等多种形式，向哮喘患儿及其家属、社区保健人员、学校教师等宣传哮喘基本防治知识。

目 标 检 测

一、选择题

1. 引起小儿上呼吸道感染的主要病原体是
   A. 轮状病毒　　　　　　B. 肺炎链球菌　　　　　　C. 肺炎支原体
   D. 衣原体　　　　　　　E. 呼吸道合胞病毒

2. 患儿，女，2 岁，发热、咳嗽 3 天，右耳痛 1 天，五官科诊断为急性中耳炎。其发病原因为

A. 小儿喉部呈漏斗型，感染不容易向下，故向周围蔓延

B. 咽鼓管较宽、直而短，呈水平位

C. 淋巴管播散

D. 血行播散

E. 上呼吸道 IgA 分泌

3. 婴幼儿哮喘最基本的治疗方法是应用

A. 细胞膜稳定剂

B. 全身糖皮质激素

C. β_2 肾上腺素能受体激动剂

D. 茶碱类药物

E. 局部糖皮质激素

4. 2 岁男孩，发热、咳嗽 3 天，气促 1 天，临床诊断为支气管肺炎。其肺部的主要体征是

A. 三凹征阳性

B. 双肺闻及固定的中、细湿啰音

C. 呼吸急促

D. 口唇发绀

E. 双肺闻及哮鸣音

5. 1 岁半患儿，呈哮喘持续状态，有效的紧急处理是

A. 气管切开

B. 平卧位

C. 毛花苷丙（西地兰）注射

D. 甘露醇静脉注射

E. 氢化可的松静脉注射

6. 婴幼儿时期最常见的肺炎是

A. 大叶性肺炎 B. 间质性肺炎 C. 支气管肺炎

D. 支原体肺炎 E. 衣原体肺炎

7. 婴幼儿易患呼吸道感染的主要原因是

A. 呼吸浅表 B. 呼吸频率快 C. 呈腹式呼吸

D. 呼吸道黏膜缺乏 SIgA E. 鼻腔短小、狭窄，黏膜血管丰富

8. 3 岁男孩，发热、咳嗽 1 周，加重伴气促 2 天。查体：精神不振，面色苍白，呼吸困难，皮肤可见荨麻疹样皮疹，双肺可闻及细湿啰音。X 线检查显示：双肺多发性小脓肿。临床诊断最大可能是

A. 革兰阴性杆菌肺炎 B. 肺炎支原体肺炎 C. 腺病毒肺炎

D. 呼吸道合胞病毒肺炎 E. 金黄色葡萄球菌肺炎

9. 8 个月女孩，因肺炎入院。入院第 2 天突然烦躁不安，面色苍白，呼吸增快至 60 次/分，心率 180 次/分，音钝，双肺闻及密集的小水泡音，肝增大，肋下 3cm。

心电图：T 波低平。该患儿可能出现了哪种并发症

A. 肺不张   B. 肺大疱   C. 心力衰竭

D. 脓胸   E. 气胸

10. 患儿，男，5 岁。咳嗽 1 月余，多为夜间清晨和运动后咳嗽，无痰，体温正常。曾用头孢克洛等治疗，效果不佳。PPD 试验（－），胸片未见异常。其母有过敏性鼻炎。该患儿最可能的诊断是

A. 过敏性鼻炎   B. 咳嗽变异性哮喘   C. 支气管炎

D. 支气管肺炎   E. 原发型肺结核

二、思考题

1. 如何对支气管哮喘患儿进行健康教育？

2. 儿童为什么容易患呼吸系统疾病？

第八章　循环系统疾病

1. 掌握：常见先天性心脏病、病毒性心肌炎的临床表现、诊断及治疗原则。

2. 熟悉：胎儿血液循环特点及生后循环途径的改变。

3. 了解：正常儿童循环系统解剖生理特点，先天性心脏病、病毒性心肌炎的病因及发病机制。

4. 学会：正确管理先天性心脏病患儿。

第一节　儿童心血管系统解剖生理特点

一、解剖特点

（一）心脏特点

1. 心脏重量　小儿心脏相对比成人的重。新生儿心脏重量为 20～25g，占体重的 0.8%，1～2 岁达 60g，占体重的 0.5%，相当于新生儿的 2 倍，5 岁时为 4 倍，青春后期增至 12～14 倍，达到成人水平。左、右心室增长也不平衡，胎儿期右室负荷大，左室负荷小，右心占优势。随着年龄的增长，体循环的量日趋扩大，左室负荷明显增加，左室壁厚度较右侧增长为快。除青春早期外，各年龄男孩的心脏均比女孩重。

2. 心腔容积　小儿心腔容积相对比成人大，胸片的心胸比率（心脏最大横径与膈最高点水平胸口内径之比）婴幼儿 <0.55，年长儿 <0.5。自出生至成人，心腔容积发展的速度是不均衡的。如初生时心腔容积为 20～22mL，1 岁时达初生时的 2 倍，2 岁时达 3 倍，7 岁时达 5 倍，为 100～120mL，其后增长缓慢，18～20 岁达 240～250mL，为初生时的 12 倍。

3. 心脏位置　小儿心脏位置随年龄增长而发生变化。2 岁以下婴幼儿心脏多呈横位，心尖搏动在左侧第 4 肋间隙，锁骨中线外侧 1～2cm。之后由于小儿开始站立行走及肺、胸廓的发育和膈肌的下降，小儿心脏由横位逐渐转为斜位，心尖搏动位置也逐渐下降，12 岁时达成人水平，在左侧第 5 肋间隙，锁骨中线内侧 0.5～1cm 处。

（二）血管特点

小儿动脉相对较粗，新生儿动、静脉内径之比为 1∶1，而成人为 1∶2，随着年龄的增长，动脉口径相对变窄。10～12 岁之前，肺动脉比主动脉粗，至青春期，主动脉直径超过肺动脉。婴幼儿肺、肾、肠及皮肤的微血管口径较粗大，因而这些器官的供血良好。

二、生理特点

（一）心率

小儿新陈代谢旺盛，交感神经兴奋性较高，年龄愈小，心率愈速。新生儿平均心率为 120～140 次/分，1 岁以内为 110～130 次/分，2～3 岁为 100～120 次/分，4～7 岁为 80～100 次/分，8～14 岁为 70～90 次/分。

小儿心率极不稳定，易受各种内外因素影响而变化，如烦躁不安、活动、哭闹、体温升高均可使心率增快。一般体温每升高 1℃，心率增快 10～15 次/分。睡眠时心率减慢 10～12 次/分。因此，小儿心率宜在安静时测量，如心率显著增快且睡眠时不减慢，应警惕器质性心脏病的可能。

（二）血压

小儿年龄愈小，血压愈低。小儿动脉血压的高低主要取决于心搏出量和外周血管的阻力。婴儿由于心搏出量较少、血管口径相对较粗、动脉管壁柔软，故血压较低。之后随着年龄的增长，血压也逐渐升高。

新生儿血压较低，收缩压平均为 60～70mmHg（8.0～9.3kPa），1 岁时为 70～80mmHg，2 岁以后可按下列公式计算：收缩压（mmHg）＝（2×年龄）+80mmHg［或收缩压（kPa）＝0.26×年龄+10.7］，舒张压为收缩压的 2/3。高于此标准 20mmHg（2.6kPa）以上考虑为高血压，低于此标准 20mmHg（2.6kPa）以上可考虑为低血压。正常情况下，下肢比上肢血压约高 20mmHg（2.6kPa）。脉压为收缩压与舒张压之差，正常为 30～40mmHg（4.0～5.2kPa）。小儿测血压的袖带宽度应为上臂长度的 2/3。

小儿血压受诸多因素的影响，如哭叫、体位变动、情绪紧张皆可使血压暂时升高，故应在绝对安静时测量血压。

三、心脏胚胎发育及胎儿血液循环和出生后的改变

（一）心脏的胚胎发育

原始心脏由中胚层细胞发育而来，从胚胎第 2 周开始形成。原始心脏是一个血管源性纵直管道，由外表收缩环将其分为心房、心室、心球三部分。在遗传基因的作用下，

心管逐渐扭曲生长，从下到上构成静脉窦（以后发育成上、下腔静脉和冠状窦）、共同心房、共同心室、心球（以后形成心室的流出道）和动脉总干。至胚胎第3周，由于心管和心包膜的发育不平衡，心管扭曲成S形，并发生了收缩环。心房转至心室的后上方，心室向前向左旋转。胎儿于第4周起有血液循环，第5周心房间隔形成，至第8周室间隔发育完成，成为四腔心脏。房、室间隔形成过程中，二尖瓣及三尖瓣也形成。原始的心脏出口是一根动脉总干，在总干内层对侧长出一纵嵴，两者在中央轴相连，将总干分为主动脉和肺动脉。肺动脉向前向右旋与右室连接，主动脉向左向后旋与左室连接。

心脏胚胎发育的关键时期是胚胎2~8周，在此期间，孕母受到任何不良因素影响则易引起心血管发育畸形。

（二）正常胎儿血液循环

胎儿的营养和气体交换是通过脐血管在胎盘与母体之间以弥散的方式进行。来自胎盘含氧量较高的动脉血经脐静脉进入胎儿体内，在肝下缘分成两支：一支入肝与门静脉汇合；另一支经静脉导管入下腔静脉，与来自下半身的静脉血混合，共同流入右心房。此混合血约1/3经卵圆孔入左心房、左心室入升主动脉，供应心、脑及上肢；另外2/3与来自上腔静脉的静脉血再次混合，流入右心室，进入肺动脉。由于胎儿期的肺处于压缩状态，使肺动脉的血液只有很少量流入肺，而大部分经动脉导管注入降主动脉，供应躯干、腹腔脏器及下肢，最后经脐动脉回流至胎盘，获取营养及氧气，再次汇入脐静脉供养胎儿，周而复始。所以，胎儿期的脑、心、肝及上肢血氧含量远较下半身为高（图8-1）。

综上所述，胎儿血液循环有以下特点：①胎儿的营养和代谢是通过脐血管、胎盘和母体进行交换的；②胎儿时期，左、右心室都向全身供血，但右心室容量负荷较左心室重；③静脉导管、卵圆孔、动脉导管是胎儿血液循环的特殊通道；④只有体循环而无有效的肺循环；⑤胎儿体内绝大多数为动静脉混合血；⑥胎儿时期，肝脏的含氧量最高，心、脑及上半身次之，腹腔脏器及下半身含氧量最低。

（三）出生后血液循环的改变

1. 脐血管 出生后，新生儿脐带被结扎，脐带－胎盘血循环终止，导致脐血管废用，于血流停止后6~8周完全闭锁，脐静脉形成肝圆韧带，脐动脉形成膀胱脐韧带。

2. 卵圆孔 出生后，脐血管阻断，肺循环建立，从肺动脉流入肺的血液增多，通过肺静脉流入左心房的血液也增多，左心房压力逐渐增高并超过右心房压力时，卵圆孔瓣膜先在功能上关闭，于出生后5~7个月时形成解剖性关闭。

3. 动脉导管 胎儿出生后，由于自主呼吸建立，肺泡扩张，肺循环压力下降，体循环压力升高，使流经动脉导管的血流减少，同时，自主呼吸建立使血氧含量增高，致使动脉导管管壁平滑肌受刺激而收缩并逐渐闭塞，流经动脉导管的血流逐渐停止，形成功能性关闭。约95%的动脉导管在出生后1年内解剖上关闭，形成动脉韧带。若动脉导

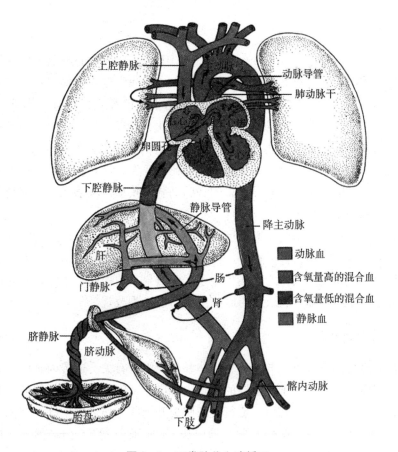

图 8 - 1　正常胎儿血液循环

管持续未闭，可认为有畸形存在。

第二节　先天性心脏病

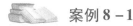 案例 8 - 1

男婴，3 个月，以"生长迟缓 2 个月，发热 2 天"入院。患儿出生后体重增加缓慢，每个月增加不到 0.3kg，活动后气促，易疲劳，多汗，2 天前出现发热，体温波动于 38.2℃ ~ 39.1℃，无咳嗽，吃奶较平时减少，无呕吐。体检：T 38.5℃，P 144 次/分，52 次/分，面色苍白，呼吸稍促，可见鼻扇及三凹征，两肺呼吸音稍粗，未闻及啰音，心尖搏动明显，胸骨左缘 3 ~ 4 肋间有Ⅲ ~ Ⅳ级粗糙的全收缩期杂音，可及收缩期震颤，肝肋下 0.5cm，脾未触及。

首先考虑该患儿的诊断是什么？有哪些诊断依据？为确诊，需做哪些检查？需要和哪些疾病相鉴别？列出治疗措施。

一、总论

先天性心脏病（congenital heart disease ，CHD）是胎儿期心脏及大血管发育异常所致的先天性心脏畸形，是小儿最常见的心脏病。流行病学调查资料提示，先天性心脏病的发病率在活产婴儿中为6‰～10‰，若包括出生前已死亡的胎儿，本病的发病率更高。国内调查了上海市两个区的2万多名活产婴儿，发现本病在出生后第1年的发病率为6.9‰。我国每年约出生15万患有先天性心脏病的新生儿，如未经治疗，约1/3的患儿在出生后1年内可因病情严重和复杂畸形而死亡。先天性心脏病的发病以室间隔缺损最多，其次为房间隔缺损、动脉导管未闭和肺动脉瓣狭窄。法洛四联症则是存活的青紫型先天性心脏病中最常见者。

近年来，随着科学技术的不断发展，介入治疗为先天性心脏病的治疗开辟了崭新的途径。心脏外科手术方面，体外循环、深低温麻醉下心脏直视手术的发展及带瓣管道的使用不仅使大多数常见先天性心脏病根治手术的效果大为提高，也使新生儿期复杂心脏畸形手术成功率不断提高，先天性心脏病的预后已大为改观。

（一）病因和预防

先天性心脏病的发病可能与遗传、母体和环境因素有关。遗传因素可为染色体异常或多基因突变所致。母体因素较重要的为宫内感染，特别是孕母怀孕的前3个月被风疹病毒感染，另外还有流行性感冒、流行性腮腺炎和柯萨奇病毒感染等；其他孕母因素有接触大量的放射线、患有代谢性疾病（糖尿病、高钙血症等）、药物影响（抗癌药、甲糖宁等），以及引起胎儿宫内缺氧的慢性疾病、妊娠早期酗酒、吸食毒品等。

虽然先天性心脏病的病因迄今尚未完全明确，目前认为85%以上先天性心脏病的发生可能是环境因素与遗传因素共同作用所致。因此，加强孕妇保健，特别是在妊娠早期积极预防病毒感染性疾病、避免接触与发病有关的高危因素，对预防小儿先天性心脏病具有重要意义。

（二）分类

先天性心脏病的种类很多，且可有两种以上畸形并存。临床上常根据左、右两侧心腔及大血管之间有无血液分流将先天性心脏病分为三类。

1. 左向右分流型（潜在青紫型） 是临床最常见的类型，约占先天性心脏病的50%。正常情况下，由于体循环压力高于肺循环压力，血液从左向右分流，临床不出现青紫；但在病理情况下，如患肺炎、屏气、剧哭或其他任何病理情况，致使肺动脉或右心压力增高而超过主动脉或左心压力时，血液便从右向左分流，临床上出现暂时性青紫，故又称为潜在青紫型。常见有室间隔缺损、房间隔缺损和动脉导管未闭。

2. 右向左分流型（青紫型） 指某些原因（如右心室流出道梗阻）使右心压力增高而超过左心，导致血液经常从右向左分流，或因大血管起源异常，使大量的静脉血流入体循环，临床上出现持续性青紫，组织器官发生严重的缺氧。常见有法洛四联症、大动脉错位等。

3. 无分流型（无青紫型） 指心脏左、右心腔之间和大血管之间无异常通路或分流，故临床上无青紫表现。常见有肺动脉狭窄和主动脉缩窄等。

表 8 – 1 几种常见先天性心脏病的鉴别

<table>
<tr><td rowspan="2">分类</td><td colspan="3">左向右分流型</td><td>右向左分流型</td></tr>
<tr><td>房间隔缺损</td><td>室间隔缺损</td><td>动脉导管未闭</td><td>法洛四联症</td></tr>
<tr><td>症状</td><td>生长发育落后，乏力，活动后心悸，易患呼吸道感染，晚期出现肺动脉高压时有青紫</td><td>同左</td><td>同左</td><td>生长发育落后，活动无耐力，青紫明显，喜欢蹲踞，可有阵发性昏厥发作</td></tr>
<tr><td rowspan="4">心脏体征</td><td>杂音部位</td><td>胸骨左缘第 2 ~ 3 肋间</td><td>胸骨左缘第 3 ~ 4 肋间</td><td>胸骨左缘第 2 肋间</td><td>胸骨左缘第 2 ~ 4 肋间</td></tr>
<tr><td>杂音性质、响度</td><td>Ⅱ ~ Ⅲ级收缩期吹风样杂音，传导范围较小</td><td>Ⅱ ~ Ⅴ级粗糙全收缩期杂音，传导范围广泛</td><td>Ⅱ ~ Ⅳ级连续性机器样杂音，向颈部传作用导</td><td>Ⅱ ~ Ⅳ级喷射性收缩期杂音，传导范围较广</td></tr>
<tr><td>震颤</td><td>无</td><td>有</td><td>有</td><td>可有</td></tr>
<tr><td>P₂</td><td>亢进，分裂固定</td><td>亢进</td><td>亢进</td><td>减低</td></tr>
<tr><td rowspan="4">X 线检查</td><td>房室增大</td><td>右房、右室增大</td><td>左右心室增大左房可大</td><td>左房、左室增大</td><td>右室大，心尖上翘呈靴形</td></tr>
<tr><td>肺动脉段</td><td>凸出</td><td>凸出</td><td>凸出</td><td>凹陷</td></tr>
<tr><td>肺野</td><td>充血</td><td>充血</td><td>充血</td><td>清晰</td></tr>
<tr><td>肺门"舞蹈"</td><td>有</td><td>有</td><td>有</td><td>无</td></tr>
<tr><td colspan="2">心电图</td><td>右室肥大，不完全性右束支传导阻滞</td><td>正常、左室或双室肥大</td><td>左室肥大，左房可肥大</td><td>右室肥大</td></tr>
</table>

二、房间隔缺损

房间隔缺损（atrial septal defect，ASD）是由于原始心房间隔发育、融合、吸收等异常所致。该病的发病率约为活产婴儿的 1/1500，占先天性心脏病发病总数的 5% ~ 10%，也是成人最常见的先天性心脏病之一，男女发病率比例为 1:2。

【病理解剖】

根据缺损部位的不同，房间隔缺损可分为以下四个类型：

1. 原发孔型房间隔缺损 也称为第一孔型房间隔缺损，约占 15%，缺损位于心内膜垫与间隔交界处。常合并二尖瓣或三尖瓣隔瓣裂，此时又称为部分型房室间隔缺损。

2. 继发孔型房间隔缺损 最为常见，约占 75%，缺损位于房间隔中心卵圆窝部位，亦称为中央型房间隔缺损。

3. 静脉窦型房间隔缺损 约占5%，分上腔型和下腔型。

4. 冠状静脉窦型房间隔缺损 约占2%，缺损位于冠状静脉窦上端与左心房间，造成左心房血流经冠状静脉窦缺口入右心房。此型常合并其他畸形。

【病理生理】

出生后，左心房压力逐渐高于右心房，房间隔缺损时则出现血液从左向右分流，分流量与缺损大小、两侧心房压力差及心室的顺应性有关。出生后初期，左、右心室壁厚度相似，顺应性也相近，故分流量不多。随年龄增长，肺血管阻力及右心室压力下降，右心室壁较左心室壁薄，右心室充盈阻力也较左心室低，故分流量增加。由于右心血流量增加，舒张期负荷加重，故右心房、右心室增大（图8-2）。肺循环血量增加，压力增高，晚期可导致肺小动脉肌层及内膜增厚，管腔狭窄，引起肺动脉高压，使左向右分流减少，甚至出现右向左分流，临床出现发绀。

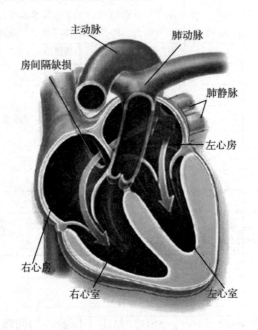

图 8-2 房间隔缺损

【临床表现】

症状出现的迟早和轻重取决于缺损的大小。缺损小者终身无症状，仅在体检时发现胸骨左缘第2~3肋间有收缩期杂音。缺损较大者，由于分流量大，导致肺充血，易发生反复呼吸道感染，活动时易气促，严重者发生心力衰竭。因体循环缺血，临床上表现为消瘦、面色苍白、多汗、易感疲乏。当哭闹、患肺炎或心力衰竭时，右心房压力增高超过左心房压力，出现右向左分流而表现出青紫。

体格检查见心前区隆起，心尖搏动弥散，心浊音界扩大，胸骨左缘2~3肋间有Ⅱ~Ⅲ级收缩期喷射性杂音（因肺循环血流量增加，肺动脉瓣相对狭窄所致），特征性的听诊为肺动脉瓣区第二心音亢进、固定分裂，不受呼吸影响（因右心室容量增加，收缩时射血时间延长，肺动脉瓣关闭落后于主动脉瓣）。分流量大时，三尖瓣区可闻及舒张期隆隆样杂音（三尖瓣相对狭窄所致）。

房间隔缺损常见并发症为肺炎、心力衰竭等。

【辅助检查】

1. X 线检查 对分流较大的房间隔缺损具有诊断价值。心脏外形轻至中度增大，以右心房及右心室为主，心胸比大于 0.5，肺动脉段突出，肺野充血明显，主动脉影缩小，肺门血管影增粗，透视下可见肺动脉血管影搏动增强，称肺门"舞蹈"。

2. 心电图检查 大多数病例有右心室增大伴不完全性右束支传导阻滞，电轴右偏，右心房和右心室肥大。少数分流量大者 P 波可出现切迹。

3. 超声心动检查 二维超声可以显示房间隔缺损的位置及大小，结合彩色多普勒超声可以提高诊断的可靠性并判断分流的方向，应用频谱多普勒超声可以估测分流量的大小，估测右心室收缩压及肺动脉压力。动态三维超声心动图可以从左心房侧或右心房侧直接观察到缺损的整体形态，观察缺损与毗邻结构的立体关系及其随心动周期的动态变化，有助于提高诊断的正确率。

4. 磁共振检查 年龄较大患者的剑突下超声透声窗受限，图像不够清晰。磁共振可以清晰地显示缺损的位置、大小及肺静脉间血流情况而确定诊断。

5. 心导管检查 一般不需要做心导管检查，当合并肺动脉高压、肺动脉瓣狭窄或肺静脉异位引流时可行右心导管检查。右心导管可发现右心房血氧含量较上、下腔静脉平均血氧含量高，导管可通过房间隔缺损进入左心房。

【治疗】

小型继发孔型房间隔缺损在 4 岁内有 15% 的自然闭合率。鉴于成年后可发生心力衰竭和肺动脉高压，宜于学龄前期行房间隔修补术。反复呼吸道感染，发生心力衰竭或合并肺动脉高压者应尽早手术治疗，亦可通过介入导管应用双面蘑菇伞（Amplatzer 装置）关闭缺损。目前本病的临床治疗效果比较好。

三、室间隔缺损

室间隔缺损（ventricular septal defect，VSD）是由胚胎期室间隔（流入道、小梁部和流出道）发育不全所致，是最常见的先天性心脏病，约占我国先天性心脏病的 50%，可单独存在，但多与心脏其他畸形并存。

室间隔缺损种类很多，通常根据缺损在室间隔的部位及其与房室瓣、主动脉瓣的关系分类。最多见的为膜周部缺损，占 60% ~ 70%，位于主动脉下，由膜部向与之接触的三个区域（流入道、流出道或小梁肌部）延伸而成。肌部缺损占 20% ~ 30%，又分为窦部肌肉缺损（即肌部流入道）、漏斗隔肌肉缺损（过去统称为嵴上型或干下型）及肌部小梁部缺损。

根据缺损大小,室间隔缺损分为三种类型:①小型室间隔缺损(Roger 病):缺损直径 <5mm 或面积 <0.5cm²/m² 体表面积。②中型室间隔缺损:缺损直径 5～10mm 或面积为 0.5～1cm²/m² 体表面积。③大型室间隔缺损:缺损直径 >10mm 或面积 >1cm²/m² 体表面积。

【病理生理】

室间隔缺损的病理生理取决于控制分流量及分流方向的缺损大小及肺血管阻力。正常情况下,体循环压力高于肺循环压力,左室压力大于右室压力,血液从左向右分流时,临床不出现青紫。但在病理情况下,如肺炎或屏气哭闹时,肺动脉或右心室压力超过主动脉或左心室压力时,血液便从右向左分流,出现暂时青紫,故称为潜在青紫型。随着病情的进展,肺血流量的持续增加使肺小动脉发生痉挛,产生动力型肺动脉高压,日久肺小动脉肌层和内膜增厚及硬化,形成梗阻型肺动脉高压,使左向右分流明显减少,继而出现双向分流,甚至出现反向分流而出现持续性青紫,称艾森曼格(Eisenmenger)综合征(图 8-3)。

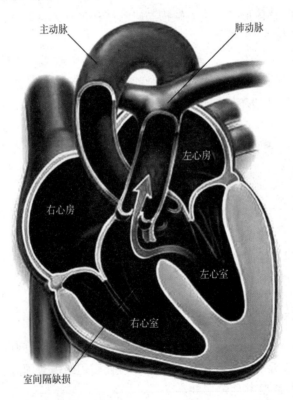

图 8-3 室间隔缺损

【临床表现】

室间隔缺损的临床表现取决于缺损的大小和心室间压力差。小缺损可无症状,一般活动不受限制，生长发育不受影响，仅体格检查时听到胸骨左缘第 3~4 肋间响亮的全收缩期杂音，常伴震颤，肺动脉第二心音正常或稍增强。缺损较大时，左向右分流量多，体循环血流量相应减少，患儿常生长迟缓，体重不增，有消瘦、喂养困难，活动后乏力、气短、多汗，易患反复呼吸道感染，甚至充血性心力衰竭等。有时因扩张的肺动脉压迫喉返神经，引起声音嘶哑。心脏搏动活跃，胸骨左缘第 3~4 肋间可闻及Ⅲ~Ⅳ级粗糙的全收缩期杂音，向四周广泛传导，可扪及收缩期震颤。分流量大时，在心尖区可闻及二尖瓣相对狭窄的较柔和的舒张中期杂音。大型缺损伴有明显肺动脉高压时（多见于儿童或青少年期），右心室压力显著升高，逆转为右向左分流，临床上出现青紫，并逐渐加重，此时心脏杂音较轻而肺动脉第二心音显著亢进。继发漏斗部肥厚时，则肺动脉第二心音降低。

室间隔缺损易并发支气管肺炎、充血性心力衰竭、肺水肿及感染性心内膜炎。20%~50% 的膜周部和肌部小梁部缺损在 5 岁以内有自然闭合的可能，但大多发生于 1 岁以内。肺动脉下或双动脉下的漏斗隔缺损很少能闭合，且易发生主动脉脱垂致主动脉瓣关闭不全，应早期处理。

【辅助检查】

1. X 线检查　小型室间隔缺损的心肺 X 线检查无明显改变。较大缺损的典型改变为心胸比率增大，肺动脉段明显突出，肺血管影增粗，搏动强烈，称肺门"舞蹈"；左、右心室增大，左心房也常增大，主动脉影正常或缩小。肺动脉高压者以右心室增大为主。

2. 心电图检查　小型缺损的心电图可正常或表现为轻度左心室肥大，中型缺损主要为右心室肥大，大型缺损为左、右心室均肥大。并发心力衰竭时，可伴有心肌劳损。

3. 超声心动检查　可解剖定位测量大小，但 <2mm 的缺损可能不被发现。二维超声可从多个切面显示缺损的直接征象，即回声中断的部位、时相、数目与大小等。彩色多普勒超声可显示分流束的起源、部位、数目、大小及方向。频谱多普勒超声可测量分流速度，计算左右心室压力差和右心室收缩压，估测肺动脉压，计算肺循环、体循环血量。

4. 心导管检查　单纯的室间隔缺损很少需要心导管和造影检查。心导管检查可进一步证实诊断及进行血流动力学检查，评价肺动脉高压的程度，计算肺血管阻力及体肺循环分流量等。造影可示心腔形态、大小及心室水平分流束的起源、部位、时相、数目与大小，除外其他并发畸形等。

【治疗】

室间隔缺损有自然闭合的可能，中小型缺损可先在门诊随访至学龄前期，有临床症状，如反复呼吸道感染和充血性心力衰竭时进行抗感染、强心、利尿、扩血管等内科处理。大中型缺损和有难以控制的充血性心力衰竭者，肺动脉压力持续升高超过体循环压力的 1/2 或肺循环与体循环量之比大于 2∶1 时，或年长的儿童合并主动脉瓣脱垂或反流等，应及时手术处理。

四、动脉导管未闭

动脉导管未闭（patent ductus arteriosus，PDA）为小儿先天性心脏病的常见类型之一，占先天性心脏病发病总数的 10%。胎儿期动脉导管被动开放，是血液循环的重要通道，出生后大约 15 小时即发生功能性关闭，80% 在生后 3 个月内解剖性关闭，到出生后 1 年，在解剖学上应完全关闭。若持续开放，并产生病理、生理改变，即称动脉导管未闭。但在某些先天性心脏病中，未闭的动脉导管可作为患儿生存的必须血流通道，自然关闭和手术堵闭可致死亡。

根据未闭的动脉导管的粗细、长短、形态，一般可分为三型：①管型：导管连接肺动脉和主动脉两端，粗细一致，长度多在 1cm 左右；②漏斗型：主动脉端粗大，向肺动脉端逐渐变窄，长度与管型相似；③窗型：主动脉与肺动脉紧贴，导管很短，但直径往往较大。临床上以漏斗型多见。

【病理生理】

出生后动脉导管关闭的机制有多个方面。在组织结构方面，动脉导管的肌层丰富，含有大量凹凸不平的螺旋状弹性纤维组织，易于收缩闭塞，出生后体循环中氧分压的增高强烈刺激动脉导管平滑肌收缩。此外，自主神经系统的化学物质解体（如激肽类）的释放也能使动脉导管收缩。

未成熟儿动脉导管平滑肌发育不良，更由于平滑肌对氧分压的反应低于成熟儿，故早产儿动脉导管未闭发病率高，占早产儿的 20%，且伴呼吸窘迫综合征的发病率很高。

动脉导管未闭引起的病理生理学改变主要是通过导管引起的分流。分流量的大小与导管的直径与长短，主、肺动脉的压力差和体循环的阻力差有关。由于主动脉在收缩期和舒张期的压力均超过肺动脉，因而通过未闭的动脉导管的左向右分流的血液连续不断，使肺循环及左心房、左心室、升主动脉血流量明显增加，左心负荷加重，其排血量达正常时的 2~4 倍（图 8-4）。

部分患儿左心室搏出量的 70% 可通过大型动脉导管进入肺动脉，导致左心房扩大，左心室肥厚扩大，甚至发生充血性心力衰竭。长期大量血流向肺循环冲击，使肺小动脉可有反应性痉挛，形成动力性肺动脉高压；继之管壁增厚、硬化，导致梗阻性肺动脉高压，此时右心室收缩期负荷过重，右心室肥厚甚至衰竭。当肺动脉压超过主动脉压时，左向右分流明显减少或停止，产生肺动脉血流逆向分流入降主动脉，患儿呈现差异性发绀，下半身青紫，左上肢有轻度青紫，而右上肢正常。

动脉导管未闭大都单独存在，但有 10% 的病例合并其他心脏畸形，如主动脉缩窄、室间隔缺损、肺动脉狭窄。

【临床表现】

症状取决于动脉导管的粗细、分流量的大小和肺动脉高压的程度。动脉导管口径较

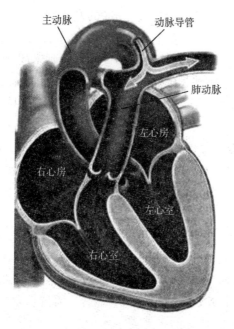

图 8-4 动脉导管未闭

细者，临床可无症状，仅在体检时发现心脏杂音。动脉导管粗大者分流量大，患儿多消瘦、气急、咳嗽、乏力、多汗、心悸等。扩大的肺动脉可压迫喉返神经而引起声音嘶哑，合并重度肺动脉高压时即出现差异性发绀。

体格检查：可见消瘦，心前区隆起，心尖搏动增强，胸骨左缘第 2 肋间闻及 Ⅱ～Ⅳ级粗糙响亮的连续性机器样杂音，占据整个收缩期和舒张期，以收缩末期最响，向左锁骨下、颈部和肩部传导，最响处可扪及震颤。分流量大者因二尖瓣相对狭窄在心尖部闻及较短的舒张期杂音。肺动脉瓣区第二音亢进。婴幼儿期因肺动脉压力较高，主、肺动脉压力差在舒张期不明显，因而往往仅听到收缩期杂音。此外，合并肺动脉高压或心力衰竭时，可仅有收缩期杂音。因肺动脉分流，舒张压降低，收缩压多正常，脉压增大，可出现周围血管征，如毛细血管搏动、水冲脉、股动脉枪击音等。

早产儿动脉导管未闭时，出现周围动脉搏动洪大，锁骨下或肩胛间闻及收缩期杂音（偶闻及连续性杂音），心前区搏动明显，肝脏增大，气促，并易发生呼吸衰竭而依赖机械辅助通气。

动脉导管未闭的常见并发症有充血性心力衰竭、感染性心内膜炎、肺血管病变等。

【辅助检查】

1. X 线检查　动脉导管细者心血管影可正常。大分流量者心胸比率增大，左心室增大，心尖向下扩张，左心房亦轻度增大。肺动脉段突出，肺门血管影增粗、搏动增强，肺野充血。有肺动脉高压时，右心室增大，主动脉弓亦有所增大，这一特征与室间隔缺损、房间隔缺损有鉴别意义。当婴儿有心力衰竭时，可见肺淤血表现，透视下左心室和主动脉搏动增强。

2. 心电图检查 分流量大者可有不同程度的左心室肥大，电轴左偏，偶有左心房肥大，肺动脉压力显著增高者，左、右心室肥厚，严重者甚至仅见右心室肥厚。

3. 超声心动检查 二维超声心动图可以直接探查到未闭合的动脉导管，脉冲多普勒在动脉导管开口处可探测到典型的收缩期与舒张期连续性湍流频谱。叠加彩色多普勒可见红色流柱出自降主动脉，通过未闭导管沿肺动脉外侧壁流动；在重度肺动脉高压时，肺动脉压超过主动脉压，可见蓝色流注自肺动脉经未闭导管进入降主动脉。

4. 心导管和造影检查 当肺血管阻力增加或疑有其他合并畸形时有必要施行心导管检查，也可发现肺动脉血氧含量较右心室为高。有时心导管可以从肺动脉通过未闭导管插入降主动脉。逆行主动脉造影对复杂病例的诊断有重要价值。

【治疗】

为防止心内膜炎，有效治疗和控制心功能不全和肺动脉高压，对不同年龄、不同大小的动脉导管未闭均应及时手术或行介入方法予以关闭。早产儿动脉导管未闭的处理视分流大小、呼吸窘迫综合征情况而定。症状明显者，需抗心力衰竭治疗，出生后 1 周内使用吲哚美辛治疗，但仍有 10% 的患者需手术治疗，且吲哚美辛对足月儿无效，不应使用。近年来，介入性心导管术已成为治疗动脉导管未闭的首选方法，可用微型弹簧圈或蘑菇伞堵塞动脉导管，临床上已广泛应用。但有些疾病，如完全性大血管转位、肺动脉闭锁、三尖瓣闭锁、严重的肺动脉狭窄等，为动脉导管依赖性先天性心脏病，动脉导管对维持患婴生命至关重要，此时应该应用前列腺素 E_2，以维持动脉导管开放。

五、法洛四联症

法洛四联症（tetralogy of Fallot，TOF）是婴儿期后最常见的青紫型先天性心脏病，约占所有先天性心脏病的 12%。1888 年，法国医师 Etienne Fallot 详细描述了该病的病理改变及临床表现，故而得名。该病由四种畸形组成：①肺动脉狭窄（右室流出道梗阻）；②室间隔缺损；③主动脉骑跨（骑跨在两心室之上）；④右心室肥厚（是肺动脉狭窄后右心室负荷增加的结果）。四种畸形中肺动脉狭窄最为重要，对患儿的病理生理、临床表现的严重程度及预后有重要影响，且可随时间推移而逐渐加重。

【病理生理】

由于肺动脉狭窄，导致血液进入肺循环受阻，引起右心室代偿性肥厚，右心室压力增高，超过左心室时，大量未氧合的静脉血通过室间隔缺损产生右向左分流，使静脉血进入体循环，临床出现严重青紫；进入肺循环进行气体交换的血流量明显减少，加重青紫的程度。另外，主动脉骑跨在两心室之上，部分右心室血和左心室血同时射入主动脉，使主动脉的血液为动-静脉混合血，输送到全身各部引起组织器官缺氧，使青紫更加严重（图 8-5）。

在动脉导管未闭前，肺循环血流量减少程度较轻，青紫可不明显，随着动脉导管的关闭和漏斗部狭窄的逐渐加重，青紫日益明显，并出现杵状指（趾）。由于缺氧，刺激骨髓代偿性产生过多的红细胞，血液黏稠度高，血流缓慢，可引起脑血栓，若为细菌性血栓，则易形成脑脓肿。

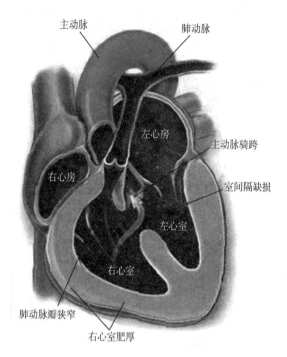

图 8 - 5　法洛四联症

【临床表现】

1. 青紫　为其主要表现，其程度和出现的早晚与肺动脉狭窄程度有关，多见于毛细血管丰富的浅表部位，如唇、指（趾）甲床、球结膜等。一般出生时青紫多不明显，随年龄增长及肺动脉狭窄加重而青紫加重。在活动、哭闹、情绪激动时青紫加重。

2. 蹲踞症状　患儿多有蹲踞症状，每于行走、游戏时常主动下蹲片刻。蹲踞时下肢屈曲，使静脉回心血量减少，减轻了心脏负荷，同时下肢动脉受压，体循环阻力增加，使右向左分流量减少，缺氧症状暂时得以缓解。不会行走的小婴儿常喜欢被大人抱起，双下肢呈屈曲状。

3. 杵状指（趾）　患儿长期处于缺氧环境中，可使指（趾）端毛细血管扩张增生，局部软组织和骨组织也增生肥大，表现为指（趾）端膨大如鼓槌状。

4. 阵发性缺氧发作　多见于婴儿，发生的诱因为吃奶、哭闹、情绪激动、贫血、感染等。表现为阵发性呼吸困难，严重者可引起突然昏厥、抽搐，甚至死亡。其原因是在肺动脉漏斗部狭窄的基础上突然发生该处肌部痉挛，引起一时性肺动脉梗阻，使脑缺氧加重。年长儿常诉头痛、头晕。

体格检查时，患儿生长发育一般均较迟缓，智能发育亦可能稍落后于同龄正常儿，心前区略隆起，胸骨左缘第 2～4 肋间可闻及 Ⅱ～Ⅲ 级粗糙喷射性收缩期杂音，此为肺动脉狭窄所致，一般无收缩期震颤。肺动脉第二心音减弱，部分患儿可听到亢进的第二心音，乃由右跨的主动脉传来。狭窄极严重者或在阵发性呼吸困难发作时，可听不到杂音。有时可听到侧支循环的连续性杂音。发绀持续 6 个月以上者出现杵状指（趾）。

【辅助检查】

1. 血液检查　周围血红细胞计数和血红蛋白浓度明显增高，红细胞可达（5.0 ~ 8.0）×10^{12}/L，血红蛋白 170 ~ 200g/L，血细胞比容也增高，为 53vol% ~ 80vol%。血小板减少，凝血酶原时间延长。

2. X 线检查　心脏大小一般正常或稍增大，典型者前后位心影呈"靴状"，即心尖圆钝上翘。肺动脉段凹陷，上纵隔较宽，肺门血管影缩小，两侧肺纹理减少，透亮度增加。年长儿可因侧支循环形成，肺野呈网状纹理。25% 的患儿可见到右位主动脉弓阴影。

3. 心电图检查　典型病例见电轴右偏，右心室肥大。狭窄严重者往往出现心肌劳损，可见右心房肥大。

4. 超声心动检查　二维超声左心室长轴切面可见到主动脉内径增宽，骑跨于室间隔之上，室间隔中断，并可判断主动脉骑跨的程度；大动脉短轴切面可见到右心室流出道及肺动脉狭窄；此外，右心室、右心房内径增大，左心室内径缩小，彩色多普勒血流显像可见右心室直接将血液注入骑跨的主动脉内。

5. 心导管和心血管造影检查　一般情况不需要。对外周肺动脉分支发育不良及体肺侧支存在的患者应做导管和血管造影。选择性左心室及主动脉造影可进一步了解左心室发育的情况及冠状动脉的走向。

【治疗】

1. 一般护理　平时应经常饮水，预防感染，及时补液，防治脱水和并发症。婴幼儿则需要特别注意护理，以免引起阵发性缺氧发作。

2. 缺氧发作的处理　发作轻者取胸膝位即可缓解；重者应立即吸氧，给予去氧肾上腺素每次 0.05mg/kg 静脉注射，或普萘洛尔每次 0.1mg/kg。必要时也可皮下注射吗啡，每次 0.1 ~ 0.2mg/kg。纠正酸中毒，给予 5% 碳酸氢钠 1.5 ~ 5.0mL/kg 静脉注射。以往有缺氧发作者，可口服普萘洛尔 1 ~ 3mg/（kg·d）。平时应注意避免引起缺氧发作的诱因，如贫血、感染，尽量保持患儿安静。经上述处理后仍不能有效控制发作者，应考虑急症外科手术。

2. 外科手术　近年来，随着外科手术水平的不断提高，本病根治术的死亡率在不断下降。轻症患者可考虑 5 ~ 9 岁行一期手术，但临床症状明显者应在出生 6 个月后行根治术。对重症患儿也可先行姑息手术，待一般情况改善，肺血管发育好转后，再行根治术。

第三节　病毒性心肌炎

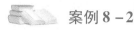
案例 8 – 2

　　女孩，11 岁，因"胸闷 3 天"入院。患儿 3 天前始感胸闷，伴有头晕、恶心、乏力，无心悸，食欲差。查体：T 36.8℃，P 110 次/分，R 20 次/分，BP 110/70mmHg，咽部无充血，两肺呼吸音清，心律不齐，心音稍低钝，未闻及病理性杂音，腹软，肝脾未触及。心电图示：窦性心动过缓伴不齐，交界性逸搏心律。

　　首先考虑该患儿的诊断是什么？有哪些诊断依据？为确诊，需做哪些检查？需要和哪些疾病相鉴别？列出治疗措施。

　　心肌炎是由各种感染或其他原因引起的心肌间质炎症细胞浸润和邻近的心肌细胞坏死，导致心功能障碍和其他系统损害的疾病。最常见的是病毒性心肌炎（viral myocarditis），其病理特征为心肌细胞的坏死或变性，有时病变也可累及心包或心内膜。儿童期的发病率尚不确切。国外资料显示，本病非常见病。

【病因和发病机制】

　　近年来，经动物实验及临床观察证明，引起心肌炎的病毒有柯萨奇（甲组和乙组）病毒、埃可病毒、脊髓灰质炎病毒、腺病毒、乙型肝炎病毒、流感和副流感病毒、麻疹病毒、单纯疱疹病毒及流行性腮腺炎病毒等，其中以柯萨奇病毒乙组最常见，其次为腺病毒和埃可病毒。病毒性心肌炎的发病机制尚不完全清楚，一般认为与病毒及其毒素在疾病初期经血液循环直接侵犯心肌并在心肌细胞中复制，导致心肌细胞的变性、坏死及随后发生的纤维化等病理变化有关。另外，病毒感染后引起人体自身免疫反应或变态反应，也可造成心肌细胞的损害。

【临床表现】

　　1. 症状　其临床表现轻重不一，取决于年龄及感染的急性或慢性过程。部分患者起病隐匿，典型病例在起病前数日或 1～3 周多有上呼吸道或肠道等病毒感染史。有发热、周身不适、咽痛、肌痛、腹泻和皮疹等前驱症状；心肌受累时患儿常诉疲乏、气促、心悸和心前区不适或腹痛；严重者可发生心力衰竭并发严重心律失常、心源性休克，甚至猝死。部分患儿呈慢性进程，演变为扩张性心肌病。新生儿患病时病情进展快，常见高热、反应低下、呼吸困难和发绀，常有神经、肝和肺的并发症。

　　2. 体征　心脏有轻度扩大，安静时心动过速，第一心音低钝，出现奔马律。伴心包炎者可听到心包摩擦音。反复心力衰竭者，心脏明显扩大，肺部出现湿啰音，肝、脾肿大，出现呼吸衰竭或发绀。重症患者可突然发生心源性休克，脉搏细数，血压下降。

【辅助检查】

1. 心电图　可见严重心律失常，包括各种期前收缩、室上性和室性心动过速、房颤和室颤、二度或三度房室传导阻滞（AV block）。心肌受累明显时可见 T 波降低、ST-T 段改变。但是心电图缺乏特异性，强调动态观察的重要性。

2. 心肌损害的血生化指标　磷酸激酶（CPK）在早期多有增高，其中以来自心肌的同工酶（CK-MB）为主。血清乳酸脱氢酶（SLDH）同工酶增高对心肌炎的早期诊断有提示意义。近年来通过随访观察发现，心肌肌钙蛋（cTnI 或 cTnT）的变化对心肌炎早期诊断的特异性更强，但敏感度不高。

3. X 线检查　心影正常或增大。合并大量心包积液时，心影显著增大，透视下心搏动减弱，心功能不全时双肺有淤血表现。

4. 超声心动检查　可显示心房、心室的扩大，心室收缩功能受损程度，探查有无心包积液，以及判断瓣膜功能。

5. 病毒学诊断　疾病早期可从咽拭子、咽冲洗液、粪便、血液中分离出病毒，但需结合血清抗体测定才有意义。恢复期血清抗体滴度比急性期增高 4 倍以上。病程早期，血中特异性 IgM 抗体滴度在 1∶128 以上。利用聚合酶链反应或病毒核酸探针原位杂交，自血液或心肌组织中查到病毒核酸可作为某一型病毒存在的依据。

6. 心肌活体组织检查　仍被认为是诊断的金标准，但由于取样部位的局限性，以及患者的依从性不高，应用仍有限。

【诊断】

1. 临床诊断依据

（1）心功能不全、心源性休克或心脑综合征。

（2）心脏扩大（X 线、超声心动图检查具有表现之一）。

（3）心电图改变：以 R 波为主的 2 个或 2 个以上主要导联（Ⅰ，Ⅱ，aVF，V_5）的 ST-T 改变持续 4 天以上伴动态变化，窦房、房室传导阻滞，完全性右或左束支传导阻滞，成联律、多型、多源、成对或并行期前收缩，非房室结及房室折返引起的异位性心动过速，低电压（新生儿除外）及异常 Q 波。

（4）CK-MB 升高或心肌肌钙蛋白（cTnI 或 cTnT）阳性。

2. 病原学诊断依据

（1）确诊指标　自心内膜、心肌、心包（活体组织检查、病理）或心包穿刺液检查发现以下之一者可确诊：①分离到病毒；②用病毒核酸探针查到病毒核酸；③特异性病毒抗体阳性。

（2）参考依据　有以下之一者，结合临床表现，可考虑心肌炎由病毒引起：①自粪便、咽拭子或血液中分离到病毒，且恢复期血清同型抗体滴度较第一份血清升高或降低 4 倍以上；②病程早期的血中特异性 IgM 抗体阳性；③用病毒核酸探针自患儿血中查到病毒核酸。

3. 诊断方法　具备临床诊断依据 2 项，可临床诊断。发病同时或发病前 1~3 周有病毒感染的证据支持诊断：①同时具备病原学确诊依据之一者，可确诊为病毒性心肌炎；②具备病原学参考依据之一者，可临床诊断为病毒性心肌炎；③凡不具备确诊依据，应给予必要的治疗或随诊，根据病情变化，确诊或除外心肌炎。应除外其他病原体所致心肌炎及其他疾病所致心肌损害。

【治疗】

1. 休息 急性期需卧床休息，减轻心脏负荷。

2. 药物治疗

（1）抗病毒 对于仍处于病毒血症阶段的早期患者，可选用抗病毒药物治疗，但疗效不确定。

（2）改善心肌营养 1，6－二磷酸果糖有益于改善心肌能量代谢，促进受损细胞的修复。同时可选用大剂量维生素 C、泛醌（CoQ10）、维生素 E 和复合维生素 B 及中药生脉饮、黄芪口服液等。

（3）调节免疫功能 大剂量丙种球蛋白通过免疫调节作用减轻心肌细胞损害。

（4）激素治疗 通常不使用糖皮质激素，但对重型患者合并心源性休克、致死性心律失常（二度房室传导阻滞、室性心动过速）、心肌活体组织检查证实有慢性自身免疫性心肌炎症反应者应足量、早期应用。

（5）抗心律失常 根据心律失常的不同类型，可分别应用抑制性或兴奋性抗心律失常药，严重时最好在心电监护下选用有关药物。

（6）其他治疗 有心力衰竭时，可根据病情联合应用利尿剂、洋地黄和血管活性药物。应特别注意，洋地黄的饱和量应较常规剂量小，并注意补充氯化钾，以避免洋地黄中毒。

目 标 检 测

一、选择题

1. 1 岁女孩，出生后 4 个月出现青紫，哭闹时有抽搐史。查体：发育差，青紫明显，心前区可闻及Ⅲ级左右收缩期的喷射性杂音。胸片示：肺血少，右心室增大，心腰凹陷，呈靴形心。此患儿的诊断是
    A. 法洛四联症　　　　　　B. 动脉导管未闭　　　　　　C. 肺动脉狭窄
    D. 室间隔缺损　　　　　　E. 房间隔缺损

2. 8 个月婴儿，体检发现胸骨左缘第 2～3 肋间闻及Ⅱ～Ⅲ级收缩期杂音，肺动脉瓣区第二心音亢进伴固定分裂。该患儿的诊断是
    A. 动脉导管未闭　　　　　B. 房间隔缺损　　　　　　C. 室间隔缺损
    D. 法洛四联症　　　　　　E. 肺动脉瓣狭窄

3. 4 岁男孩，胸骨左缘第 3～4 肋间闻及Ⅲ级收缩期杂音，肺动脉瓣区第二心音亢进，胸片示左、右心室扩大。该患儿的诊断是

    A. 右位心   B. 室间隔缺损   C. 动脉导管未闭

    D. 肺动脉狭窄   E. 法洛四联症

4. 左向右分流型先心病最常见的并发症为

    A. 细菌性心内膜炎   B. 脑血栓   C. 脑脓肿

    D. 肺炎   E. 心力衰竭

5. 3 岁男孩，反复患肺炎，胸片示：肺纹理增强，左心房、左心室大，主动脉影增宽。应诊断为

    A. 房间隔缺损   B. 室间隔缺损   C. 动脉导管未闭

    D. 法洛四联症   E. 艾森曼格综合征

6. 最常见的先天性心脏病是

    A. 室间隔缺损   B. 动脉导管未闭   C. 法洛四联症

    D. 房间隔缺损   E. 肺动脉瓣狭窄

7. 有关正常胎儿血循环的描述，以下哪项是错误的

    A. 胎儿时期存在房间隔相通

    B. 胎儿血液经过脐静脉回流至胎盘以获取营养和氧气

    C. 供应心、脑、肝及上肢的血氧量较下半身高

    D. 胎儿时期存在动脉导管未闭

    E. 肺动脉的血液大部分进入降主动脉，仅少量流入肺

8. 先天性心脏畸形的形成主要在

    A. 胚胎 4～10 周   B. 胚胎 6～12 周   C. 胚胎 2～8 周

    D. 胚胎 8～14 周   E. 胚胎 10～16 周

9. 法洛四联症患儿的病理生理改变与临床表现主要取决于

    A. 右室流出道狭窄程度   B. 主动脉骑跨   C. 右室肥厚程度

    D. 血液黏滞度   E. 患儿年龄及病程长短

10. 引起小儿病毒性心肌炎的主要病原体是

    A. 埃可病毒   B. 腺病毒   C. 乙型肝炎病毒

    D. 柯萨奇病毒   E. 单纯疱疹病毒

二、病例分析

男婴，3 个月，以"生长发育迟缓 2 个月，发热、咳嗽 3 天"入院。患儿近 2 个月体重增加缓慢，每月增加不足 0.2kg，活动后气促、易疲乏，2 天前出现发热伴咳嗽，体温波动于 38.1℃～39.2℃。体格检查：T 38.5℃，P 170 次/分，R 68 次/分，BP 37/28mmHg。神志清，面色苍白，呼吸急促且有力，口周青紫，鼻翼扇动，三凹征明显。心前区隆起，胸骨左缘 2～3 肋间可闻及 Ⅱ～Ⅲ级吹风样收缩期杂音。两肺呼吸音清，未闻及啰音。腹软，肝肋下 3.5cm，脾肋下 1cm。

问题：该患儿可能的诊断及诊断依据是什么？为进一步确诊，需做哪些检查？列出当前主要的治疗措施。

第九章　泌尿系统疾病

【学习目标】

1. 掌握：急性肾炎、肾病综合征的临床表现、诊断、并发症及治疗。
2. 熟悉：急性肾炎的鉴别诊断，泌尿道感染的临床表现、诊断及治疗。
3. 了解：正常小儿泌尿系统解剖生理特点，小儿排尿及尿液检查特点，急性肾炎、肾病综合征、泌尿道感染的病因，急性肾炎、肾病综合征的发病机制。
4. 学会：运用所学知识，对急性肾炎与肾病综合征做出诊断，并制定治疗方案。

第一节　儿童泌尿系统解剖生理特点

一、解剖特点

1. 肾脏　儿童年龄愈小，肾相对愈大愈重，新生儿两肾重量约为体重的1/125，而成人两肾重量约占体重的1/220。婴儿肾位置较低，右肾略低于左肾。由于婴儿肾相对较大，位置又低，腹壁肌肉薄而松弛，故2岁以内的健康小儿腹部触诊时容易扪及肾脏，应注意与腹部包块相鉴别。

2. 输尿管　婴幼儿输尿管长而弯曲，管壁肌肉和弹力纤维发育不良，容易受压及扭曲，导致梗阻而发生尿潴留，诱发感染。输尿管与膀胱连接部的结构发育不完善，易致膀胱、输尿管反流。

3. 膀胱　婴儿膀胱位置比年长儿高，尿液充盈时膀胱顶部可在耻骨联合之上触及。随年龄增长，膀胱逐渐降至盆腔内。

4. 尿道　新生女婴尿道短，仅1cm（性成熟期3~5cm），且外口暴露又邻近肛门，易受细菌污染。男婴尿道虽较长，但常有包茎和包皮过长，尿垢积聚时也易致上行性细菌感染。

二、生理特点

肾的生理功能主要包括：①排泄体内代谢终末产物如尿素、有机酸等；②调节机体水、电解质和酸碱平衡，维持内环境相对稳定；③内分泌功能：产生激素和生物活性物质如促红细胞生成素、肾素、前列腺素、一氧化氮、内皮素等。肾完成其生理活动，主要通过肾小球的滤过和肾小管的重吸收、分泌及排泄作用。小儿肾虽具备大部分成人肾的功能，在胎龄 36 周时肾单位数量达成人水平，但其功能发育是由未成熟逐渐趋向成熟，肾功能到 1~2 岁时才接近成人水平。

1. 肾小球滤过率（GFR）　初生婴儿肾小球滤过率为成人的 1/4，早产儿更低，3~6 个月时为成人的 1/2，6~12 个月时为成人的 3/4，2 岁时达成人水平，故不能有效地排出过多的水分和溶质。

2. 肾小管的重吸收和排泄功能　新生儿葡萄糖、氨基酸和磷的肾阈较成人低，易出现糖尿、一过性的生理性高氨基酸尿；其远端肾小管回吸收钠的能力强于近端肾小管，血浆中醛固酮浓度较高，加之新生儿排钠能力较差，易发生钠潴留和水肿。出生后数周，近端肾小管功能发育成熟，钠的吸收与成人相似，此时醛固酮分泌相应减少。出生后 10 天内的新生儿因钾排泄能力较差，故血钾偏高。

3. 浓缩和稀释功能　新生儿及幼婴由于髓袢短，尿素形成量少（婴儿蛋白质合成代谢旺盛）及抗利尿激素分泌不足，使肾浓缩功能不足，在应激状态下保留水分的能力较年长儿和成人差。婴儿每从尿中排出 1mmol 溶质时，需水分 1.4~2.4mL，而成人仅需 0.7mL。脱水时，婴幼儿的尿渗透压最高不超过 700mmol/L，而成人可达 1400mmol/L，故入量不足时易发生脱水，甚至诱发急性肾功能不全。新生儿及幼婴的尿稀释功能接近成人，可将尿液稀释至 40mmol/L，但因 GFR 较低，输入液体量过多或过快时易引起水肿。

4. 酸碱平衡调节　新生儿及婴幼儿易发生酸中毒，原因是：①肾脏保留 HCO_3^- 的能力差，碳酸氢盐的肾阈低，仅为 19~21mmol/L；②肾产生 NH_3 和泌 H^+ 的能力低；③尿中磷酸盐排出量少。

5. 肾的内分泌功能　初生婴儿的肾已具有内分泌功能，其血浆肾素、血管紧张素和醛固酮的分泌均高于成人，出生后数周内逐渐降至成人水平。新生儿肾血流量少，因而前列腺素合成速率较低。由于胎儿血氧分压较低，胚肾合成促红细胞生成素较多，初生婴儿的红细胞数量高于成人，出生后随着血氧分压的增高，促红细胞生成素合成减少，红细胞数量逐渐降至正常。婴儿期的血清 1，25-$(OH)_2D_3$ 水平高于儿童期。

三、儿童排尿及尿液特点

1. 排尿次数　约 93% 的新生儿于出生后 24 小时内排尿，99% 的新生儿于出生后 48 小时内排尿。如超过 72 小时仍未排尿，则应考虑有泌尿道或肾的疾患。出生后前几天内，因摄入量少，每日排尿仅 4~5 次；1 周后因新陈代谢旺盛，进水量较多而膀胱容量小，排尿突增至每日 20~25 次；1 岁时每日 15~16 次；至学龄前和学龄期每日 6~7

次；3 岁能主动控制排尿。

2. 每日尿量 小儿尿量个体差异较大，除肾脏本身的因素外，尿量与液体入量、食物种类、气温、活动量及精神因素有关。新生儿出生后 48 小时的正常尿量一般为 1～3mL/（kg·h），婴儿为 400～500mL/d，幼儿为 500～600mL/d，学龄前儿童为 600～800mL/d，学龄儿童为 800～1400mL/d。新生儿尿量 < 1.0mL/（kg·h）为少尿，< 0.5 mL/（kg·h）为无尿。学龄儿童尿量 < 400mL/d，学龄前儿童 < 300mL/d，婴幼儿 < 200mL/d时为少尿。尿量 < 50mL/d 为无尿。如果每日尿量超过正常 3 倍以上则为多尿。

3. 尿的性质

（1）尿色 出生后最初几天尿色深，稍混浊，放置后有尿酸盐结晶沉淀呈红褐色，数日后尿色变浅。正常婴幼儿尿液淡黄透明，但在寒冷季节放置后可有乳白色沉淀，为尿液中盐类结晶析出而引起，加酸或加热后可溶解，注意与脓尿或乳糜尿相鉴别。

（2）尿酸碱度 生后数天，因含尿酸盐较多，尿液呈强酸性，以后接近中性或弱酸性，pH 值多为 5.0～7.0。

（3）尿渗透压与比重 新生儿尿渗透压平均为 240mmol/L，尿比重为 1.006～1.008，随年龄增长逐渐增高，1 岁后接近成人，尿渗透压为 500～800mmol/L，尿比重为 1.010～1.030。

（4）尿蛋白 正常小儿尿中仅含微量蛋白，定性为阴性，定量 ≤100mg/（m²·24h），一次随意尿的尿蛋白/肌酐 ≤0.2。若尿蛋白定性检查为阳性，含量 >150mg/d 或 >4mg/（m²·h）或 >100mg/L 则为异常。

（5）尿细胞和管型 正常新鲜尿液离心后沉渣镜检：白细胞 <5 个/HP，红细胞 <3个/HP，无或偶见透明管型。12 小时尿细胞计数（Addis count）：红细胞 <50 万，白细胞 <100 万，管型 <5000 个为正常。

第二节　急性肾小球肾炎

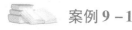 **案例 9－1**

患儿，8 岁，男性，因"水肿、尿少 3 天"入院。患儿 3 天前晨起后出现双眼、脸浮肿，渐及颜面及双下肢，伴尿少、尿色加深，无尿频、尿急等，在家自服抗感冒药治疗，1 天前尿量较前减少，尿色发红、呈洗肉水样，伴头晕、头痛，无呕吐。在当地诊所予青霉素、病毒唑静脉输液，无好转，于今日来院就诊。患儿 2 周前患扁桃体炎，予静脉输注青霉素好转。既往无肾脏疾病史。体检：T 37.0℃，P 82 次/分，R 20 次/分，BP 138/98 mmHg。发育正常，神清，精神尚可，呼吸平稳，全身皮肤无出血点及皮疹，眼睑、颜面轻度水肿，心、肺听诊无异常，腹平软，无移动性浊音，双下肢水肿，压之无明显凹陷，活动正常。

首先考虑该患儿的诊断是什么？有哪些诊断依据？为确诊，需做哪些检查？需要和哪些疾病相鉴别？列出治疗措施。

急性肾小球肾炎（acute glomerulonephritis，AGN），简称急性肾炎，是一组由多种病因引起的急性免疫反应性肾小球疾病。临床常急性起病，以血尿为主要表现，伴不同程度蛋白尿，可有水肿、少尿、高血压或肾功能不全，病程多在 1 年内。1982 年，全国 105 所医院的调查结果显示，急性肾炎患儿占同期泌尿系统疾病的 53.7%，占小儿泌尿系统疾病的首位。急性肾小球肾炎多见于儿童及青少年，以 5～14 岁多见，2 岁以内者少见，男女之比为 2∶1。发病以秋冬季节较多。绝大多数预后良好，少部分可能迁延。

急性肾小球肾炎可分为急性链球菌感染后肾小球肾炎（APSGN）和非链球菌感染后肾小球肾炎。本节急性肾炎主要是指 ASPGN。

【病因和发病机制】

绝大多数急性肾小球肾炎病例为 A 组乙型溶血性链球菌急性感染后引起的免疫复合物性肾小球肾炎，故又称急性链球菌感染后肾炎（APSGN）。感染溶血性链球菌后，肾炎的发生率一般在 0%～20%。除 A 组乙型溶血性链球菌外，其他细菌、病毒、原虫或肺炎支原体等也可导致急性肾炎，但较少见。

目前认为本病的发生与 A 组乙型溶血性链球菌中的致肾炎菌株感染有关，所有致肾炎菌株均有共同的致肾炎抗原性，包括菌壁上的 M 蛋白内链球菌素和肾炎菌株协同蛋白（NSAP）等。

本病的主要发病机制为抗原抗体免疫复合物引起的肾小球毛细血管炎性病变，包括循环免疫复合物和原位免疫复合物致病学说。另外，某些链球菌通过神经氨酸苷酶的作用或其产物如某些菌株产生的唾液酸酶，与机体的 IgG 结合，改变 IgG 的化学组成或其免疫原性，产生自身抗体和免疫复合物而致病。还可因为链球菌抗原与肾小球基膜糖蛋白间具有交叉抗原性，可使少数病例呈现抗肾抗体型肾炎。APSGN 的发病机制见图 9-1。

【病理】

本病主要表现为毛细血管内弥漫性、渗出性、增殖性肾小球肾炎。光镜下可见肾小球不同程度的肿大，毛细血管内皮细胞和系膜细胞增生肿胀，炎性细胞浸润，毛细血管腔狭窄甚至闭锁、塌陷。部分患儿可见上皮细胞节段性增生所形成的新月体，使肾小囊腔受阻。肾小管病变较轻，呈上皮细胞变性，间质水肿及炎性细胞浸润。电镜检查可见电子致密物呈驼峰状在上皮细胞下沉积，为本病的特征。免疫荧光检查在急性期可见粗颗粒状的 IgG、C_3 沿肾小球毛细血管袢和（或）系膜区沉积，有时也可见到 IgM 和 IgA 沉积。

【临床表现】

本病临床表现轻重不一，轻者仅表现为无症状性镜下血尿，重者在起病两周以内可出现循环充血、高血压脑病、急性肾功能衰竭而危及生命。

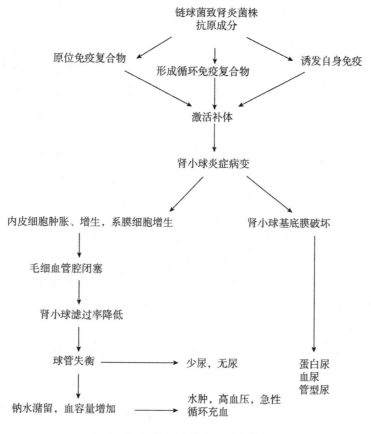

图 9 - 1　急性肾小球肾炎发病机制

1. 前驱感染　90% 病例有前驱链球菌感染史，以呼吸道及皮肤感染为主。在前驱感染后，经 1～3 周无症状的间歇期而急性起病。呼吸道感染引起者的间歇期约 10 天（6～12 天），皮肤感染引起者约为 20 天（14～28 天）。

2. 典型表现　起病时可有低热、乏力、头痛、头晕、恶心呕吐、食欲减退、腹痛及鼻出血等症状。典型表现为：

（1）水肿　70% 的病例有水肿，首先见于眼睑及颜面部，晨起明显，为轻度到中度水肿，重者 2～3 天遍及全身，呈非凹陷性（图 9 - 2）。水肿同时伴尿量减少。

（2）血尿　50%～70% 患儿有肉眼血尿，所有典型病例均有镜下血尿。血尿的颜色随尿液酸碱度变化，酸性尿呈烟灰水样或茶褐色，中性或弱碱性尿呈鲜红色或洗肉水样。血尿的持续时间不等，肉眼血尿在 1～2 周内消失，镜下血尿可持续 3～6 个月或更久。血尿同时常伴有不同程度的蛋白尿，典型病例尿蛋白定量 <3g/d，有 20% 的病例可达肾病水平。

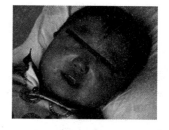

图 9 - 2　眼睑浮肿

（3）高血压　30%～80% 的病例有高血压，一般呈轻中度增高。1～2 周后，随尿量增多，血压降至正常。

3. 严重表现 少数病例在起病早期（2 周内）可出现下述严重症状，甚至危及生命，应及早发现，及时治疗。

（1）严重循环充血 多发生在起病 1 周内，由于水钠潴留，血浆容量增加，使循环负荷过重所致。轻者仅表现为呼吸急促、肺部有少许湿啰音，重者出现呼吸困难、端坐呼吸、颈静脉怒张、频繁咳嗽、吐粉红色泡沫痰、两肺满布湿啰音、心脏扩大，甚至出现奔马律、肝大压痛，水肿加剧。如不及时抢救，危重者可因急性肺水肿而在数小时内死亡。

（2）高血压脑病 由于血压过高致脑血管痉挛，导致脑缺血缺氧，血管渗透性增高，发生脑水肿。近年亦有人认为是脑血管扩张所致。高血压脑病常发生在疾病早期，血压急剧上升之后，年长儿可诉剧烈头痛、恶心、呕吐、烦躁不安、一过性失明，重者突然出现惊厥、昏迷。血压（尤其是舒张压）急剧升高，> 140/90mmHg，伴视力障碍、惊厥或昏迷三项之一者即可诊断。高血压控制后上述症状迅速消失。

（3）急性肾功能不全 严重少尿或无尿患儿可引起暂时性氮质血症、电解质紊乱和代谢性酸中毒，一般持续 3 ~ 5 日，在尿量逐渐增多后，病情好转。若持续数周仍不恢复，则预后不良。

4. 非典型表现

（1）无症状性急性肾炎 患儿仅有镜下血尿或血清补体 C_3 降低，而无其他临床表现。

（2）肾外症状性急性肾炎 患儿有明显水肿、高血压，甚至出现严重循环充血及高血压脑病，而尿改变轻微或尿常规检查正常，但有链球菌感染的证据和血 C_3 水平明显降低。

（3）以肾病综合征为表现的急性肾炎 少数患儿以急性肾炎起病，但以水肿和蛋白尿为主要表现，伴轻度高胆固醇血症和低白蛋白血症，临床表现似肾病综合征。

【辅助检查】

1. 尿液检查 尿蛋白可在（＋）~（＋＋＋），且与血尿的程度相平行，镜下可见大量红细胞，可见透明、颗粒或红细胞管型，疾病早期可见较多白细胞及上皮细胞，并非感染。尿常规一般 4 ~ 8 周恢复正常，12 小时尿沉渣计数 4 ~ 8 个月恢复正常。

2. 血液检查 红细胞及血红蛋白可稍降低，与血容量增多、血液稀释有关。白细胞计数可正常或增高，与原发感染灶是否继续存在有关。血沉增快，一般 2 ~ 3 月内恢复正常。约半数以上患儿抗链球菌溶血素 O（ASO）升高，通常于链球菌感染 10 ~ 14 天开始升高，3 ~ 5 周达高峰，3 ~ 6 个月恢复正常。80% ~ 90% 的患儿血清 C_3 下降，6 ~ 8 周恢复正常。

3. 肾功能检查 明显少尿时血尿素氮和肌酐可升高，肾小管功能正常。持续少尿、无尿者，血肌酐升高，内生肌酐清除率降低，尿浓缩功能受损。

【诊断】

典型病例根据病前 1 ~ 3 周有链球菌前驱感染史，急性起病，以水肿、少尿、血尿、蛋白尿、高血压为主要临床表现，急性期血清 ASO 滴定度增高，血清补体 C_3 下降，则可临床诊断为急性肾炎。疑为急进性肾炎或临床、化验不典型或病情迁延者可做肾活检以确定诊断。

【鉴别诊断】

本病需注意与下列疾病相鉴别：

1. 其他病原体感染后引起的肾炎　多种病原体感染可引起急性肾炎，可从原发感染灶及各自的临床特点相区别。如病毒性肾炎，一般前驱期短，3~5 天，临床症状轻，以血尿为主，无明显水肿及高血压，补体 C_3 和 ASO 正常。

2. IgA 肾病　以血尿为主要症状，表现为反复发作性肉眼血尿，常在上呼吸道感染后 1~2 天出现血尿，多无水肿、高血压、血清 C_3 正常，确诊需做肾活检。

3. 慢性肾炎急性发作　既往肾炎史不明确，无明显前期感染，除有肾炎症状外，患儿多有贫血、肾功能异常、尿比重低且固定，可与急性肾炎鉴别，尿液改变以蛋白增多为主。

4. 原发性肾病综合征　具有肾病综合征表现的急性肾炎需与原发性肾病综合征鉴别。若患儿呈急性起病，有明确的链球菌感染证据，血清 C_3 降低，肾活检为毛细血管内增生性肾炎有助于急性肾炎的诊断。

5. 其他　还应与急进性肾炎或其他疾病引起的肾炎如紫癜性肾炎、狼疮性肾炎等相鉴别。

【治疗】

本病无特异治疗方法，主要是对症处理，加强护理，防止急性期并发症，保护肾功能，以待自然恢复。

1. 休息　急性期卧床休息 2~3 周，待水肿消退、血压正常、肉眼血尿消失，即可下床轻微活动。血沉正常可上学，但应避免重体力活动。尿检完全正常后方可恢复体力活动。

2. 饮食　以低盐饮食为好，急性期氯化钠的摄入量 <1g/d，或 <60mg/（kg·d），严重水肿、高血压者需无盐饮食。有氮质血症者应限制蛋白入量，可给优质动物蛋白 0.5g/（kg·d）。供给高糖饮食以满足小儿热量需要。一般不限制饮水。待尿量增加、水肿消退、血压正常、氮质血症消除后应尽早恢复正常饮食，以保证小儿生长发育的需要。

3. 控制感染　有感染灶时用青霉素 10~14 天，青霉素过敏者改用红霉素，禁用肾毒性药物。

4. 对症治疗

（1）利尿　经控制水盐入量后仍水肿、少尿者，可用氢氯噻嗪 1~2mg/（kg·d），分 2~3 次口服。无效时可用呋塞米，1~2mg/kg 静脉注射，每日 1~2 次，静脉注射剂量过大时可引起一过性耳聋。

（2）降压　凡经休息、利尿、限制水盐入量后，血压仍高者应给予降压药。首选硝苯地平，开始剂量为 0.25mg/（kg·d），最大剂量为 1mg/（kg·d），分 3 次口服。亦可用卡托普利等血管紧张素转换酶抑制剂，初始剂量为 0.3~0.5mg/（kg·d），最大剂量为 5~6mg/（kg·d），分 3 次口服，与硝苯地平交替使用则降压效果更佳。

5. 严重循环充血的治疗

（1）纠正水钠潴留，恢复正常血容量，可用强利尿剂呋塞米。

（2）明显肺水肿者，加用硝普钠 5~20mg 溶于 5% 葡萄糖液 100mL 中，以 1μg/（kg·min）速度静脉滴注。用药时严密监测血压，随时调整药液滴速，不宜超过 8μg/（kg·min），以防发生低血压。滴注时药液、针筒、输液管等须用黑纸覆盖，以免药物遇光分解。

（3）必要时辅以速效洋地黄类制剂，量宜偏小，症状好转后即停药。

（4）难治性病例给予腹膜透析或血液透析治疗。

6. 高血压脑病的治疗　原则为降压、止惊、脱水、利尿。首选硝普钠，用法同上。

7. 急性肾功能不全的治疗　严格限制入水量，掌握"量出为入"的原则，每日液量 = 前一天尿量 + 不显性失水量 + 异常丢失液量一内生水量；纠正水、电解质及酸碱平衡紊乱；积极利尿，供给足够热量，以减少蛋白质分解；必要时采取透析疗法。

【预后】

急性肾炎预后良好，极少发展为慢性肾炎。95% 的 APSGN 病例能完全恢复，少数（5% 以下）病例可有持续尿异常，死亡率在 1% 以下，其死因主要为急性肾衰竭。远期预后小儿比成人好，一般认为 80%~95% 的病例终将痊愈。

【预防】

预防本病的关键是防治链球菌感染。平时应加强锻炼，注意皮肤清洁卫生，减少呼吸道及皮肤感染。一旦发生感染则应及时彻底治疗，并于感染后 2~3 周内随访尿常规，及时发现异常，早期治疗。

第三节　肾病综合征

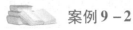 案例 9 - 2

患儿，男，6 岁，因水肿、少尿 2 周来就诊。2 周前患儿无明显诱因出现面色苍白，眼睑、双下肢浮肿，尿量少，呈浓茶色，尿常规示蛋白（＋＋＋），红细胞（＋＋），给予青霉素、中药及利尿剂等治疗，水肿减轻、尿量增多。1 周前因感冒，再次出现眼睑及双下肢水肿，且程度加重，尿呈洗肉水样，尿量明显减少。体格检查：T 36.8℃，P 80 次/分，R 26 次/分，BP 135/105mmHg，体重 30.5kg，一般情况尚可，眼睑浮肿，咽充血，心、肺、腹未

见明显异常，四肢活动可，双下肢水肿，指压凹陷明显，神经系统查体未见异常。尿常规：尿蛋白（＋＋＋），红细胞（＋＋）。肝功：谷丙转氨酶30U/L，血浆蛋白32g/L，白蛋白20g/L，胆固醇8.3mmol/L。

该患儿最可能的诊断是什么？列出诊断依据。为明确诊断，需进一步做何检查？列出主要治疗措施。

肾病综合征（nephrotic syndrome，NS）简称肾病，是一组由多种病因引起的肾小球滤过膜通透性增高，导致大量血浆蛋白质从尿中丢失，临床以大量蛋白尿、低白蛋白血症、高脂血症和不同程度的水肿为主要特征的综合征，其中大量蛋白尿和低白蛋白血症为必备条件。

在小儿肾脏疾病中，肾病综合征的发病率仅次于急性肾炎，多见于学龄前儿童，3～5岁为发病高峰，男女比例为3.7∶1。NS按病因可分为原发性、继发性和先天性三种类型。原发性NS约占儿童时期NS总数的90%以上，故本节主要介绍原发性NS（PNS）。

【病因和发病机制】

PNS的病因及发病机制尚未完全明确。单纯性肾病可能与T细胞免疫功能紊乱有关。肾炎性肾病患儿则常见免疫球蛋白和（或）补体成分在肾内沉积，提示与免疫病理损伤有关。近年来研究发现，NS的发病具有遗传基础。国内报道糖皮质激素敏感型患儿的HLA-DR$_7$抗原频率高达38%，频复发患儿则与HLA-DR$_9$相关。另外，NS还有家族性表现，且绝大多数是同胞患病。流行病学调查发现，黑种人患NS的症状表现重，对激素反应差，提示NS发病与人种及环境有关。

【病理生理】

原发性肾损害使肾小球滤过膜通透性增加，引起蛋白尿，而低蛋白血症、高脂血症及水肿是继发的病理生理改变。

1. 低蛋白血症 主要原因是大量血浆蛋白从尿中丢失和从肾小球滤出后被肾小管重吸收并分解成氨基酸；另外，肝脏合成蛋白质的速度和分解代谢率的改变，也可造成低蛋白血症。

2. 高脂血症 患儿血清总胆固醇、甘油三酯、低密度脂蛋白（LDL）和极低密度脂蛋白（VLDL）均增高，血清高密度脂蛋白（HDL）正常。主要原因是低蛋白血症导致肝脏合成大量脂蛋白，而大分子的脂蛋白难以从肾小球滤出，使之在血中蓄积而增高。持续高脂血症，脂质由肾小球滤出可导致肾小球硬化和肾间质纤维化。

3. 水肿 水肿是NS的主要临床表现，其发生可能与下列因素有关：①低蛋白血症使血浆胶体渗透压降低，血浆中水分自血管渗入组织间隙直接造成局部水肿。当血浆白蛋白低于25g/L时，液体在间质区滞留；低于15g/L时，则有腹水或胸水形成。②血浆胶体渗透压降低使有效血液循环量减少，刺激容量和渗透压感受器，引起肾素-血管紧张素-醛固酮和抗利尿激素分泌增加，心钠素减少导致水钠潴留；③低血容量使交感神经兴奋性增高，近端肾小管吸收 Na^+ 增加。④某些肾内因子改变了肾小管管周体液平衡，使近曲小管吸收 Na^+ 增加。

4. 其他 体液免疫功能低下；抗凝血酶Ⅲ丢失，而Ⅳ、Ⅴ、Ⅶ因子和纤维蛋白原增多，使患儿处于高凝状态；钙结合蛋白减少，血清结合钙也减少；当 $25(OH)D_3$ 结合蛋白同时丢失时，游离钙亦降低；另一些结合蛋白的降低可使结合型甲状腺素（T_3、T_4）及血清铁、铜、锌等微量元素减少，转铁蛋白减少可发生小细胞低色素性贫血。

【病理】

PNS 可见于各种病理类型。根据国际儿童肾脏病研究组（1979）对 521 例小儿原发性肾病综合征的病理观察，有以下类型：微小病变（76.4%），局灶性节段性肾小球硬化（6.9%），膜性增生性肾小球肾炎（7.5%），单纯系膜增生（2.3%），增生性肾小球肾炎（2.3%），局灶性球性硬化（1.7%），膜性肾病（1.5%），其他（1.4%）。儿童 NS 最主要的病理改变是微小病变型。

【临床表现】

肾病综合征一般起病隐匿，常无明显诱因。以水肿为突出表现，首先见于眼睑，以后可波及全身，重者出现胸水、腹水。水肿为可凹性，水肿部位可随体位发生改变。约 1/3 的患儿病初有感染史，2/3 的肾病复发与病毒感染有关。水肿严重时伴有尿量减少。肾炎性肾病患儿可出现血尿、高血压等表现。长期蛋白尿的患儿可出现蛋白质营养不良，表现为面色苍白、皮肤干燥、精神萎靡、倦怠无力等。肾功能一般正常，少数病例晚期可出现肾小管功能障碍。

【并发症】

NS 治疗过程中可出现多种并发症，是导致病情加重或肾病复发的重要原因，应及早诊断和及时处理。

1. 感染 为最常见的并发症。以呼吸道感染最多见，其次为皮肤、泌尿道感染和原发性腹膜炎等。病原体包括病毒、细菌、支原体、真菌等。感染可使肾病加重、反复和（或）复发，并降低患儿对激素的敏感性，因此，一旦发生感染，应积极治疗。

2. 电解质紊乱和低血容量 常见的电解质紊乱有低钠、低钾和低钙血症。最常见的为低钠血症，患儿表现为厌食、乏力、嗜睡、血压下降，甚至出现休克、抽搐等，可能与患儿不恰当长期禁盐、过多使用利尿剂及感染、呕吐、腹泻等因素有关。另外，由于低蛋白血症，血浆胶体渗透压下降，显著水肿，而常有血容量不足，尤其在各种诱因引起低钠血症时易出现低血容量甚至低血容量性休克。

3. 血栓形成和栓塞 血栓形成与血液高凝状态有关，血栓形成可导致栓塞，肾病时任何部位的动、静脉均可出现血栓形成和栓塞。肾静脉血栓最常见，表现为突发腰痛、腹痛、出现血尿或血尿加重、少尿甚至发生肾衰竭。临床可见不同部位血栓形成的亚临床型，包括下肢静脉或深静脉血栓、肺栓塞和脑栓塞等。

4. 急性肾衰竭　5% 的微小病变型肾病可并发急性肾衰竭。

5. 肾小管功能障碍　除原有肾小球基础病变可引起肾小管功能损害外，由于大量尿蛋白的重吸收，可导致肾小管（尤其是近曲小管）功能障碍，出现肾性糖尿或氨基酸尿，严重者呈 Fanconi 综合征。

【辅助检查】

1. 尿液分析　尿蛋白定性多在（＋＋＋）以上，尿蛋白定量超过 50mg/（kg·d），尿蛋白/尿肌酐（mg/mg）＞3.5，可见透明管型、颗粒管型，肾炎性肾病可见较多红细胞。

2. 血液检查　血浆总蛋白低于 50g/L，白蛋白低于 30g/L 可诊断为 NS 的低蛋白血症和低白蛋白血症。血清蛋白电泳显示：白蛋白和 γ 球蛋白明显降低，α_2 和 β 球蛋白明显增高。IgG 降低。血浆胆固醇和 LDL、VLDL 增高，HDL 多正常。血沉多在 100mm/h 以上。单纯性肾病尿量明显减少时有暂时性尿素氮（BUN）、肌酐（Cr）升高，肾炎性肾病则 BUN、Cr 升高，晚期可有肾小管功能损害。

3. 血清补体测定　单纯性肾病血清补体正常，肾炎性肾病补体多下降。

4. 经皮肾穿刺组织病理学检查　大多数 NS 患儿不需要进行诊断性肾活检。NS 肾活检指征：①对糖皮质激素治疗耐药或频繁复发者；②临床或实验室证据支持肾炎性肾病或继发性肾病综合征者。

【诊断和鉴别诊断】

NS 的完整诊断应包括疾病、临床分型、病因等三方面的内容。

首先应明确是否为肾病综合征，依据中华医学会儿科学分会肾病学组 2000 年 11 月修订的儿童肾小球疾病临床分类诊断标准，具有以下 4 项者，可诊断为肾病综合征：①大量蛋白尿：尿蛋白定性（＋＋＋）～（＋＋＋＋），1 周内 3 次 24 小时尿蛋白定量 ≥50mg/kg；②血浆白蛋白 ＜30g/L；③血浆总胆固醇 ＞5.7mmol/L；④不同程度水肿。上述 4 项中，大量蛋白尿和低白蛋白血症是必备条件。

其次是明确临床分型，凡具有以下 4 项之一或多项者属于肾炎性肾病：①明显血尿：2 周内分别 3 次以上离心尿检查 RBC ≥ 10 个/HP，并证实为肾小球源性血尿者；②反复或持续高血压，学龄儿童 ＞130/90mmHg，学龄前儿童 ＞120/80mmHg，并除外糖皮质激素等原因所致；③肾功能不全，并排除由于血容量不足等所致；④持续低补体血症。

最后，应结合病史、临床表现及实验室检查，除外引起继发性肾病的其他疾病，如狼疮性肾炎、过敏性紫癜性肾炎、乙型肝炎病毒相关性肾炎、药源性肾炎等，必要时应做肾活检以明确病理诊断。

【治疗】

本病病情迁延，易复发，要求家长和患儿树立信心，坚持系统而正规的治疗，同时应积极防治并发症。目前，小儿 NS 的治疗主要是以糖皮质激素为主的综合治疗。

1. 一般治疗

（1）休息 除明显水肿、高血压和并发感染的患儿外，一般不需卧床休息。病情缓解后应逐渐恢复活动量。

（2）饮食 严重水肿、高血压、少尿时限制钠、水的入量，给予无盐或低盐饮食（氯化钠 1 ~ 2 g/d），病情缓解后不必长期限盐。蛋白质摄入 1.5 ~ 2g/（kg·d），首选乳、鱼、蛋、牛肉等优质蛋白质。患儿用糖皮质激素过程中，每日应给予维生素 D 400U 及适量钙剂。为减轻高脂血症，应少食动物脂肪，以植物性脂肪为宜，同时增加富含可溶性纤维的饮食，如燕麦、米糠及豆类等。

（3）防治感染 加强皮肤护理，避免到公共场所，预防接种应推迟到完全缓解且停用激素 3 个月后进行；接触麻疹、水痘患儿者，暂时停用激素并注射丙种球蛋白；一旦发生感染，应及时治疗，但不主张预防性使用抗生素。

（4）利尿消肿 激素敏感病例应用激素 7 ~ 14 天后可利尿消肿，一般不需给利尿剂；水肿严重，伴有胸水、腹水，或因其他原因暂不能用激素，或对激素耐药者，可使用利尿剂，但需严密观察出入水量、体重变化及电解质情况。开始可用氢氯噻嗪 1 ~ 2mg/（kg·d），每日 2 ~ 3 次。对顽固性水肿，一般利尿剂无效者，可用低分子右旋糖酐每次 5 ~ 10mL/kg，加入多巴胺 10mg、酚妥拉明 10mg 静脉滴注，多巴胺滴速控制在 3 ~ 5μg/（kg·min），滴毕静脉注射呋塞米，每次 1 ~ 2mg/kg。

近年注意到，反复输入血浆或白蛋白可影响肾病的缓解，对远期预后不利。只有当血浆白蛋白 <15g/L、一般利尿剂无效、高度水肿或伴低血容量者可给无盐白蛋白0.5 ~ 1g/kg 静脉滴注，滴后静脉注射呋塞米。

2. 糖皮质激素 目前，激素仍是诱导肾病缓解的首选药物。应用激素总原则：始量要足，减量要慢，维持要长。

（1）初治病例的激素治疗 诊断确定后尽早选用泼尼松治疗。

短程疗法：泼尼松 2mg/（kg·d），最大量 60mg/d，分 3 次服用，共 4 周。4 周后不管疗效如何，均改为 1.5mg/kg 隔日晨顿服，共 4 周。全疗程共 8 周，然后骤然停药。因短程疗法易复发，国内很少采用，国外常用。

中、长程疗法：国内常用。泼尼松 2mg/（kg·d），最大量 60mg/d，分次服用。若 4 周内尿蛋白转阴，则自转阴后至少巩固 2 周开始减量，改为隔日 2mg/kg 早餐后顿服，继用 4 周，以后每 2 ~ 4 周减总量 2.5 ~ 5mg，直至停药，疗程必须达 6 个月（中程疗法）。开始治疗 4 周后尿蛋白仍未转阴者可继续服至尿蛋白阴转后 2 周，一般不超过 8 周，以后再改为隔日 2mg/kg 早餐后顿服，继用 4 周，以后每 2 ~ 4 周减量一次，直至停药，疗程 9 个月（长程疗法）。

激素疗效判断：①激素敏感型，为泼尼松足量治疗 <8 周，尿蛋白转阴者；②激素耐药型，为泼尼松足量治疗 8 周，尿蛋白仍阳性者；③激素依赖型，对激素敏感，但减量或停药 1 个月内复发，重复 2 次以上者；④复发与频复发：复发（反复）是指连续 3 天尿蛋白由阴转为（+++）或（++++），或尿蛋白定量 ≥50mg/（kg·d）或尿蛋

白/尿肌酐≥2.0；频复发是指病程中半年内复发≥2次，或1年内复发≥3次。

（2）复发和激素依赖型肾病的其他激素治疗 ①调整激素的剂量和疗程：对激素治疗后或在减量过程中复发的病例，原则上再次恢复到初始治疗剂量或上一个疗效剂量，或改隔日疗法为每日疗法，或将激素减量的速度放慢，延长疗程。同时注意查找患儿有无感染或影响激素疗效的其他因素。②更换激素类型：对泼尼松疗效较差的病例，可换用地塞米松、阿赛松、康宁克A等，慎用甲泼尼龙冲击治疗。

3. 免疫抑制剂 主要用于NS频繁复发、激素依赖、激素耐药或出现严重副作用者，在小剂量激素隔日使用的同时选用。最常用药物为环磷酰胺（CTX），剂量为2～2.5mg/（kg·d），分3次口服，疗程8～12周，总量不超过200mg/kg。或用环磷酰胺冲击治疗，剂量为10～12mg/（kg·d），加入5%葡萄糖盐水100～200mL内静脉滴注1～2小时，连续2天为一疗程，每2周重复一疗程，累积量<150～200mg/kg。CTX近期副作用有胃肠道反应、白细胞减少、脱发、肝功能损害、出血性膀胱炎等，少数可发生肺纤维化；远期副作用是对性腺的损害。病情需要者可小剂量、短疗程、间断用药，用药期间多饮水；每周查血象，白细胞<$4.0×10^9$/L，血小板<$50×10^9$/L时停药；避免青春期前和青春期用药。

其他免疫抑制剂有苯丁酸氮芥、雷公藤多苷、环孢素A或霉酚酸酯等，可酌情选用。

4. 其他疗法

（1）抗凝及纤溶药物疗法 NS常常存在高凝状态及纤溶障碍，易并发血栓形成，需行抗凝和溶栓治疗。①肝素：1mg/（kg·d），加入10%葡萄糖液50～100mL中静脉滴注，每日一次，2～4周为一疗程。亦可用低分子肝素。病情好转后改口服抗凝药物维持治疗。②尿激酶：一般剂量为3万～6万U/d，加入10%葡萄糖液100～200mL中静脉滴注，1～2周为一疗程，有直接激活纤溶酶溶解血栓的作用。

（2）免疫调节剂 左旋咪唑2.5mg/kg，隔日用药，疗程6个月，一般作为激素的辅助治疗，特别适用于常伴感染、频复发或激素依赖型病例，副作用有胃肠不适、流感样症状、皮疹、周围血中性粒细胞下降，停药后即可恢复。亦可用大剂量丙种球蛋白，用于激素耐药和血浆IgG过低者，国内多主张400mg/（kg·d），共使用5天。

（3）血管紧张素转换酶抑制剂（ACEI）治疗 ACEI对改善肾小球局部血流动力学，减少尿蛋白，延缓肾小球硬化有良好作用，尤其适用于伴有高血压的NS。常用制剂有卡托普利、依那普利、福辛普利等。

5. 中医药治疗 NS属中医"水肿""虚劳"等范畴，应根据辨证施治原则立方治疗。

【预后】

肾病综合征的预后与其病理类型和对糖皮质激素敏的感度密切相关。微小病变型预后最好，局灶节段性肾小球硬化预后最差。90%～95%的微小病变型患儿首次应用糖皮质激素有效，其中85%可有复发，病后第1年比以后更常见，3～4年未复发者，其后有 95% 的机会不复发。微小病变型预后较好，但要注意预防感染和糖皮质激素的严重副作用。局灶节段性肾小球硬化者如对糖皮质激素敏感，可改善其预后。

第四节 泌尿道感染

泌尿道感染（UTI）是指病原体直接侵入泌尿道，在尿液中生长繁殖，并侵犯泌尿道黏膜和组织而引起的炎性损伤。按感染部位不同，UTI 分为肾盂肾炎、膀胱炎、尿道炎。肾盂肾炎又称为上尿路感染，膀胱炎、尿道炎两者合称下尿路感染，但儿童时期的感染不易局限，且临床定位困难，故统称为泌尿道感染。根据有无临床症状，UTI 分为症状性泌尿道感染和无症状性菌尿。

UTI 是儿童常见的感染性疾病，1987 年的全国 21 省市儿童尿过筛检查统计显示，泌尿道感染占儿童泌尿系统疾病的 12.5%。女性发病率普遍高于男性，但新生儿或婴幼儿早期，男性发病率却高于女性。无症状性菌尿是儿童泌尿道感染的一个重要组成部分，见于各年龄、性别的儿童，甚至 3 个月以下的小婴儿，但以学龄期女孩更常见。

【病因和发病机制】

1. 病原菌　任何致病菌均可引起 UTI，最常见的致病菌为大肠埃希菌，占 60% ~ 80%，其次为变形杆菌、副大肠埃希菌、克雷伯杆菌、铜绿假单胞菌，少数为肠球菌和葡萄球菌。研究证实，大肠埃希菌是反复 UTI 的主要原因。UTI 患儿中，初次患 UTI 的新生儿、所有年龄的女孩和 1 岁以下的男孩的主要致病菌是大肠埃希菌；而 1 岁以上男孩的主要致病菌为变形杆菌，可能与变形杆菌易于在包皮周围生长有关；对于 10 ~ 16 岁的女孩，则白色葡萄球菌亦常见；克雷伯杆菌和肠球菌则多见于新生儿 UTI。

2. 感染途径

（1）上行性感染　致病菌从尿道、膀胱、输尿管移行至肾脏引起感染，是婴幼儿期最主要的感染途径，主要致病菌是大肠埃希菌，其次是变形杆菌、肠杆菌。

（2）血源性感染　细菌随血液循环到达肾脏引起感染，多发生在新生儿及小婴儿，最常见的致病菌为金黄色葡萄球菌。

（3）淋巴感染和直接蔓延　邻近器官或周围组织感染时，细菌可通过淋巴管播散至肾或膀胱，也可直接蔓延，但较少见。

3. 易感因素

（1）生理特点　与小儿泌尿系统解剖生理特点有关。女婴尿道短，且外口暴露又邻近肛门，男婴常有包茎，且婴幼儿输尿管长而弯曲，管壁肌肉和弹力纤维发育不良，容易受压及扭曲导致梗阻而发生尿潴留，诱发感染。

（2）周围条件　尿道周围菌种的改变及尿液性状的变化为条件致病菌入侵和繁殖创造了条件。

（3）免疫因素　UTI 患儿的 SIgA 产生存在缺陷，使尿中的 SIgA 的浓度减低，增加了发生泌尿道感染的机会。

（4）畸形　先天性或获得性尿路畸形，增加尿路感染的危险性。

（5）全身性因素　营养不良、糖尿病、高钙血症、高血压、慢性肾疾病及长期使用糖皮质激素或免疫抑制剂的患儿，其 UTI 的发病率可增高。

【临床表现】

1. 急性泌尿道感染　其临床表现因年龄和感染部位而异。婴幼儿以全身症状为主，年长儿以尿路刺激症状为主。

（1）新生儿　临床表现极不典型，以全身症状为主，如发热或体温不升、苍白、吃奶差、呕吐、腹泻等。许多患儿有生长发育停滞，体重增长缓慢或不增，多数患儿伴有黄疸。部分患儿可有嗜睡、烦躁甚至惊厥等神经系统症状。常伴有败血症，一般尿路刺激症状不明显。30% 的患儿尿和血培养的致病菌一致，因此要提高警惕。

（2）婴幼儿　临床表现也不典型，仍以全身症状为主，发热最突出，拒食、呕吐、腹泻等较明显，局部尿路刺激症状多不明显。若排尿时哭吵不安，尿频，尿布有臭味，有顽固性尿布疹等，应想到本病。

（3）年长儿　下尿路感染时，多表现为尿频、尿急、尿痛、排尿困难等尿路刺激症状，有时可有血尿及遗尿，而全身症状多不明显。上尿路感染时，以发热、寒战、腹痛等全身症状为主，常伴有腰痛和肾区叩击痛等，同时可伴有尿路刺激症状、血尿或遗尿。

2. 慢性泌尿道感染　指反复发作或病情迁延者，病情轻重不一，可从无明显症状直至肾衰竭。反复发作者可伴有生长迟缓、贫血、消瘦、高血压或肾功能不全。

3. 无症状性菌尿　健康儿童常规尿液筛查，中段尿培养菌落数 $>10^5/mL$ 可确诊，但无任何尿路感染症状。各年龄组均可见，以学龄期女孩多见。常伴有尿路畸形和既往有尿路感染史。病原体多为大肠埃希菌。

【辅助检查】

1. 尿常规检查及尿细胞计数　①尿常规检查：如清洁中段尿离心沉渣中白细胞 >10 个/HP，即可怀疑为泌尿道感染。如白细胞成堆或见白细胞管型，则诊断价值更大。血尿也很常见。② 1 小时尿白细胞排泄率测定：白细胞数 $>30\times10^4/h$ 为阳性，有诊断意义；$<20\times10^4/h$ 为阴性，可排除泌尿道感染。

2. 尿培养及菌落计数　是诊断本病的主要依据。中段尿培养菌落数 $>10^5/mL$ 可确诊。$10^4\sim10^5/mL$ 为可疑，$<10^4/mL$ 系污染。但结果分析应结合患儿性别、症状有无、细菌种类及繁殖力等综合评价临床意义。由于粪链球菌一个链含有 32 个细菌，其菌落数在 $10^3\sim10^4/mL$ 之间即可诊断。通过耻骨上膀胱穿刺获取的尿培养，只要有细菌生长，即有诊断意义。菌落计数 $<10^4/mL$ 而症状明显，且连续 2 次尿培养为同一细菌，可确定诊断。伴有严重尿路刺激症状的女孩，如果尿中有较多白细胞，中段尿细菌定量培养 $\geqslant10^2/mL$，且致病菌为大肠埃希菌类或腐物寄生球菌等，也可诊断为泌尿道感染。临床高度怀疑 UTI 而尿普通细菌培养阴性者，应作 L - 型细菌和厌氧菌培养。

3. 尿液直接涂片法找细菌　油镜下如每个视野都能找到一个细菌，表明尿内细菌数 $>10^5$/mL 以上；如几个视野都找不到细菌，可以初步认为无菌尿存在。

4. 亚硝酸盐试纸条试验　大肠埃希菌、副大肠埃希菌和克雷伯杆菌呈阳性，产气杆菌、变形杆菌、铜绿假单胞菌和葡萄球菌呈弱阳性，粪链球菌、结核菌呈阴性。晨尿检查可提高阳性率。其尿试纸条是利用绝大多数致病菌能将尿中硝酸盐还原成亚硝酸盐的特性而设计的，特异性高达 98%。

5. 其他尿液检查　新生儿上尿路感染的血培养可阳性。尿沉渣找闪光细胞（甲紫沙黄染色）2 万~4 万/小时可确诊。

6. 影像学检查　常有 B 型超声检查、静脉肾盂造影加断层摄片、排泄性膀胱尿路造影、动态及静态肾核素造影、CT 扫描等。目的在于检查有无先天性或获得性泌尿道畸形、瘢痕进展情况等。

【诊断】

典型病例根据临床症状和实验室检查不难诊断。婴幼儿、新生儿由于尿路刺激症状不明显，而以全身症状为主，常易漏诊。故对原因不明的发热患儿均应进行反复尿液检查，凡具有真性菌尿者，即清洁中段尿培养菌落计数 $>10^5$/mL 或球菌 $>10^3$/mL 或耻骨上膀胱穿刺尿定性培养有细菌生长，即可确诊。

凡已确诊为 UTI 者，应进一步明确：①本次感染是初染、复发或再感染；确定致病菌的种类并做药敏试验；②确定有无尿路畸形如膀胱输尿管反流（VUR）、尿路梗阻等，如有 VUR，还要进一步了解反流的严重程度和有无肾瘢痕形成；③感染的定位诊断，即是上尿路感染还是下尿路感染。

【鉴别诊断】

UTI 需与肾小球肾炎、肾结核及急性尿道综合征鉴别。急性尿道综合征表现为尿频、尿急、尿痛、排尿困难等尿路刺激症状，但清洁中段尿培养无细菌生长或为无意义性菌尿。

【治疗】

治疗目的是控制症状，根除病原体，去除诱发因素，预防再发。

1. 一般处理　急性期需卧床休息，鼓励患儿多饮水以增加尿量，促进细菌和细菌毒素及炎性分泌物排出，并可减少药物副作用。女孩还应注意外阴部的清洁卫生。供给足够热量、维生素和丰富的蛋白质，增强机体抵抗力。

2. 对症处理　对高热、头痛、腰痛者给予解热镇痛剂缓解症状；尿路刺激症状明显者可用阿托品、山莨菪碱等药物治疗，或口服碳酸氢钠碱化尿液，减轻尿路刺激症状。

3. 抗菌药物治疗　抗生素选用原则：①根据感染部位：上尿路感染应选择血浓度高的药物，下尿路感染应选择尿浓度高的药物。②根据感染途径：上行性感染首选磺胺类药物治疗；如发热等全身症状明显或属血源性感染，多选用青霉素类、氨基糖苷类或头孢菌素类单独或联合治疗。③根据尿培养及药敏试验结果，结合临床疗效选用抗生素。④药物应在肾组织、尿液、血液中都有较高的浓度。⑤选用药物应抗菌能力强、抗菌谱广，最好选用强效杀菌药，且不易产生细菌耐药菌株的药物。⑥选用对肾功能损害小的药物。

（1）症状性 UTI 的治疗　对下尿路感染，在行尿培养后，初治首选复方磺胺异噁唑（SMZCo），内含磺胺甲噁唑（SMZ）和甲氧苄啶（TMP），按 SMZ 50mg/（kg·d），TMP 10mg/（kg·d）计算，分 2 次口服，疗程 7～10 天。

对上尿路感染或有尿路畸形的患儿，在行尿培养后，一般选用两种抗菌药物。新生儿和婴儿用氨苄西林 75～100mg/（kg·d）静注，加头孢噻肟钠 50～100mg/（kg·d）静注，连用 10～10 天；1 岁后儿童用氨苄西林 100～200mg/（kg·d）分 3 次静注，或用头孢噻肟钠，也可用头孢曲松钠 50～75mg/（kg·d）静脉缓慢滴注，疗程共 10～14 天。治疗开始后应连续 3 天送尿细菌培养，若 24 小时后尿培养阴性，表示所用药物有效，否则按尿培养药敏试验结果调整用药。停药 1 周后再做一次尿培养。

（2）无症状菌尿的治疗　单纯无症状菌尿一般不需治疗。但若合并尿路梗阻、膀胱输尿管反流或存在其他尿路畸形，或既往感染使肾脏留有陈旧性瘢痕者，则应积极选用上述抗菌药物治疗。疗程 7～14 天，继之给予小剂量抗菌药物预防，直至尿路畸形被矫治为止。

（3）再发泌尿道感染的治疗　再发泌尿道感染包括复发和再感染。复发是指原来感染的细菌未完全杀灭，在适宜的环境下细菌再度滋生繁殖。绝大多数患儿的复发多在治疗后 1 个月内发生。再感染是指上次感染已治愈，本次是由不同细菌或菌株再次引发的感染。再感染多见于女孩，多在停药后 6 个月内发生。

治疗再发泌尿道感染应在进行尿细菌培养后选用 2 种抗菌药物，疗程 10～14 天为宜，然后给予小剂量药物维持，以防再发。

【预后】

急性泌尿道感染经合理抗菌治疗，多数于数日内治愈，但有近 50% 的患儿可复发或再感染。再发病例多伴有尿路畸形，其中以膀胱输尿管反流最常见。膀胱输尿管反流与肾瘢痕关系密切，肾瘢痕的形成是影响儿童泌尿道感染预后的重要因素。学龄儿童最易形成肾瘢痕，10 岁后进展不明显。一旦肾瘢痕引起高血压，如不能被有效控制，最终发展为慢性肾衰竭。

【预防】

泌尿道感染的预防包括：注意个人卫生，幼儿不宜穿开裆裤，婴儿要勤换尿布，勤洗外阴以防止细菌入侵；及时发现和处理男孩包茎、女孩处女膜伞、虫感染等；及时矫治尿路畸形，防止尿路梗阻和肾瘢痕形成。

知识链接

膀胱输尿管反流和反流性肾病

膀胱输尿管反流（VUR）是指排尿时尿液从膀胱反流至输尿管和肾盂。引起 VUR 的主要原因是膀胱输尿管连接部的先天性发育缺陷，在排尿时不能阻止尿液进入输尿管，有原发性和继发性之分。临床上可无任何症状，也可并发反复的泌尿道感染，迁延难治，甚至引起高血压和肾功能不全。临床上若遇反复和迁延的泌尿道感染、原因不明的高血压及肾功能不全都应考虑本病。确诊需做排尿性膀胱尿道造影。可采取持续小剂量抗生素预防治疗或外科手术治疗。VUR 不仅发生在小儿，在反复 UTI 基础上可持续到成年，导致肾功能损害。

反流性肾病（RN）是由于 VUR 和肾内反流（IRR）伴反复尿路感染，导致肾脏形成瘢痕、萎缩、肾功能异常的综合征。RN 如不及时治疗和纠正，可发展至慢性肾衰竭。大量资料表明，RN 是终末期肾衰的重要原因之一。

目 标 检 测

一、选择题

1. 肾炎性肾病与单纯性肾病的主要鉴别点是
   A. 大量蛋白尿　　　　　　B. 血尿，高血压　　　　　　C. 高胆固醇血症
   D. 低蛋白血症　　　　　　E. 高度浮肿

2. 正常婴儿少尿标准为
   A. 每日尿量≤50mL　　　　B. 每日尿量≤100mL　　　　C. 每日尿量≤200mL
   D. 每日尿量≤300mL　　　 E. 每日尿量≤400mL

3. 肾病综合征患儿激素疗效判断，使用泼尼松的剂量（每日最大剂量≤60mg）及疗程标准为
   A. 1.0mg/(kg·d)，治疗 4 周
   B. 1.0mg/(kg·d)，治疗 8 周
   C. 2.0mg/(kg·d)，治疗 4 周
   D. 1.0~1.5mg/(kg·d)，治疗 4 周
   E. 1.5~2mg/(kg·d)，治疗 8 周

4. 下列哪项不是肾病综合征的并发症
   A. 肾静脉栓塞　　　　　　B. 原发性腹膜炎　　　　　　C. 低钙抽搐
   D. 低血容量　　　　　　　E. 循环充血

5. 急性肾小球肾炎合并循环充血的首选治疗是

A. 硝普钠   B. 血液透析   C. 甘露醇

D. 强利尿剂如呋塞米   E. 快速强心剂如西地兰

6. 急性肾炎出现水肿的特点是

     A. 上行性，非凹陷性   B. 下行性，非凹陷性   C. 上行性，凹陷性

     D. 下行性，凹陷性   E. 向心性，非凹陷性

7. 正常小儿新鲜尿液离心后沉渣镜检，下列哪项正确

     A. 红细胞<3 个/HP，白细胞<5 个/HP，偶见透明管型

     B. 红细胞<5 个/HP，白细胞<10 个/HP，偶见透明管型

     C. 红细胞<3 个/HP，白细胞<5 个/HP，透明管型<3 个/HP

     D. 红细胞<5 个/HP，白细胞<10 个/HP，透明管型<3 个/HP

     E. 红细胞<3 个/HP，白细胞<10 个/HP，偶见透明管型

8. 肾病综合征最主要的病理生理改变是

     A. 肾脏排钠障碍引起水肿

     B. 高脂血症导致肾小球硬化

     C. 低蛋白血症引起高度水肿

     D. 肾小球滤过率增加引起大量蛋白尿

     E. 高脂血症促进动脉硬化的形成

9. 泌尿道感染最常见的致病菌是

     A. 副大肠埃希菌   B. 变形杆菌   C. 金黄色葡萄球菌

     D. 大肠埃希菌   E. 产气杆菌

10. 肾病综合征患儿的首选用药是

     A. 青霉素   B. 氢氯噻嗪或螺内酯   C. 白蛋白

     D. 泼尼松   E. 环磷酰胺

二、思考题

1. 如何鉴别急性肾炎的水肿及肾病的水肿？

2. 肾病综合征低蛋白血症对患儿有哪些影响？

第十章 造血系统疾病

【学习目标】

1. 掌握：营养性贫血、免疫性血小板减少症的病因、临床表现、血象特点、诊断和防治原则。

2. 熟悉：小儿造血及血液特点，小儿贫血的定义、分度、分类方法、临床表现及诊断要点。

3. 了解：营养性贫血、免疫性血小板减少症的发病机制。

4. 学会：常见小儿贫血的诊断分析及临床处理方案制定。

第一节 儿童造血和血象特点

一、造血特点

小儿造血分为胚胎期造血和生后造血。

1. 胚胎期造血 造血细胞的生成始自卵黄囊的血岛，然后依次出现在肝、脾，最后移至骨髓，形成 3 个不同的造血阶段，之间有重叠交替（图 10 - 1）。

（1）中胚叶造血期 自胚胎第 3 周始出现卵黄囊造血，之后在中胚叶组织中出现广泛的原始造血成分，其中主要是原始的有核红细胞。胚胎第 6 周后，中胚叶造血开始减退。

（2）肝脾造血期 胎儿中期以肝脏造血为主。肝脏造血始于胚胎第 6 ~ 8 周，第 4 ~ 5 个月时达到高峰，6 个月后肝脏造血逐渐衰退。胎肝造血主要产生有核红细胞，也产生少量粒细胞和巨核细胞。脾脏约在胚胎第 8 周开始造血，主要生成红细胞、粒细胞，之后出现单核细胞和淋巴细胞，胎儿 5 个月之后，造红细胞和粒细胞的功能逐渐消失，但造淋巴细胞的功能持续终生。胸腺于胚胎第 6 ~ 7 周、淋巴结于胚胎 11 周开始参与造淋巴细胞，直至出生以后。

（3）骨髓造血期 骨髓于胚胎第 6 周开始出现，约在胚胎 4 个月时才开始造血活动，6 个月后成为主要造血器官，生成各种血细胞，直至出生后 2 ~ 5 周成为唯一的造血场所。

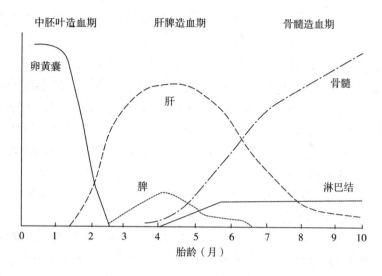

图 10-1 胚胎期造血

2. 生后造血 生后造血是胚胎造血的延续，分骨髓造血和骨髓外造血。

（1）骨髓造血 出生后主要是骨髓造血，产生红、粒、巨三系血细胞，随着血细胞不断衰老死亡，维持着数量和功能上的平衡。婴幼儿时期全身骨髓均为红骨髓，全部参与造血，才能满足生长发育的需要。5~7 岁时，长骨骨干部位的红骨髓逐渐被脂肪组织所代替，成为黄骨髓，至成人时期，红骨髓仅存在于椎骨、胸骨、肋骨、肩胛骨、锁骨、颅骨、骨盆和长骨的近端。黄骨髓具有潜在造血功能，当造血需要增加时，可转化为红骨髓而恢复造血能力。

（2）骨髓外造血 正常情况下，骨髓外造血非常少。当婴幼儿遇到各种感染、贫血、溶血等，需要增加造血时，肝、脾和淋巴结可以随时适应需要，恢复到胎儿时期的造血状态，出现肝、脾和淋巴结肿大，周围血象可出现有核红细胞或（和）中幼粒细胞，这是小儿造血器官的一种特殊反应，称为"骨髓外造血"。当感染及贫血纠正后即恢复正常。

二、血象特点

儿童血象因年龄而有所不同。

1. 红细胞数和血红蛋白量 由于胎儿在宫内处于相对缺氧状态，促红细胞生成素合成增多，红细胞数和血红蛋白量均较高，出生时红细胞数为 $(5\sim7)\times10^{12}/L$，血红蛋白量为 150~220g/L。出生后随着自主呼吸的建立，血氧分压升高，红细胞生成素减少，以及大量红细胞破坏、红细胞寿命短等原因，红细胞数及血红蛋白量逐渐下降。出生后 10 天左右，红细胞数及血红蛋白量可下降20% 左右，以后下降缓慢。加之婴儿生长发育迅速，循环血量迅速增加等因素，红细胞数和血红蛋白量逐渐减低，至 2~3 个月时红细胞数降至 $3\times10^{12}/L$，血红蛋白量降至 100g/L 左右，出现轻度贫血，称为"生理性贫血"。3 个月以后，红细胞数和血红蛋白量又逐渐上升，至 12 岁左右达成人水平。外周血的网织红细胞在出生后 3 天为 0.04~0.06，4~7 天降至 0.005~0.015，4~

6 周回升至 0.02 ~ 0.08，以后随生理性贫血恢复而逐渐上升，婴儿期以后约与成人相同。

2. 血红蛋白种类　胚胎期 12 周以后，红细胞由三种血红蛋白（Hb）组成，即两种成人型血红蛋白（HbA 和 HbA$_2$）和胎儿型血红蛋白（HbF）。初生时的血红蛋白以 HbF 为主，占 70%，以后迅速下降，1 岁时 <5%，2 岁时 <2%。成人的血红蛋白大部分是 HbA，约占 95%，HbA$_2$ 占 2% ~ 3%，HbF <2%。了解血红蛋白的变化，对某些遗传性溶血性贫血的诊断有一定意义，如 β 型地中海贫血，HbF 升高是诊断的主要依据。

3. 白细胞数与分类　初生时白细胞数为（15 ~ 20）×10^9/L，生后 6 ~ 12 小时达（21 ~ 28）×10^9/L，然后逐渐下降，1 周左右达 12 ×10^9/L，婴儿期白细胞数在 10 ×10^9/L 左右，8 岁以后接近成人水平。

白细胞分为中性粒细胞、淋巴细胞、单核细胞、嗜酸性粒细胞、嗜碱性粒细胞等。初生时中性粒细胞约占 65%，淋巴细胞约占 30%。生后 4 ~ 6 天两者比例大致相等，出现第一次交叉。以后淋巴细胞比例上升，在整个婴幼儿期淋巴细胞约占 60%，中性粒细胞占 35%，至 4 ~ 6 岁时两者又相等，形成第二次交叉。7 岁后，白细胞分类与成人相似。

4. 血小板数　小儿血小板数与成人相近，为（150 ~ 300）×10^9/L。

5. 血容量　小儿血容量相对较成人多，新生儿血容量约 85mL/kg，占体重的 10%，总血容量平均为 300mL；儿童时期的血容量占体重的 8% ~ 10%；成人血容量占体重的 6% ~ 8%，总血容量平均为 3600mL。

第二节　儿童贫血概述

一、贫血的定义及分度

（一）定义

贫血（anemia）是指外周血中单位容积内的红细胞数或血红蛋白量低于正常。小儿的红细胞数和血红蛋白量因年龄不同而有差异，世界卫生组织提出：6 ~ 59 个月血红蛋白 <110g/L，5 ~ 11 岁血红蛋白 <115g/L，12 ~ 14 岁血红蛋白 <120g/L（海拔每升高 1000 米，血红蛋白上升 4%），是诊断小儿贫血的标准。6 个月以下的婴儿，由于生理性贫血等因素，血红蛋白值波动较大，目前尚无统一诊断标准。我国小儿血液会议（1989 年）对 6 个月以下婴儿暂定的贫血诊断标准是：新生儿期血红蛋白 <145g/L，1 ~ 4 个月血红蛋白 <90g/L，4 ~ 6 个月血红蛋白 <100g/L。

（二）分度

临床上根据外周血血红蛋白含量将贫血分为四度，见表 10 – 1。

表 10 – 1 贫血的分度

程度	血红蛋白（g/L）	新生儿血红蛋白（g/L）
轻度	90 ~ 120	120 ~ 144
中度	60 ~ 90	90 ~ 120
重度	30 ~ 60	60 ~ 90
极重度	< 30	< 60

二、贫血的分类

（一）病因分类

根据引起贫血的病因，将其分为红细胞或血红蛋白生成不足性贫血、失血性贫血和溶血性贫血三类。病因分类有利于明确贫血的性质，对诊断和治疗都有重要指导意义。

1. 红细胞和血红蛋白生成不足性贫血

（1）造血物质缺乏 如营养性缺铁性贫血、营养性巨幼红细胞性贫血等。

（2）骨髓造血功能障碍 如再生障碍性贫血等。

（3）其他 各种感染性贫血、癌症性贫血、慢性肾病所致的贫血等。

2. 溶血性贫血

（1）红细胞内在异常 ①红细胞膜结构缺陷，如遗传性球形红细胞增多症、遗传性椭圆形红细胞增多症及阵发性睡眠性血红蛋白尿；②红细胞酶缺陷，如葡萄糖－6－磷酸脱氢酶缺乏、丙酮酸激酶缺乏症等；③血红蛋白异常，如地中海贫血等。

（2）红细胞外在因素 ①免疫因素，如新生儿溶血症、自身免疫或药物所致的溶血性贫血等；②感染因素，如细菌或疟原虫对红细胞的破坏；③理化因素，如烧伤、苯、蛇毒等可直接破坏红细胞；④其他，如脾功能亢进、弥散性血管内凝血等。

3. 失血性贫血 包括各种慢性和急性失血所致贫血。

（二）形态学分类

根据红细胞平均容积（MCV）、红细胞平均血红蛋白量（MCH）和红细胞平均血红蛋白浓度（MCHC）的值，将贫血分为四类（表 10 – 2）。

表 10 – 2 贫血的细胞形态分类

	MCV（fl）	MCH（pg）	MCHC（%）
正常值或正细胞性贫血	80 ~ 94	28 ~ 32	32 ~ 38
大细胞性贫血	> 94	> 32	32 ~ 38
单纯小细胞性贫血	< 80	< 28	32 ~ 38
小细胞低色素性贫血	< 80	< 28	< 32

三、临床表现

贫血的临床表现与其病因、病情轻重、起病缓急和年龄等因素有关。一般而言，急性贫血如急性失血或溶血，虽贫血程度较轻，亦可引起严重症状甚至休克。而慢性贫血，早期由于机体各器官的代偿功能较好，可无症状或症状较轻，当代偿不全时才逐渐出现症状。由于红细胞的主要功能是携带运输氧气，故贫血时因组织与器官缺氧而产生各系统症状。主要临床表现可分为三方面：

（一）一般表现

皮肤、黏膜苍白为突出表现。由于红细胞数及血红蛋白含量减低，使皮肤、黏膜（睑结膜、口腔黏膜）及甲床呈苍白色。重度贫血时皮肤往往呈蜡黄色，易误诊为轻度黄疸；相反，伴有黄疸、青紫或其他皮肤色素改变时可掩盖贫血的表现。此外，病程较长者还常有易疲乏、毛发干枯、营养低下、体格发育迟缓等症状。

（二）造血器官反应

婴幼儿期由于骨髓几乎全为红骨髓，贫血时不能依靠骨髓增加造血功能来代偿而出现髓外造血，表现为肝脾和淋巴结不同程度增大（再生障碍性贫血时骨髓外造血一般不增强），末梢血中可出现有核红细胞、幼稚粒细胞。

（三）各系统症状

1. 循环和呼吸系统 贫血时，可出现心率加快、脉搏增强、动脉压增高，有时可见毛细血管搏动。重度贫血代偿功能失调时，出现心脏扩大，心前区收缩期杂音，甚至发生充血性心力衰竭。

2. 消化系统 消化功能减退，出现食欲减退、恶心、腹胀或便秘等。偶有舌炎、舌乳头萎缩等。

3. 神经系统 常表现精神不振、注意力不集中、易激动等，严重贫血时可出现昏厥。年长儿可有头痛、眩晕、眼前发黑、耳鸣等。

四、诊断要点

贫血是综合征，必须明确贫血的病因，才能进行合理和有效的治疗。诊断步骤为：确定有无贫血→形态学分类→病因诊断。因此，详细询问病史、全面体格检查和必要的实验室检查是明确病因诊断的重要依据。

（一）病史询问

1. 年龄 不同年龄儿童发生贫血的原因不同。出生时即有严重贫血者，应考虑产前或产时失血；生后 48 小时内出现贫血者，应首先考虑新生儿溶血症；婴儿期发病者，多考虑营养性贫血、遗传性溶血性贫血；儿童期发病者，多考虑慢性失血性贫血、再生障碍性贫血及其他造血系统疾病、全身性疾病引起的贫血。

2. 病程经过和伴随症状 起病急、病程短而发展迅速者，多为急性失血或急性溶血；营养缺乏及慢性疾病并发的贫血，起病多较缓慢。伴有呕血、便血、血尿、皮肤瘀斑等，提示出血性疾病；伴有黄疸和血红蛋白尿，提示溶血；伴有特殊的神经精神症状，如震颤、抽搐等，提示维生素 B_{12} 缺乏；伴有发热、肝脾及淋巴结肿大，提示肿瘤性疾病。

3. 喂养史 营养性贫血常有喂养不当的病史，如单纯乳类喂养未及时添加含铁丰富的辅食的小儿，易患缺铁性贫血；必要时还需询问是否服用过对造血系统有不良影响的药物，如氯霉素、磺胺等。

4. 家族史 疑为遗传性疾病所致贫血，应详细询问家族中有无类似患者。

（二）体格检查

1. 生长发育 慢性贫血常有生长发育异常。某些遗传性贫血，尤其是重型地中海贫血，除发育障碍外，常有特殊外貌，如颧、额突出，眼距宽，鼻梁平，下颌骨较大等。

2. 营养状况 慢性贫血常有营养不良。

3. 皮肤、黏膜 皮肤、黏膜苍白的程度常与贫血的程度成正比。但因小儿自主神经功能不稳定，故面颊的颜色有时不一定能正确反映有无贫血，观察甲床、结膜及唇黏膜的颜色比较可靠。若贫血伴有皮肤、黏膜出血点或瘀斑，要注意有无出血性疾病和白血病。伴有黄疸时，提示溶血性贫血。

4. 指甲和毛发 巨幼红细胞性贫血患儿的头发细黄、干枯、稀少、无光泽，有时呈绒毛状。缺铁性贫血常有指甲菲薄、脆弱，严重者扁平甚至有匙状甲。

5. 肝脾及淋巴结 肝脾及淋巴结肿大是小儿贫血的重要体征。肝脾轻度肿大多提示髓外造血，肝脾明显肿大且以脾大为主，多提示遗传性溶血性贫血。贫血伴有明显淋巴结肿大者，提示血液系统恶性肿瘤如白血病、淋巴瘤等。

另外，还需注意贫血对各系统造成的影响，如心脏扩大和心尖部收缩期杂音等。

（三）实验室检查

1. 外周血象 根据红细胞数和血红蛋白量可判断有无贫血及贫血的程度，且可根据形态分类协助病因诊断。红细胞的形态、大小及染色情况对分析贫血的病因有帮助。白细胞和血小板计数及观察血涂片中白细胞和血小板的质和量的改变，对判断贫血的病因也有帮助。

网织红细胞计数可反映骨髓的造血功能。网织红细胞增多提示骨髓造血功能活跃，常见于急慢性失血和溶血性贫血；网织红细胞减少提示骨髓造血功能低下，可见于再生障碍性贫血。另外，在治疗过程中观察网织红细胞计数的动态变化有助于判断疗效，如缺铁性贫血经合理治疗一周左右，网织红细胞计数即开始增加。

2. 骨髓检查 可直接了解骨髓的造血功能，对某些贫血（如再生障碍性贫血、营养性巨幼红细胞性贫血等）的诊断具有决定性意义。

3. 特殊检查　血红蛋白分析对地中海贫血和异常血红蛋白病的诊断有重要意义，红细胞酶活性测定对遗传性球形红细胞增多症有诊断意义，血清铁检查可协助诊断营养性缺铁性贫血。

五、治疗原则

1. 去除病因　是治疗贫血的关键。

2. 一般疗法　加强护理，预防感染，注意饮食。

3. 药物疗法　治疗贫血的药物主要有：铁剂、维生素 B_{12} 和叶酸。铁剂仅适用于治疗缺铁性贫血，维生素 B_{12} 和叶酸适用于营养性巨幼红细胞性贫血。此外，氯化钴、睾酮及中药首乌、阿胶、当归、鸡血藤、熟地黄等均有刺激骨髓造红细胞的作用。肾上腺皮质激素可用于治疗自身免疫性溶血性贫血和先天性再生障碍性贫血。

4. 输血疗法　重度贫血或因贫血而引起心功能不全时，输血是抢救措施。长期慢性贫血者，若代偿功能良好，可不必输血，必须输血时宜注意输血量和输血速度。一般选用浓缩红细胞，每次 5 ~ 10mL/kg。输血速度不宜过快，以免引起心力衰竭和肺水肿，对于贫血合并肺炎的患儿，每次输血的量和速度更应减少和减慢。

5. 并发症处理　婴幼儿贫血易合并急慢性感染、营养不良、消化功能紊乱等，对此，除应积极处理外，还需要考虑患儿的某些特点，如贫血患儿在消化功能紊乱时，对体液失调的调节能力较正常小儿差，在处理时宜结合具体情况，仔细分析观察，并及时给予对症和针对病因的治疗。

第三节　营养性贫血

一、营养性缺铁性贫血

 案例 10 - 1

　　患儿，女，11 个月，因"面色苍白 1 个月，发热伴咳嗽 2 天"入院。患儿 1 个月来面色渐见苍白，不爱活动，食欲减退，曾多次患感冒。2 天前出现发热，体温 37.8℃ ~ 38.5℃，伴咳嗽，有痰，无腹泻呕吐，无抽搐，大小便颜色正常。既往无特殊病史。系第一胎，足月顺产，母乳喂养，除 5 个月加米糊外，未添加其他辅食。体检：T 38.2℃，P 135 次/分，R 35 次/分，体重 8.5kg，神清，面色苍白，皮肤黏膜无黄染，无出血及皮疹，呼吸稍急促，无发绀，浅表淋巴结不肿大，咽充血，心率 135 次/分，律齐，无杂音，双肺呼吸音粗，可闻及散在中水泡音，腹平软，肝肋下 2.5cm，质软，脾未及。血象：Hb 73g/L，RBC 3.5×10^{12}/L，MCV 72fl，MCH 24pg，MCHC 0.26。血涂片见红细胞大小不等，小者为多，中央淡染区扩大，网织红细胞正常，白细胞和血小板正常。

　　该患儿应诊断为何种疾病？为明确诊断，还需做哪些检查？如何治疗？

　　缺铁性贫血（iron deficiency anemia，IDA）是由于体内铁缺乏导致血红蛋白合成减少而引起的小细胞低色素性贫血。该病起病缓慢，多发生于6个月~2岁婴幼儿，以铁摄入不足为常见原因，因此主要是营养性缺铁性贫血。缺铁性贫血是小儿最常见的贫血，对儿童危害大，是我国重点防治的儿童"四病"之一。临床以小细胞低色素性贫血、血清铁蛋白减少和铁剂治疗有效为主要特点。

知识链接

铁在体内的代谢

　　人体需要的铁来源于食物和衰老红细胞破坏后释放的铁，其中64%存在于循环红细胞的血红蛋白中，32%为贮存铁，以铁蛋白及含铁血黄素的形式存在于网状内皮系统（肝、脾、骨髓等）中，约3.2%存在于肌红蛋白，不足1%存在于各种含铁的酶（过氧化氢酶、过氧化物酶、细胞色素等）中，在血浆中转运的铁仅占0.1%左右。

　　多数食物都含有铁，海带、紫菜、木耳、香菇及动物的肝、肉、血中铁含量丰富。谷类和大多数水果、蔬菜含铁量较低，母乳与牛乳含铁量均低，但母乳铁的吸收率比牛乳高2~3倍。动物性食物中铁的吸收率高，可达10%~25%，而植物性食物中铁的吸收率为1.7%~7.9%。

　　二价铁比三价铁容易吸收，维生素C、果糖、氨基酸及胃液中的盐酸均有利于铁的吸收，而食物中的磷酸、草酸、植酸则有碍于铁的吸收。

　　正常小儿每日损失的铁量不超过15μg/kg，主要随胆汁、尿液、汗液和脱落的黏膜细胞排出。但由于小儿生长发育的需要，每日需要从饮食中补充的铁量较成人多。足月儿自生后4个月~3岁每天约需铁1mg/kg，早产儿约需2mg/kg，但小儿每天摄入总铁量不宜超过15mg。

【病因】

　　1. 铁摄入量不足　为小儿缺铁性贫血的主要原因。母乳、牛乳、谷类中含铁均少，故不及时添加含铁丰富的辅食或年长儿长期偏食，易致缺铁性贫血。

　　2. 先天储铁不足　胎儿从母体获得的铁以最后3个月最多，正常足月新生儿体内的总铁量为250~300mg（平均60~70mg/kg），其中25%为贮存铁。贮存铁及出生后生理性溶血所释放的铁足够出生后4~5个月内生长发育之用。故早产、双胎、多胎或孕母严重缺铁及胎儿失血等，都可使胎儿储铁减少。

　　3. 生长发育因素　婴幼儿期、青春前期生长发育快，血容量也增长较快，对铁的需要量较多，尤其是婴儿、未成熟儿更加突出，如不及时补充含铁丰富的食物，易发生缺铁。

4. 铁的吸收障碍 当小儿患胃肠炎、长期腹泻、急慢性感染等疾病及食物搭配不当时，可致铁的吸收不良，导致缺铁。

5. 铁的丢失过多 每失血 1mL 即损失 0.5mg 铁，故各种原因如肠息肉、溃疡病、钩虫病、少女月经量较多等引起的长期小量失血均可导致铁的丢失增多。用不经加热处理的鲜牛奶喂养婴儿，可因对牛奶过敏而致肠出血（每天失血约 0.7mL）。

以上原因可单独或同时存在，重症贫血往往由多种因素引起。

【发病机制】

铁是合成血红蛋白的原料。当体内缺铁或铁的利用发生障碍时，因含铁血红素的生成不足，使血红蛋白合成减少，新生的红细胞胞浆中血红蛋白量不足，细胞变小。明显缺铁时，对幼红细胞的分裂增殖也有一定影响，但远不如对血红蛋白合成的影响明显，故红细胞数减少程度不如血红蛋白减少明显，而表现为小细胞低色素性贫血。

缺铁后通常要经过以下 3 个阶段才发生贫血：①铁减少期（ID 期）：此阶段体内储存铁不足，但供红细胞合成血红蛋白的铁尚未减少；②红细胞生成缺铁期（IDE 期）：此期储存铁进一步耗竭，供给红细胞合成血红蛋白的铁亦不足，但循环血中血红蛋白的量尚未减少；③缺铁性贫血期（IDA 期）：出现小细胞低色素性贫血及非造血系统的症状。

缺铁可影响肌红蛋白的合成，且可使多种含铁酶（如细胞色素 C、单胺氧化酶等）的活性降低，致细胞呼吸发生障碍，影响组织器官的功能，因而产生一系列非造血系统的表现，如易疲乏、表情淡漠、注意力减退、智力下降等。缺铁还可引起细胞免疫功能低下，易患感染性疾病。

【临床表现】

任何年龄均可发生本病，常见于 6 个月～2 岁。起病缓慢、隐匿，贫血多为轻中度。症状的轻重取决于贫血的程度和贫血进展的速度。

1. 一般表现 皮肤黏膜逐渐苍白，以甲床、唇及口腔黏膜较明显，常有烦躁不安或精神不振，易疲乏，不爱活动，食欲减退。年长儿可述乏力、头晕、眼前发黑、耳鸣等。

2. 髓外造血表现 由于髓外造血，肝、脾、淋巴结轻度肿大。年龄越小，病程越长，贫血越重，肝脾大越明显，但很少超过中度。

3. 非造血系统表现 消化系统表现可出现口腔炎、食欲减退、舌乳头萎缩，甚至萎缩性胃炎，少数可有异食癖（如嗜食泥土、墙皮、煤渣等）。神经系统表现常见烦躁或萎靡不振、注意力不集中、记忆力减退，智力多数低于同龄儿，学龄儿童可出现行为异常。心血管系统在重度贫血时可出现心率增快、心脏扩大，甚至心力衰竭。其他可有细胞免疫功能低下而易合并感染，皮肤干燥、毛发易脱，可因上皮组织异常而出现反甲。

【辅助检查】

1. 外周血象　红细胞及血红蛋白均减少，血红蛋白减少更明显。血涂片可见红细胞大小不等，以小细胞居多，中央淡染区扩大，呈小细胞低色素性。网织红细胞数正常或稍低。白细胞及血小板一般无改变。

2. 铁代谢的检查

（1）血清铁蛋白（SF）　可较敏感地反映体内贮存铁的情况，在铁减少期即已降低，$<12\mu g/L$ 提示缺铁，是诊断缺铁铁减少期的敏感指标。

（2）血清铁（SI）、总铁结合力（TIBC）和运铁蛋白饱和度（TS）　这三项可反映血浆中的铁含量，通常在缺铁性贫血期才出现异常。$SI < 9.0\mu mol/L$，$TIBC > 62.7\mu mol/L$，$TS < 15\%$ 时有诊断意义。

（3）红细胞游离原卟啉（free erythrocyte protoporphyrin，FEP）　$FEP > 0.9\mu mol/L$ 提示细胞内缺铁。如 SF 值降低，FEP 升高而未出现贫血，是红细胞生成缺铁期的典型表现。

> ### 知识链接
>
> **血清铁（SI）、总铁结合力（TIBC）、转铁蛋白饱和度（TS）**
>
> 　　正常情况下，血浆中的转铁蛋白仅有 1/3 与铁结合，与之结合的铁称为血清铁（SI）；其余 2/3 的转铁蛋白仍有结合铁的能力，在体外加入一定量的铁可使其结合达到饱和状态，所加的铁量即为未饱和铁结合力。血清铁与未饱和铁结合力之和即为血清总铁结合力（TIBC）。血清铁在总铁结合力中所占的比例即为转铁蛋白饱和度（TS）。

3. 骨髓象　红系增生活跃，以中、晚幼红细胞增生为主，各期红细胞均较小，胞质少，染色偏蓝，胞质发育落后于胞核。粒细胞和巨核细胞系多无异常。

【诊断】

根据患儿发病年龄、喂养史、临床表现及血象特点，一般可做出初步诊断。进一步做有关铁代谢的生化检查有确诊意义。必要时可做骨髓检查。用铁剂治疗有效可证实诊断。诊断确定后需进一步寻找缺铁的原因，以利于防治。

【鉴别诊断】

本病需要注意与地中海贫血、慢性感染性贫血、铁粒幼红细胞性贫血、肺含铁血黄素沉着症及铅中毒等鉴别。

【治疗】

主要治疗原则为去除病因和补充铁剂。

1. 一般治疗　加强护理，保证休息和睡眠；避免感染，伴有感染者应积极控制感染；重度贫血者注意保护心脏功能；根据患儿消化能力，给予含铁质丰富的高营养高蛋白膳食，如蛋黄、瘦肉、豆制品等，注意饮食的合理搭配，以增加铁的吸收。

2. 去除病因　对饮食不当者应纠正不合理的饮食习惯和食物组成，有偏食习惯者应予纠正；及时添加辅食，添加铁强化食品；如有慢性失血性疾病，如钩虫病、肠道畸形等，应予以及时治疗。

3. 铁剂治疗　铁剂是治疗缺铁性贫血的特效药，因口服二价铁盐容易吸收，故首选二价铁盐制剂。硫酸亚铁最为常用，婴幼儿则可用2.5%硫酸亚铁合剂，其他有富马酸亚铁、葡萄糖酸亚铁、琥珀酸亚铁等。

口服铁剂的剂量为元素铁每日4～6mg/kg，分3次口服，以两餐之间口服为宜。为减少胃肠道副反应，可从小剂量开始，如无不良反应，可在1～2天内加至足量。同时服用维生素C，可增加铁的吸收；牛奶、钙片、茶、咖啡及抗酸药等与铁剂同服均可影响铁的吸收。口服铁剂可出现牙齿黑染，大便变成黑色。口服铁剂不能耐受者可谨慎使用注射铁剂，注射铁剂容易发生不良反应，甚至可发生过敏性反应而致死。

补充铁剂12～24小时后，细胞内的含铁酶开始恢复，神萎、烦躁等精神症状减轻，食欲增加。网织红细胞于2～3天后开始上升，说明铁剂治疗有效，5～7天达到高峰，2～3周后降至正常。1～2周后血红蛋白开始上升，通常于3～4周达到正常。如3周内血红蛋白上升不足20g/L，应查明原因，采取相应措施。如治疗满意，血红蛋白恢复正常后再继续服铁剂6～8周，以增加铁储存。

4. 输红细胞　一般不必输红细胞。输注红细胞的适应证是：①重度贫血，尤其是伴心力衰竭者；②合并感染者；③急需外科手术者。贫血越严重，每次输血量越少。血红蛋白在30g/L以下者，应采用等量换血方法；血红蛋白在30～60g/L者，每次可输注浓缩红细胞4～6mL/kg（全血10mL/kg）；血红蛋白在60g/L以上者，不必输红细胞。

【预防】

提倡母乳喂养，因母乳中铁的吸收利用率高。做好喂养指导，及时添加含铁丰富、吸收率高的辅助食品（如精肉、血、内脏、鱼等），并注意膳食合理搭配。婴幼儿食品应加入适量铁剂加以强化。对早产儿，尤其是极低体重早产儿，宜自2个月左右给予铁剂预防。

二、营养性巨幼红细胞性贫血

 案例 10－2

男孩，1岁3个月，平日偏食，常有腹泻、咳嗽，已会独立行走，玩耍正常。近2个月来面色苍黄，逗之不笑，时有头部、肢体颤抖，不能独站。体检：肝、脾轻度增大。外周血象：Hb 95g/L，RBC 2.5×10^{12}/L，WBC 4.2×10^9/L，中性粒细胞分叶过多，MCV 98fl，MCH 33pg，MCHC 32%。

该患儿最可能的诊断是什么？需进一步做哪些检查以助诊断？主要治疗措施有哪些？

营养性巨幼红细胞性贫血（nutritional megaloblastic anemia，NMA）是由于维生素 B_{12} 或（和）叶酸缺乏所致的一种大细胞性贫血。主要临床特点是贫血，出现神经精神症状，红细胞胞体变大，骨髓中出现巨幼红细胞，用维生素 B_{12} 或（和）叶酸治疗有效。

【病因】

1. 摄入量不足 维生素 B_{12} 主要存在于动物性食物，如肝、肾、肉类、蛋类等，新鲜绿叶蔬菜、水果、果仁、谷类、酵母和动物内脏（肝、肾）等中含有丰富的叶酸。

维生素 B_{12} 或（和）叶酸摄入量不足的原因有：①孕母缺乏维生素 B_{12} 或乳母长期素食，导致胎儿从母体获得维生素 B_{12} 和叶酸量少；②生后单纯乳类（羊乳中叶酸含量更低）喂养而未及时添加辅食；③人工喂养不当或偏食、素食，烹饪不当，如蔬菜烹煮时间过长会破坏叶酸。

2. 需要量增加 婴儿生长发育快，需要量增多。急慢性感染及维生素 C 缺乏时也可使维生素 B_{12} 和叶酸消耗增多。

3. 吸收或代谢障碍 食物中的维生素 B_{12} 与胃底部壁细胞分泌的糖蛋白结合成复合物后在末端回肠黏膜吸收，储存于肝脏；叶酸主要在十二指肠和空肠被吸收。①慢性腹泻、小肠病变、小肠切除术后等可影响维生素 B_{12} 和叶酸的吸收；②长期应用广谱抗生素可使正常结肠内部分含叶酸的细菌被清除而减少叶酸的供应；③某些药物（如甲氨蝶呤、苯妥英钠等）可影响叶酸代谢；④先天性叶酸代谢障碍（如小肠吸收叶酸缺陷及叶酸转运功能障碍）也可致叶酸缺乏。

【发病机制】

体内叶酸经叶酸还原酶和维生素 B_{12} 的催化作用生成四氢叶酸，后者是 DNA 合成过程中必需的辅酶。当维生素 B_{12} 或叶酸缺乏时，四氢叶酸生成减少，导致 DNA 合成减少，使幼红细胞分裂和增殖速度减慢，而血红蛋白的合成不受影响，使红细胞胞浆量增多，胞体增大，出现细胞核的发育落后于胞浆，形成巨幼红细胞。由于红细胞生成速度变慢，巨幼红细胞在骨髓内易被破坏，进入血液循环的红细胞寿命也较短，从而出现贫血。

粒细胞和巨核细胞也因 DNA 合成不足而有成熟障碍，出现巨大幼稚粒细胞、巨大血小板和中性粒细胞分叶过多现象。

维生素 B_{12} 缺乏可使巨噬细胞和中性粒细胞的杀灭细菌作用减弱，使组织、血液、尿液中的甲基丙二酸堆积，有利于结核菌生长，易患结核病。维生素 B_{12} 还参与神经髓鞘脂蛋白的合成，缺乏时可导致中枢和外周神经髓鞘受损，从而出现一系列神经精神症状。叶酸缺乏可引起情感改变，偶见深感觉障碍。

【临床表现】

本病起病缓慢，多见于6个月~2岁儿童。

1. 一般表现　多呈虚胖或颜面轻度水肿，毛发纤细稀疏、发黄，严重者皮肤有出血点或瘀斑。

2. 贫血表现　皮肤常呈蜡黄色，睑结膜、口唇、指甲等处苍白，偶有轻度黄疸，疲乏无力，常伴肝、脾大。

3. 神经精神症状　可出现烦躁不安、易怒等症状。维生素 B_{12} 缺乏者表现为表情呆滞，目光发直，反应迟钝，嗜睡，不认亲人，少哭不笑，智力、动作发育落后甚至退步。重症病例可出现不规则性震颤，手足无意识运动，甚至抽搐、感觉异常、共济失调、踝阵挛和 Babinski 征阳性等。叶酸缺乏不发生神经系统症状，但可导致神经精神异常。

4. 其他　消化系统症状常出现较早，如厌食、恶心、呕吐、腹泻和舌炎等；因震颤可致舌下溃疡；易发生感染和出血。贫血严重者可有心前区收缩期杂音、心脏扩大甚至心功能不全。

【辅助检查】

1. 外周血象　呈大细胞性贫血，红细胞数和血红蛋白量均减少，红细胞数减少更明显。血涂片可见红细胞大小不等，以大细胞为主，中央淡染区不明显，可见巨幼变的有核红细胞；中性粒细胞分叶过多。网织红细胞、白细胞、血小板计数常减少。

2. 骨髓象　增生明显活跃，以红系增生为主，粒系、红系均出现巨幼变，表现为胞体变大、核染色质粗而松、副染色质明显。中性粒细胞的胞浆空泡形成，核分叶过多。巨核细胞的核有过度分叶现象。

3. 血清维生素 B_{12} 和叶酸测定　血清维生素 B_{12} < 100ng/L（正常值为 200~800 ng/L），叶酸 < 3μg/L（正常值为 5~6μg/L）。

知识链接

感染性贫血

感染性贫血（又称婴儿营养性感染性贫血、雅克什综合征或雅克什贫血）临床主要表现为贫血、肝脾大、外周血白细胞数增多，并出现幼稚粒细胞和有核红细胞。本病不是一个独立的疾病，而是婴幼儿时期机体对贫血、感染的一种特殊反应，主要致病因素是营养缺乏（特别是造血物质）及慢性反复感染，如呼吸道感染、皮肤化脓性感染、泌尿系统感染、肠道感染、结核病等。营养不良和佝偻病可使病情加重。

【诊断】

根据发病年龄、喂养史、临床表现和神经精神症状，结合血象特点可做出诊断，骨髓检查可以帮助诊断。在此基础上，若神经精神症状明显，则考虑为维生素 B_{12} 缺乏所致。有条件可测定血清维生素 B_{12} 和叶酸水平以进一步确诊。确诊后还需要积极寻找导致维生素 B_{12} 和叶酸缺乏的原因。

【治疗】

1. 一般治疗 注意营养，及时添加辅食；加强护理，防止感染。

2. 去除病因 去除引起维生素 B_{12} 和叶酸缺乏的原因。

3. 补充维生素 B_{12} 和叶酸 有神经精神症状者，应以维生素 B_{12} 治疗为主，如单用叶酸反有加重症状的可能。维生素 B_{12} 500～1000μg 一次肌注；或每次肌注 100μg，每周 2～3 次，连用数周，直至临床症状好转，血象恢复正常为止。当有神经系统受累表现时，可予每日 1mg，连续肌注 2 周以上。治疗有效者在治疗 2～4 天后网织红细胞开始升高，6～7 天达高峰，2 周后降至正常。神经精神症状恢复较慢。

叶酸每次 5mg 口服，每日 3 次，用至临床症状好转，血象恢复正常为止。同时服用维生素 C，有助于叶酸的吸收。

治疗初期，由于大量新生红细胞，使细胞外的钾转移至细胞内，可引起低血钾，甚至发生低血钾性婴儿猝死，应预防性补钾。

4. 对症治疗 肌肉震颤者可给镇静剂，重度贫血者可予以红细胞输注。

【预防】

改善哺乳母亲的营养，婴儿应及时添加辅食，注意饮食均衡，及时治疗肠道疾病，有吸收缺陷者给予替代治疗，注意合理应用抗叶酸代谢药物。

第四节 免疫性血小板减少性紫癜

免疫性血小板减少性紫癜（immune thrombocytopenic purpura，ITP）既往又称特发性血小板减少性紫癜（idiopathic thrombocytopenic purpura），是小儿最常见的出血性疾病。其临床特点是皮肤、黏膜自发性出血，血小板减少，出血时间延长和血块收缩不良，骨髓巨核细胞发育受到抑制。

【病因和发病机制】

血小板与血管、凝血因子共同承担机体止凝血功能，血小板减少致凝血功能障碍，出血倾向。导致 ITP 的病因和发病机制尚未完全明了。80% 的患儿发病前有病毒感染史，预防接种也可诱发本病。目前认为，本病是一种免疫性疾病，病毒感染或其他因素使机体产生血小板相关抗体，主要为 PAIgG，少数为 PAIgA 和 PAIgM，抗体与血小板膜发生交叉反应，结合了抗体的血小板被单核－巨噬细胞系统清除。在病毒感染清除后，此类抗体可继续存在，导致血小板长期减少，并作用于骨髓中的巨核细胞，导致巨核细胞成熟障碍，巨核细胞生成和释放均受到严重影响，使血小板进一步减少。脾是破坏血小板的主要器官，也是产生抗血小板抗体的主要部位。

【临床表现】

1. 急性型 此型较为常见，见于各年龄小儿，以1~5岁小儿多见，男女发病数无差异，冬春季发病数较高。起病前1~3周常有病毒感染史，如上呼吸道感染、流行性腮腺炎、水痘、风疹、麻疹、传染性单核细胞增多症等，偶见于免疫接种后。大多数患儿发疹前无任何症状，部分可有发热。

患儿以自发性皮肤和黏膜出血为突出表现。多为针尖大小的皮内或皮下出血点或瘀斑和紫癜，分布不均，以四肢为主，在易于碰撞的部位更多见。鼻、齿龈出血，口腔黏膜血疱和眼结膜出血也多见。胃肠道大出血和血尿均少见。偶见颅内出血（1%），常发生在发病的前3~4周内，为致死原因。出血严重者可致贫血。淋巴结不肿大，肝脾偶见轻度肿大。本病为自限性疾病，80%~90%的患儿于1~6个月内痊愈，10%~20%的患儿呈慢性病程。死亡率为0.5%~1%，主要致死原因为颅内出血。

2. 慢性型 病程超过6个月，多见于学龄期及学龄后的儿童，男女发病数比例为1:3。常起病隐匿和缓慢，出血症状较急性型轻，主要为皮肤黏膜出血，可为持续性或反复发作的出血，每次发作可持续数月甚至数年。病程呈发作与间歇缓解交替出现，间歇期可自数周至数年，约30%的患儿于发病数年后可自然缓解。反复发作者脾脏可轻度肿大。

【辅助检查】

1. 外周血象 血小板计数 $< 100 \times 10^9/L$，出血轻重与血小板多少有关。血小板 $< 50 \times 10^9/L$ 时可见自发性出血，$< 20 \times 10^9/L$ 时出血明显，$< 10 \times 10^9/L$ 时出血严重。慢性型可见血小板大小不等，染色较浅。失血较多时可致贫血。白细胞数正常。出血时间延长，凝血时间正常，血块收缩不良，血清凝血酶原消耗不良。

2. 骨髓象 为了确诊此病并排除白血病和再生障碍性贫血等血小板减少性疾病时，需要进行骨髓检查。急性型巨核细胞总数正常或稍高。慢性型巨核细胞显著增多，幼稚巨核细胞增多，核分叶减少，核-浆发育不平衡，产生血小板的巨核细胞明显减少，其胞浆有空泡形成、颗粒减少和胞浆量少等现象。

> **知识链接**
>
> **骨髓巨核细胞与血小板生成**
>
> 血小板是由巨核细胞产生的，巨核细胞可以分化产生原始巨核细胞，经过原始、幼稚阶段后发育为富含血小板颗粒的"颗粒巨核细胞"，然后发育为能够释放血小板的"产板巨核细胞"。ITP时，巨核细胞增多。

3. 其他检查 ①血小板抗体检查：主要是血小板表面IgG（PAIgG）增高，阳性率为66%~100%，但非本病的特异性改变。②束臂试验阳性。③血小板寿命测定：用放

射性核素测定血小板寿命，ITP 时血小板存活时间明显缩短，甚至仅为数小时（正常为
8～10 天），一般不作为常规检查。

【诊断】

根据病史、临床表现和实验室检查，即可做出诊断。临床以皮肤黏膜出血为主要表现；无明显肝、脾及淋巴结肿大；反复查血小板计数 <100×10⁹/L；骨髓巨核细胞分类中以成熟未释放血小板的巨核细胞为主，巨核细胞总数增加或正常；血清中检出抗血小板抗体。以上表现并排除其他引起血小板减少的疾病，如急性白血病、再生障碍性贫血、过敏性紫癜、红斑狼疮、Evan 综合征、继发性血小板减少性紫癜（感染、药物、毒物等引起的血小板减少）等，即可诊断。急性型与慢性型的鉴别见表 10－3。

表 10－3　　免疫性血小板减少症急性型与慢性型鉴别

临床表现	急性型	慢性型
发病年龄	1～5 岁	学龄期以后
起病	急	缓慢
出血程度	重	较轻
病程	2～6 周，最长 6 个月	数月至数年
血小板计数	常 <20×10⁹/L	(30～80)×10⁹/L
骨髓中巨核细胞	正常或增多，幼稚型巨核细胞增多	明显增多，产血小板巨核细胞减少或缺如

【治疗】

1. 一般治疗　注意减少活动，避免创伤，防治感染，重度者卧床休息。忌服具有抑制血小板的药物（如阿司匹林），可静脉给予大剂量维生素 C 和口服维生素 P 等。

2. 糖皮质激素　常用泼尼松 1.5～2mg/(kg·d)，分 3 次口服，疗程 2～3 周。出血严重者，可用冲击疗法：地塞米松 0.5～2mg/(kg·d)，或甲泼尼龙 20～30mg/(kg·d)，静脉滴注，连用 3 天，症状缓解后改泼尼松口服。用药至血小板数回升至接近正常水平时即可逐渐减量，疗程一般不超过 4 周。停药后如有复发，可再用泼尼松治疗。

3. 大剂量静脉丙种球蛋白　多用于出血严重，血小板减少明显的急性患儿。用法：0.4～0.5g/(kg·d)，连续 5 天静脉滴注；或每次 1g/kg，静脉滴注，必要时次日可再用 1 次；以后每 3～4 周一次。

4. 血小板输注　仅作为严重出血时的紧急治疗。因患儿血中存在抗血小板抗体，输入的血小板会很快被破坏，故通常不输血小板。只有在发生颅内出血或急性内脏大出血而危及生命时才输注血小板，但需同时予以较大剂量的糖皮质激素，以减少输入的血小板被破坏。因出血而致贫血时，可输给浓缩红细胞。

5. 抗－D 免疫球蛋白　又称抗 Rh 球蛋白，其作用机制尚不完全清楚，主要作用是封闭网状内皮细胞的 Fc 受体。其升高血小板的作用较激素和大剂量静脉丙种球蛋白慢，但持续时间长。常用剂量为每日 25～50μg/kg，静脉注射，连用 5 天为一疗程。主要副

作用是轻度溶血性输血反应和 Coombs 试验阳性。

6. 脾切除 绝大多数急性型不必行脾切除，而对慢性型的缓解率约为 70%。脾切除适用于病程超过 1 年，血小板 $<50 \times 10^9/L$（尤其是 $<20 \times 10^9/L$），有较严重的出血症状，内科治疗效果不好者。手术宜在 6 岁以后进行。10 岁以内发病的患者，其 5 年自然缓解机会较大，尽可能不做脾切除。骨髓巨核细胞数减少者不宜做脾切除。术前 PAIgG 极度增高者，脾切除的疗效亦较差。

7. 免疫抑制剂 慢性 ITP 患者经上述治疗无效、复发或难治时，可以考虑使用免疫抑制剂，如长春新碱、环磷酰胺和环孢素 A 等单药或联合化疗。免疫抑制剂的副作用较多，应用过程中应密切观察，常需要在儿童血液专科进行治疗随访。

8. 其他 达那唑是一种合成的雄性激素，对部分病例有效。干扰素 $\alpha-2b$ 对部分顽固病例有效。

目 标 检 测

一、选择题

1. 下列哪项不是缺铁性贫血的原因
   A. 早产　　　　　　　　　　B. 双胎　　　　　　　　　　C. 生长发育过快
   D. 母孕期严重缺铁性贫血　　E. 接触阳光少，影响铁的吸收

2. 缺铁性贫血治疗有效时，下列哪项指标最早升高
   A. 红细胞计数　　　　　　　B. 红细胞压积　　　　　　　C. 血红蛋白
   D. 网织红细胞数　　　　　　E. 血清铁蛋白

3. 关于铁剂治疗缺铁性贫血，下列哪项不正确
   A. 去除导致缺铁的病因
   B. 口服二价铁容易吸收
   C. 口服至血红蛋白正常时停药
   D. 贫血纠正后再服 6~8 周
   E. 忌与茶同服

4. 营养性巨幼红细胞性贫血的骨髓象最有特征性的改变是
   A. 幼红细胞胞浆发育落后于胞核
   B. 幼红细胞巨幼变
   C. 网状细胞增生
   D. 粒细胞形态不受影响
   E. 细胞浆嗜碱性增强

5. 小儿末梢血的中性粒细胞和淋巴细胞的比例相等的时间分别是
   A. 1~3 天和 1~3 岁　　　B. 4~6 天和 4~6 岁　　　C. 7~9 天和 7~9 岁
   D. 10~12 天和 10~12 岁　E. 13~15 天和 13~15 岁

6. 免疫性血小板减少性紫癜的治疗应首选

    A. 大剂量丙种球蛋白静脉注射

    B. 糖皮质激素

    C. 输注血小板

    D. 脾切除

    E. 免疫抵制剂

7. 患儿男，1 岁，面色苍白 1 个月，易疲乏，时而烦躁，纳差。体检：肝肋下 3cm，质中，脾肋下 1.5cm。查血常规：Hb 86g/L，RBC 3.45×10^{12}/L，MCV 68fl，MCH 20pg，MCHC 0.26。该患儿最可能的诊断是

    A. 叶酸缺乏性贫血   B. 再生障碍性贫血   C. 缺铁性贫血

    D. 维生素 B_{12} 缺乏性贫血   E. 生理性贫血

8. 患儿 8 个月，出生后 6 个月内生长发育好，近 2 个月呆滞，面黄。检查：四肢及唇舌抖，舌炎，腱反射亢进，踝阵挛阳性。血象：Hb 65g/L，RBC 1.5×10^{12}/L，WBC 4.5×10^{9}/L，中性粒细胞 15%，淋巴细胞 80%，单核细胞 5%，中性粒细胞有核右移。该患儿最可能的诊断是

    A. 脑性瘫痪   B. 营养性缺铁性贫血   C. 呆小病

    D. 婴儿痉挛症   E. 巨幼红细胞性贫血

9. 患儿 8 个月，蜡黄、虚胖、手足颤抖，肝肋下 2cm，RBC 2.1×10^{12}/L，Hb 80g/L。以下有关治疗哪项是错误的

    A. 维生素 B_{12} 肌肉注射   B. 镇静剂治疗   C. 及时添加辅食

    D. 改为羊奶喂养   E. 加强护理，防治感染

10. 患儿，11 个月，近 1 个月面色渐苍白。该患儿出生时为足月顺产，生长发育正常，未患过任何疾病，母乳喂养，其母孕期和哺乳期身体均健康。该患儿经检查诊断为缺铁性贫血，其缺铁的主要原因是

    A. 先天储铁不足   B. 铁摄入量不足   C. 生长发育过快

    D. 铁吸收障碍   E. 铁丢失过多

二、思考题

1. 小儿造血和血液的特点有哪些？
2. 小儿常见贫血的分类有哪几种？
3. 简述缺铁性贫血、营养性巨幼红细胞性贫血的临床表现和治疗。
4. 免疫性血小板减少性紫癜的临床表现及诊治要点有哪些？

第十一章　神经系统疾病

【学习目标】

1. 掌握：化脓性脑膜炎的临床表现、诊断、并发症及治疗。
2. 熟悉：儿童神经反射发育特点，化脓性脑膜炎的鉴别诊断。
3. 了解：小儿脑和脊髓发育特点。
4. 学会：小儿神经系统检查方法。

第一节　小儿神经系统解剖生理特点

一、小儿脑和脊髓发育特点

1. 脑　小儿神经系统发育最早，速度亦快，年龄越小，生长发育越快。胎儿的中枢神经系统是由胚胎时期的神经管发育而成，它的整个发育过程是不均衡的，体节先发育，前脑泡后发育，前脑泡进一步发育为两大脑半球。

小儿脑实质的生长很快，出生时脑重约为370g，约占体重的1/10，6个月时为700g左右，2岁时达1000g，7岁时已与成人接近。成人脑重约为1500g，仅占体重的1/40。出生时，大脑已有主要的沟回，但脑沟较浅，脑回较宽，皮质层也较薄，细胞分化较差，髓鞘形成不完全，灰质和白质的分界不明显。出生后，大脑神经细胞数已不再增加，主要是脑细胞增大和分化，功能逐渐成熟与复杂化。3岁时，脑细胞的分化基本完成，8岁时已接近成人。

神经纤维髓鞘的形成表明了传导通路和神经纤维形态学的成熟，因神经不同而先后不同。脊髓神经髓鞘是在胎儿4个月时开始形成，4岁时完成髓鞘化，是由上而下逐渐形成的；锥体束在胎儿5~6个月开始形成，2岁完成；皮质的髓鞘化则最晚。在婴幼儿时期，因神经髓鞘的形成不完全，当外界刺激作用于神经而传至大脑时，由于无髓鞘的保护隔离，兴奋可影响周围的纤维，不能形成一个明确的兴奋灶。另因刺激在无髓鞘的神经中传导比较慢，故小儿对外来刺激的反应较慢且易于泛化。

新生儿的皮质下系统如丘脑、苍白球在功能上已较成熟，但大脑皮质及新纹状体发育尚未成熟，故出生时的活动主要由皮质下中枢调节，表现为肌肉张力较高，常出现无意识的手足徐动。脑干在出生时已发育良好，呼吸、循环、吸吮、吞咽等维持生命之中枢功能已发育成熟。小脑在胎儿期发育较差，出生后 6 个月达生长高峰，15 个月时的大小已接近成人。

2. 脊髓　出生时结构已较完善，功能也基本具备，2 岁时结构已接近成人。脊髓的成长和运动功能的发育是平行的，其重量初生时为 2 ~ 6g，到成人时增至 4 ~ 5 倍。脊髓的发育与脊柱的发育是不平衡的。在胎儿期，脊髓下端在第 2 腰椎下缘，出生后脊髓发育落后于脊柱，到 4 岁时才退到第 1 ~ 2 腰椎之间。故婴幼儿时期做腰椎穿刺的位置要低，以第 4 ~ 5 腰椎间隙为安全，4 岁以后可与成人相同。

二、神经反射

神经反射与神经系统的成熟程度和髓鞘的形成有关。反射是神经活动的基础，是神经系统检查的重要部分，检查时注意两侧对比。反射包括深反射、浅反射和病理反射。

1. 出生时已存在且保持终身的反射　如角膜反射、结膜反射、瞳孔反射、咽反射及吞咽反射等，这些反射若减弱或消失，表示神经系统有病理改变。

2. 出生时存在而以后逐渐消失的反射　如觅食反射、吸吮反射、握持反射、拥抱反射及颈肢反射。这些反射出生时存在，于出生后 3 ~ 6 个月消失。以上反射如出生后缺乏或短期存在后就消失，则提示为病理情况；如到消退时仍存在，亦提示病理改变。

3. 出生时不存在而以后逐渐出现并保持终身的反射　如腹壁反射、提睾反射及各种腱反射等，新生儿期不易引出，至 1 岁时才稳定。这些反射该出现时不出现或持续地不对称提示神经系统异常。

4. 病理反射　包括巴宾斯基征、戈登征、奥本海姆征等。3 ~ 4 个月内的婴儿因屈肌张力较高，凯尔尼格征、布鲁津斯基征可呈阳性；2 岁以下小儿的巴宾斯基征阳性可为生理现象，但单侧阳性应结合临床考虑是否为病理情况。此外，出生后前几个月可有眼球震颤、膝反射亢进，有时可有踝阵挛。

因此，在判断小儿神经反射有无临床意义时，必须注意年龄特点。各反射出现和消退的年龄见表 11 - 1。

表 11 - 1　新生儿和婴儿神经反射出现和消退的年龄

反射	正常出现年龄	消退的年龄
拥抱反射	初生	3 ~ 6 个月
吸吮和觅食反射	初生	4 ~ 7 个月
握持反射	初生	3 ~ 4 个月
颈肢反射	2 个月	6 个月
交叉伸展反射	初生	2 个月
安放反射	初生	6 周
颈拔正反射	初生	6 个月
侧弯反射	初生	3 个月

反射	正常出现年龄	消退的年龄
抬躯反射	6 ~ 10 个月	30 个月
降落伞反射	10 个月	持续
平衡反射	10 ~ 12 个月	持续

三、脑脊液

脑脊液是无色透明的液体，充满于脑室和蛛网膜下腔。脑脊液由各脑室的脉络丛产生，它处于不断产生、循环和回流的相对平衡状态。脑脊液可缓冲震动，对脑和脊髓起保护作用；脑脊液对中枢神经系统有营养作用；不断循环的脑脊液可带走脑与脊髓的代谢产物；脑脊液还有维持正常颅内压的作用。

正常脑脊液有恒定的细胞数量和化学成分。不同年龄小儿的脑脊液量是不同的，新生儿脑脊液量少，约为 50mL，压力低，故抽取脑脊液较困难。随着年龄的增长和脑室的发育，脑脊液的量逐渐增加，婴儿为 40 ~ 60mL，幼儿为 60 ~ 100mL，儿童为 100 ~ 150mL。

腰穿是获得脑脊液的通常途径。脑脊液检查是诊断颅内感染和蛛网膜下腔出血的重要依据。脑脊液可做多种项目的检测，主要包括外观、压力、常规、生化和病原学检查等。脑脊液测定正常值见表 11 – 2，颅内常见感染性疾病的脑脊液特点见表 11 – 3。

表 11 – 2 儿童脑脊液测定正常值

项目	年龄	正常值	
		法定单位	旧制单位
总量	新生儿	5mL	
	儿童	100 ~ 150mL	
压力	新生儿	0. 29 ~ 0. 78kPa	30 ~ 80mmH$_2$O
	儿童	0. 69 ~ 196kPa	70 ~ 200mmH$_2$O
细胞数	新生儿	(0 ~ 34) × 10^6/L	0 ~ 34/mm^3
	极低体重儿	(0 ~ 44) × 10^6/L	0 ~ 44/mm^3
	婴儿	(0 ~ 20) × 10^6/L	0 ~ 20/mm^3
	儿童	(0 ~ 10) × 10^6/L	0 ~ 10/mm^3
蛋白质总量	新生儿	0. 2 ~ 1. 2g/L	20 ~ 120mg/dL
	极低体重儿	0. 45 ~ 2. 27g/L	45 ~ 227mg/dL
	儿童	0. 2 ~ 0. 4g/L	20 ~ 40mg/dL
糖	婴儿	3. 9 ~ 5. 0mmol/L	70 ~ 90mg/dL
	儿童	2. 8 ~ 4. 5mmol/L	50 ~ 80mg/dL
氯化物	婴儿	110 ~ 122 mmol/L	650 ~ 720mg/dL
	儿童	117 ~ 127 mmol/L	690 ~ 750mg/dL
比重		1. 005 ~ 1. 009	

表 11 – 3　颅内常见感染性疾病的脑脊液特点

	压力（KPa）	外观	潘氏试验	白细胞（×10⁶/L）	蛋白（g/L）	糖（mmol/L）	氯化物（mmol/L）	病原学检查
正常	0.69~1.96	清亮透明		0~10	0.2~0.4	2.8~4.5	117~127	
化脓性脑膜炎	不同程度的增高	米汤样浑浊	+ ~ +　++	数百至数千，多核为主	明显增高	明显降低	多数降低	涂片或培养可发现致病菌
结核性脑膜炎	增高	微浊，毛玻璃样	+ ~ +　++	数十至数百，淋巴细胞为主	增高	降低	降低	涂片或培养可发现抗酸杆菌
病毒性脑炎	正常或轻度增高	清亮	± ~ +	正常至数百，淋巴细胞为主	正常或轻度增高	正常	正常	特异性抗体阳性，病毒分离可阳性
隐球菌性脑膜炎	增高或明显增高	微浊	+ ~ +　++	数十至数百，淋巴细胞为主	增高	降低	多数降低	涂片墨汁染色可发现隐球菌

第二节　化脓性脑膜炎

案例 11 – 1

　　9个月男婴，因"高热、呕吐3日，抽搐1次"入院。患儿3天前突然出现发热，体温38.6℃~39.5℃，伴哭闹不安，吃奶减少，嗜睡，呕吐每天2~3次，为胃内容物，呈喷射性。在外曾用青霉素（用法不详）治疗，未见好转，并于今日出现抽搐，表现为意识丧失、双眼凝视、四肢强直，持续约4分钟。查体：T 39.5℃，P 145 次/分，R 40 次/分，体重8.5kg，神萎，嗜睡，前囟未闭，稍隆起，张力高，双侧瞳孔等大等圆，对光反射灵敏，咽红，心肺听诊正常，颈部明显抵抗，凯尔尼格征、布鲁津斯基征阳性。血象：WBC 16.5×10⁹/L，N 0.85，L 0.15。胸片未见异常。

　　该患儿最可能的诊断是什么？诊断依据有哪些？为确诊，需进一步做哪些检查？应采取哪些治疗措施？

　　化脓性脑膜炎（purulent meningitis）是由各种化脓性细菌感染引起的以脑膜炎症为主的中枢神经系统急性感染性疾病，部分患者病变累及脑实质。临床上以急性发热、头痛、呕吐、惊厥、意识障碍、脑膜刺激征阳性及脑脊液化脓性改变为特征。本病多见于婴幼儿，2岁以内的发病者约占75%，发病高峰年龄是6~12个月，冬春季是好发季节。近年来，随着脑膜炎球菌及流感嗜血杆菌疫苗、肺炎球菌疫苗的接种和对本病诊治水平的不断提高，本病发病率已明显减少，但仍有较高的死亡率和致残率，早期诊断和及时治疗是改善本病预后的关键。

【病因】

许多化脓性细菌都能引起本病。在我国，脑膜炎双球菌、肺炎链球菌和流感嗜血杆菌脑膜炎占小儿化脓性脑膜炎的 2/3 以上。病原菌类型与年龄、季节、地区、机体免疫功能、头颅外伤及是否有先天性的神经或皮肤缺陷有关。新生儿和出生 2 个月内的婴儿及患有原发性或继发性免疫缺陷病者以革兰阴性细菌（大肠埃希菌和铜绿假单胞菌）、B 组溶血性链球菌、金黄色葡萄球菌等感染为主，2 个月以上小儿则以流感嗜血杆菌、肺炎链球菌和脑膜炎双球菌感染为主，年长儿则以脑膜炎双球菌和肺炎链球菌感染更为常见。由脑膜炎球双菌引起的脑膜炎呈流行性，称为流行性脑膜炎。

因小儿机体免疫力差，血 - 脑脊液屏障功能差，尤其在新生儿和婴幼儿期更为明显，因此本病患病率高。患有原发性或继发性免疫缺陷病更易感染，先天性或获得性神经与皮肤的解剖异常如颅脑外伤、皮肤窦道及脑脊膜膨出、脑室液引流等均可使脑脊液与外界相通，易继发感染而引起化脓性脑膜炎。

【发病机制】

细菌可通过各种途径到达脑膜。最常见的途径是通过血流，即致病菌通过血行传播至脑膜而致病，细菌从上呼吸道侵入者最多，其次是从消化道、皮肤、黏膜或新生儿脐部伤口侵入。脑膜炎发生前往往有一菌血症阶段，然后随血液通过血 - 脑脊液屏障进入脑膜。少数化脓性脑膜炎是由于邻近组织感染，如鼻窦炎、中耳炎、乳突炎等扩散而波及脑膜。如存在与颅腔直接相通的通道如颅骨骨折、脑外科手术、皮肤窦道及脑脊膜膨出等，细菌可由此直接进入蛛网膜下腔，导致脑膜炎症。

【病理】

在细菌毒素和多种炎症相关因子的作用下，形成以软脑膜、蛛网膜和表层脑组织为主要部位的炎症反应，表现为广泛性血管充血、大量中性粒细胞浸润和纤维蛋白渗出，伴有弥散性血管源性和细胞毒性脑水肿。病初或轻症病例的炎性渗出物多在大脑顶部表面，逐渐蔓延至大脑基底部和脊髓表面；严重者可有血管壁坏死和灶性出血，或发生闭塞性小血管炎而致灶性脑梗死。感染延及脑室内膜可致脑室管膜炎。炎症波及脑神经可引起相应的脑神经损害，如失明、面瘫等。

【临床表现】

1 岁以下为患病高峰年龄，90% 的化脓性脑膜炎患儿为 5 岁以下儿童，流感嗜血杆菌引起的化脓性脑膜炎多集中在 2 个月～2 岁儿童。化脓性脑膜炎一年四季均可出现，肺炎链球菌以冬、春季多见，脑膜双炎球菌、流感嗜血杆菌引起的化脓性脑膜炎分别以春、秋季多见。

1. 急性起病　一般起病较急，病前数日常有上呼吸道感染或胃肠道感染病史。流行性脑脊髓膜炎的暴发型起病急骤，迅速出现进行性休克、皮肤出血点或瘀斑、弥散性血管内凝血及中枢神经系统功能障碍，如不及时治疗，可在 24 小时内危及生命。

2. 神经系统表现

（1）**颅内压增高表现**　年长儿较典型，包括头痛和喷射性呕吐，可伴有血压增高、心动过缓。婴儿可出现囟门饱满与张力增高、颅缝增宽、头围增大。重症患儿可有呼吸循环功能受累、昏迷、去脑强直，甚至脑疝，表现为呼吸不规则、突然意识障碍加重及瞳孔不等大等。

（2）**惊厥**　20%～30%的患儿可出现部分或全身性惊厥，以流感嗜血杆菌及肺炎链球菌脑膜炎多见。

（3）**脑膜刺激征**　以颈项强直最常见，其他如凯尔尼格征、布鲁津斯基征阳性。1岁半以下小儿的脑膜刺激征可不明显。

（4）**意识障碍**　表现为烦躁不安、易激惹、迟钝等精神症状，意识障碍进行性加重，可出现嗜睡、意识模糊、甚至昏迷等。

（5）**局灶体征**　部分患儿出现Ⅱ、Ⅲ、Ⅵ、Ⅶ、Ⅷ脑神经受累或肢体瘫痪症状。

3. 全身感染中毒症状　主要表现为发热、烦躁不安，年长儿可有头痛、肌肉痛、关节酸痛、精神萎靡、疲乏无力、皮肤出血点、瘀斑或充血性皮疹等，婴幼儿表现为易激惹、不安或反应低下等。

新生儿及 3 个月以下小婴儿患化脓性脑膜炎时常缺乏典型的症状和体征，体现在体温表现多样、颅内压增高表现不明显、惊厥可不典型、脑膜刺激征不明显，而主要表现为少动、嗜睡、易激惹、目光呆滞、哭声低弱或尖叫、拒食、吐奶、黄疸、青紫、呼吸不规则、惊厥、休克、昏迷等。查体可见前囟隆起或紧张，头后仰或颅骨分离，而少有脑膜刺激征，发热或有或无，甚至体温不升。

【辅助检查】

1. 血常规检查　白细胞总数大多明显增高，可达（20～40）×10⁹/L，以中性粒细胞为主，占85%以上，可见中毒颗粒。感染严重者，尤其是新生儿化脓性脑膜炎或经不规则治疗者，白细胞总数可减少。

2. 脑脊液检查　脑脊液检查是确诊本病的重要依据。①典型化脓性脑膜炎的脑脊液压力增高，外观混浊呈米汤样，白细胞总数明显增多，多在 1000×10⁶/L 以上，分类以中性粒细胞为主，但有 20% 的病例可在 250×10⁶/L 以下；糖含量明显降低，常在 1.1mmol/L 以下，蛋白含量增高，多在 1g/L 以上。②脑脊液涂片找细菌是明确化脓性脑膜炎病原的重要方法，有利于早期诊断及治疗。③脑脊液细菌培养是确定病原菌最可靠的方法，在做脑脊液常规的同时必须做培养，细菌培养阳性者应做药物敏感试验。④特异性细菌抗原检测（对流免疫电泳法、乳胶颗粒凝集法、免疫荧光试验等）、DNA聚合酶链反应（PCR）等可快速检测出脑脊液中的细菌特异性抗原物质和致病菌标志性DNA，快速、灵敏，具有诊断意义，在已用抗生素的数天内，尽管细菌培养可能阴性，但仍可得到阳性结果。

对于化脓性脑膜的诊断和致病菌的确认，脑脊液检查非常重要。但对颅内压增高明显、病情危重的患儿做腰穿应特别慎重。腰穿禁忌证：①颅内压增高征明显；②严重心肺功能受损和休克；③腰穿部位皮肤感染。对颅内压增高的患儿必须进行腰穿时，应先静脉注射甘露醇，待颅内压降低后再行穿刺，以防发生脑疝。

3. 血培养和局部病灶分泌物培养 所有疑似化脓性脑膜炎的病例均应做血培养，以帮助寻找致病菌。血培养、咽培养、皮肤脓液或新生儿脐炎分泌物培养等对确定病原菌有参考价值。新生儿及早期未用抗生素的患儿血培养阳性率较高。

4. 皮肤瘀点或瘀斑涂片 是发现脑膜炎双球菌的重要而简便的方法，阳性率在50% 以上。

5. 影像学检查 头颅 MRI 较 CT 更能清晰地反映脑实质病变，在病程中重复检查能发现并发症并指导干预措施的实施。前囟未闭者可行 B 超检查。

【并发症】

1. 硬膜下积液 主要发生在 1 岁以下婴儿，30% ~60% 的化脓性脑膜炎患儿出现硬膜下积液，但其中85% ~90% 的患儿可无明显症状。以 1 岁以内的婴儿及流感嗜血杆菌和肺炎链球菌脑膜炎较多见。其临床特征是：①化脓性脑膜炎经积极治疗数日后体温不降，或热退数日后复升；②病程中出现进行性前囟饱满、颅缝分离、头围增大、呕吐、惊厥、意识障碍，或叩诊有破壶音等。

怀疑硬膜下积液时可做颅骨透光检查以协助诊断，其次是颅脑 B 超，必要时做 CT 或 MRI 检查。硬膜下穿刺是最直接的确诊手段，同时也可达到治疗的目的。正常小儿硬脑膜下腔液体 <2mL，蛋白定量 <0.4g/L。并发硬膜下积液时，液体量增多，蛋白含量增加，当积液 >2mL、蛋白 >0.4g/L，或细菌学检查阳性，即可确诊。发生硬膜下积液的机制尚不完全明确。

2. 脑室管膜炎 主要发生在治疗被延误的小婴儿，病情较危重，常造成严重后遗症。患儿往往在有效抗生素治疗中发热不退，频繁惊厥，甚至出现呼吸衰竭，查体前囟饱满，CT 可见脑室扩大。临床治疗大多困难，病死率和致残率高。可行侧脑室穿刺检查脑脊液，如白细胞数 $>50 \times 10^6/L$、蛋白 $>0.4g/L$、糖 $<1.6mmol/L$，或细菌学检查阳性，有诊断意义。

3. 脑积水 脑膜炎症导致脑脊液循环障碍，发生脑积水，有非交通性脑积水、交通性脑积水两种形式。多见于未能早期正确治疗、小于 6 个月的婴儿。表现为颅内压增高，脑功能障碍，前囟扩大饱满，头围进行性增大甚至颅缝裂开，额大面小，眼呈落日状，头皮静脉扩张。疾病晚期，持续的颅内高压使大脑皮质退行性萎缩，患儿出现进行性智力减退和其他神经功能减退。头颅 B 超及 CT 可见进行性脑室扩张。

4. 抗利尿激素异常分泌综合征（脑性低钠血症） 如果炎症刺激下丘脑或神经垂体，可引起抗利尿激素过量分泌，即抗利尿激素异常分泌综合征（SIADH），引起低钠血症和血浆渗透压降低，可加重脑水肿，致惊厥发作和意识障碍加重，或直接因低钠血症引起惊厥发作。

5. 其他 如治疗不彻底或治疗不恰当，易有颅内脓肿形成，出现颅内高压和定位体征。脑神经受累可产生耳聋、失明等。脑实质病变可导致继发性癫痫、脑性瘫痪、行为异常和智力发育障碍等。

【诊断】

早期诊断是保证患儿获得早期治疗的前提，及时彻底的治疗是决定预后的关键。典型病例根据病史、临床表现及脑脊液改变即可诊断。对于发热患儿，一旦出现神经系统的异常症状和体征，应及时进行脑脊液检查以明确诊断。脑脊液检查是诊断化脓性脑膜炎最可靠的依据。对有明显颅内压增高者，应先适当降颅压后行腰穿检查，防止腰穿后出现脑疝。有时在疾病早期的脑脊液常规检查可无明显异常，此时若高度怀疑化脓性脑膜炎，可在24小时后再复查脑脊液。

婴幼儿患者和经不规则抗生素治疗者，临床表现常不典型，其脑脊液改变也可不明显，涂片与细菌培养均可为阴性，诊断时必须综合分析病史、症状、体征及治疗经过，并结合脑脊液中病原的特异性、免疫学和基因检测结果确立诊断。同时，应高度重视并发症的存在。

【鉴别诊断】

除化脓性细菌外，病毒、结核分枝杆菌、真菌等均可引起脑膜炎，需与化脓性脑膜炎鉴别。

1. 病毒性脑炎 临床表现与化脓性脑膜炎相似，全身感染中毒症状较轻，病程自限，大多不超过2周。脑脊液外观清亮，细胞数多在0~数百个（$\times10^6$/L），分类以淋巴细胞为主，糖及氯化物含量正常，蛋白质正常或稍高，细菌学检查阴性。脑脊液中特异性抗体和病毒分离有助诊断。

2. 结核性脑膜炎 有时与经过不规则治疗的化脓性脑膜炎鉴别困难。结核性脑膜炎多数呈亚急性起病，婴幼儿可以急性起病，不规则发热1~2周后才出现脑膜刺激征、惊厥或意识障碍等，或于昏迷前有脑神经或肢体麻痹。常有结核接触史和肺部等处的结核病灶。有结核中毒症状，结核菌素试验呈阳性。脑脊液外观呈毛玻璃状，细胞数多<500×10^6/L，分类以淋巴细胞为主，糖和氯化物含量降低，蛋白含量增高；涂片无化脓菌可见，薄膜涂片抗酸染色可找到结核杆菌。PCR检查、结核菌培养或动物接种可帮助确定诊断。

3. 流行性脑脊髓膜炎 该类化脓性脑膜炎属于我国法定传染病，具有流行性。本病多在冬春季发生，皮肤多有出血点或瘀斑，临床必须依据流行病学资料和细菌学检查确定诊断。

4. 隐球菌性脑膜炎 临床和脑脊液改变与结核性脑膜炎相似，但进展可能更缓慢，头痛等颅内压增高表现更持续和严重。确诊有赖于脑脊液墨汁染色见到厚荚膜的发亮圆形菌体或在Sabouraud琼脂培养基上有新型隐球菌生长。

不同致病微生物（如细菌、病毒、真菌等）引起的脑膜炎的临床表现相似，其鉴别诊断有赖于脑脊液检查，尤其是病原学检查。几种常见病原体所致脑膜炎脑脊液改变的比较见表11-3。

此外，化脓性脑膜炎还需注意与热性惊厥、颅内出血、脑脓肿等鉴别。

【治疗】

1. 抗生素治疗

（1）用药原则　力求用药24小时内杀灭脑脊液中的致病菌，应选择对病原菌敏感，且能穿透血-脑屏障，在脑脊液中达到有效浓度的杀菌药物。应注意用药早、剂量足、疗程够，并且必须静脉给药。联合用药时应注意药物之间的相互作用，并注意药物的毒副作用。

（2）药物选择　病原菌未明者应选用对肺炎链球菌、脑膜炎双球菌和流感嗜血杆菌三种常见致病菌皆有效的抗生素。常以氨苄西林200~300mg/（kg·d）与大剂量青霉素40万~80万U/（kg·d）合用。目前主要选择能快速在患者脑脊液中达到有效灭菌浓度的第三代头孢菌素，包括头孢曲松钠100mg/（kg·d）或头孢噻肟钠200mg/（kg·d），分次静脉滴注。疗效不理想时可联合使用万古霉素60mg/（kg·d）。病原菌明确者应参照细菌培养药物敏感试验结果选用抗生素。

①脑膜炎双球菌所致流行性脑脊髓膜炎：目前该菌大多数对青霉素依然敏感，首选青霉素，对青霉素耐药者选用第三代头孢菌素。

②流感嗜血杆菌脑膜炎：首选氨苄西林或氯霉素，如不敏感则改用第三代头孢菌素。

③肺炎链球菌脑膜炎：对青霉素敏感者可继续应用大剂量青霉素，目前半数以上的肺炎链球菌对青霉素耐药。一般可选头孢曲松钠、头孢噻肟钠等。

④大肠埃希菌脑膜炎：对氨苄西林敏感者可继续应用，耐药者可换用头孢噻肟钠、头孢曲松，或谨慎加用氨基糖苷类抗生素等。

⑤金黄色葡萄球菌脑膜炎：参照药物敏感试验选用苯唑西林、头孢噻肟钠、头孢呋辛等，耐药者可谨慎选择万古霉素。

（3）抗生素疗程　流感嗜血杆菌脑膜炎和肺炎链球菌脑膜炎应静脉滴注有效抗生素10~14天，脑膜炎双球菌脑膜炎应用7天，革兰阴性杆菌和金黄色葡萄球菌脑膜炎应达21天或更长。如出现并发症或耐药，要酌情更换抗生素和延长疗程。

2. 肾上腺皮质激素　因其可以减轻炎症反应和中毒症状，降低血管通透性，减轻脑水肿和降低颅内压，故在使用有效抗生素的同时可慎重选用地塞米松0.6mg/（kg·d），分4次静脉注射，一般连用2~3天，过长使用并无益处。注意应在首剂抗生素应用的同时使用地塞米松，对新生儿非常规应用皮质激素。

3. 并发症的治疗

（1）硬膜下积液　少量液体不需处理，积液量多引起颅内高压者应行硬膜下穿刺放液。开始每日或隔日一次，一般每次一侧＜15mL，两侧＜30mL。放液时应任其自然流出，不能抽吸。1~2周后酌情延长穿刺间隔时间。有的患儿需反复多次穿刺，大多数患儿积液逐渐减少而治愈。若反复穿刺放液无效，应考虑外科手术治疗。

（2）脑室管膜炎 除全身抗生素治疗外，可做侧脑室穿刺引流以缓解症状，减低脑室内压，并注入抗生素。注入抗生素时一定要严格掌握剂量，青霉素一般每次5000~10000IU，氨苄西林一般每次50~100mg。

（3）脑性低钠血症 适当限制液体入量，酌情补充钠盐。

（4）脑积水 主要依赖手术治疗。

4. 对症及支持疗法

（1）监测生命体征 急性期严密监测生命体征，定期观察患儿意识、瞳孔和呼吸节律的改变，及时给以相应处理。

（2）对症处理 及时处理高热、惊厥和休克，并防止再发。高热给予物理降温，必要时可给予药物降温。有惊厥者及时给予止惊药物如地西泮、苯巴比妥等。重症易发生感染性休克，一旦出现，应积极给予扩容、纠酸、血管活性药物等抗休克治疗。

（3）降低颅内压 有颅内压增高者，应及时给予脱水药物。一般用20%甘露醇每次0.25~1.0 g/kg，每4~8小时一次。对于颅内压增高严重者，可加大剂量（每次不超过2g/kg）或加用利尿药物，以防脑疝的发生。

（4）监测并维持体内水、电解质、血浆渗透压和酸碱平衡

（5）支持疗法 对于新生儿或免疫功能低下的患儿，可静脉输注丙种球蛋白或新鲜血浆等。

【预后】

合理的抗生素治疗及支持治疗使本病的病死率明显下降，婴幼儿死亡率约为10%。死亡率与病原菌、患儿年龄、脑脊液中的细菌量、治疗前的惊厥持续时间相关。肺炎链球菌脑膜炎的死亡率最高，<6个月的患儿死亡率高。10%~20%的幸存者遗留各种神经系统严重后遗症，包括听力丧失、智力倒退、反复惊厥、语言能力延迟、视力障碍、行为异常等。

> **知识链接**
>
> **病毒性脑炎**
>
> 病毒性脑炎是小儿常见的中枢神经系统感染性疾病，夏秋季发病率较高，大多数患儿病程呈自限性。主要病原体为肠道病毒、虫媒病毒、腺病毒、单纯疱疹病毒、腮腺炎病毒和其他病毒等。按其流行情况，病毒性脑炎分为流行性和散发性两类：流行性脑炎多为虫媒病毒引起，如流行性乙型脑炎，属传染性疾病，由蚊虫传播，主要发生在夏秋季节（7、8、9月），2~6岁发病率最高；散发性脑炎为非虫媒病毒感染引起，感染途径多样。我国以肠道病毒引发的脑炎最常见，也主要发生在夏秋季节，且大多患者为小儿。单纯疱疹病毒脑炎则高度散发，一年四季均可发生，且可感染所有年龄人群。

病毒性脑炎的病理表现为脑膜和（或）脑实质广泛性充血、水肿，可见单核细胞、浆细胞、淋巴细胞浸润，常环绕血管形成血管套样病变，可有血管内皮细胞及周围组织神经细胞变性、坏死和髓鞘崩解。如果脱髓鞘程度严重但仍保留神经元及轴索，常提示病毒感染激发机体免疫应答，即为感染后或变态反应性脑炎。病理改变大多弥散分布，但有些病原引起的病变部位相对局限，如单纯疱疹病毒常引起以颞叶为主的脑部病变。

本病主要临床表现为常先有上呼吸道感染或胃肠道症状，如发热、头痛、呕吐、腹痛、腹泻、肌痛等。腮腺炎病毒脑炎常伴有腮腺肿大；单纯疱疹病毒脑炎可伴有皮肤黏膜疱疹；肠道病毒和麻疹病毒可有皮疹出现。神经系统表现包括：①颅内压增高：主要表现为头痛、呕吐、血压升高、心动过缓、婴儿前囟饱满等，严重者可出现脑疝，危及生命；②意识障碍：轻者可无意识障碍，重者出现不同程度的意识障碍；③惊厥：常出现全身或局限性抽搐；④病理征：巴宾斯基征常为阳性，累及脑膜时则出现脑膜刺激征；⑤局灶性症状体征：如肢体瘫痪、失语、脑神经麻痹等。

本病与化脓性脑炎鉴别可行脑脊液检查。大多数患儿脑脊液压力增高，外观清亮，白细胞计数多在 $(0 \sim 500) \times 10^6/L$，以淋巴细胞为主（病初可中性粒细胞占多数），蛋白大多正常或轻度增高，糖和氯化物无明显改变；涂片或培养均无细菌发现。

多数患儿病程在 2 周左右，一般预后较好，大多能完全康复。重症者病程可持续数周或数月，并可致死或留有不同程度的后遗症，如智能减退、癫痫、失语、失明及肢体瘫痪等。

目 标 检 测

一、选择题

1. 确诊化脓性脑膜炎最可靠的依据是
   A. 急起高热、惊厥、昏迷　　B. 剧烈头痛，喷射状呕吐　　C. 脑膜刺激征阳性
   D. 脑脊液细胞数明显增加　　E. 脑脊液中检测出化脓性细菌

2. 化脓性脑膜炎合并硬膜下积液时，治疗应首选
   A. 加大抗生素剂量　　　　　B. 更换抗生素种类　　　　　C. 硬膜下穿刺排液
   D. 鞘内注射抗生素　　　　　E. 外科手术治疗

3. 婴儿化脓性脑膜炎的脑膜刺激征不明显是由于
   A. 机体反应差
   B. 脑膜炎反应不如年长儿强

    C. 颈肌不发达

    D. 大脑处于抑制状态

    E. 颅缝与囟门未闭，对颅内压可起缓冲作用

4. 关于化脓性脑膜炎，哪项叙述是错误的

    A. 任何化脓菌均可引起

    B. 多数由上呼吸道侵入

    C. 婴幼儿时期的表现最典型

    D. 新生儿以全身中毒症状为主

    E. 治疗不及时或不彻底可发生脑积水

5. 在脑脊液检查中，鉴别结核性脑膜炎和病毒性脑炎最有意义的项目是

    A. 脑脊液的透明度   B. 脑脊液的压力   C. 糖和氯化物是否降低

    D. 脑脊液细胞数   E. 蛋白质增高的程度

6. 肺炎链球菌脑膜炎的药敏试验结果未出来前首选使用

    A. 青霉素   B. 氯霉素   C. 万古霉素

    D. 头孢曲松钠   E. 氨苄青霉素

7. 患儿8个月，因发"热呕吐1周，抽搐3次"入院，经腰穿脑脊液检查诊断为化脓性脑膜炎，脑脊液培养为肺炎链球菌，给予头孢噻肟800mg/d，48h后患儿依然高热，并仍有抽搐发作。该患儿病情未见明显好转的可能原因为

    A. 对头孢噻肟不敏感   B. 并发硬脑膜下积液   C. 并发脑积水

    D. 并发脑脓肿   E. 并发败血症

8. 化脓性脑膜炎最常见的并发症是

    A. 脑脓肿   B. 脑积水   C. 硬脑膜下积液

    D. 脑室管膜炎   E. 脑神经损伤

9. 关于化脓性脑膜炎的脑脊液检查，哪项不正确

    A. 脑脊液压力大多数增高

    B. 外观浑浊，似米汤样

    C. 白细胞总数显著增多

    D. 蛋白质、糖含量明显增高

    E. 脑脊液涂片染色和细菌培养可明确致病菌

10. 婴幼儿化脓性脑膜炎的表现，下列哪项不正确

    A. 尖声哭叫   B. 体温可高可低   C. 惊厥

    D. 呕吐   E. 较少有硬膜下积液发生

二、思考题

1. 临床上如何鉴别化脓性脑膜炎、病毒性脑炎、结核性脑膜炎？

2. 治疗化脓性脑膜炎时如何正确选择有效的抗生素？

第十二章 遗传代谢内分泌疾病

【学习目标】

1. 掌握：21-三体综合征的临床表现、诊断及细胞遗传学检查，苯丙酮尿症、先天性甲状腺功能减退症、儿童糖尿病的临床表现、诊断与治疗。

2. 熟悉：21-三体综合征、苯丙酮尿症、先天性甲状腺功能减退症、儿童糖尿病的病因、鉴别诊断及预防。

3. 了解：苯丙酮尿症、先天性甲状腺功能减退症、儿童糖尿病的发病机制。

4. 学会：对儿童常见遗传代谢与内分泌疾病实施正确的诊治。

第一节 21-三体综合征

案例 12-1

患儿，6岁，女性，因智力低下就诊。患儿9个月会独坐，2岁1个月开始独立行走，反应差，只会说简单词句。查体：神清，两眼外侧上斜，眼裂小，两眼距宽，瞳孔对光反射灵敏，鼻梁低平，张口伸舌，心肺腹无明显异常，神经系统查体未见明显异常。

应首先考虑什么疾病？有哪些诊断依据？为确诊，需做哪些检查？需要和哪些疾病相鉴别？

21-三体综合征（21-trisomy syndrome）又称唐氏综合征，以前也称先天愚型，是人类最早被确定也是最常见的一种染色体病，在活产新生儿中的发病率为 1：1000～1：600，男性多于女性。母亲年龄越大，发生率越高。

【病因和遗传学基础】

1. 孕母年龄 妊娠年龄在35岁以上的母亲，其后代发生本病的概率明显增高，可能与母体卵细胞老化有关。孕母年龄20岁时，该病发生率为0.05%，35岁时约为0.3%，40岁以上则可高达2～5%。

2. 染色体畸变　某些药物（如抗代谢药物、抗癫药物等）、放射线、化学因素（如苯、农药）及病毒感染（如风疹病毒、EB 病毒、巨细胞病毒等）可使染色体发生畸变。本病为常染色体畸变引起，其细胞遗传学特征是第 21 号染色体呈三体征，主要是由于亲代之一的生殖细胞在减数分裂时或受精卵有丝分裂时，21 号染色体不分离，使一个配子含多余染色体，另一配子缺失该条染色体，受精后形成异常的三体型或单体型子代细胞。由于单体型患儿多不能存活，故一般只能出生三体型后代。

【临床表现】

1. 特殊面容　出生时即有明显的特殊面容，表情呆滞，眼裂小，眼距宽，外眼角上斜，内眦赘皮，鼻梁低平，耳位低，耳根低平，硬腭窄小，张口伸舌，有时流涎，头小而圆，前囟大且关闭延迟，常呈嗜睡状，有喂养困难。（图 12 - 1）

2. 智力低下　是本病最突出、最严重的临床表现。绝大部分患儿都有程度不同的智能发育障碍，随年龄增大而逐渐明显。

3. 生长发育迟缓　患儿出生时的身长和体重均较正常婴儿为低，生后体格发育、动作发育和性发育均迟缓。

4. 骨骼关节和肌肉　身材矮小，骨龄常落后于实际年龄，出牙延迟，顺序异常。患儿头小而圆，颈短而宽，枕骨扁平。手指粗短，小指向内弯曲，草鞋足。韧带松弛，关节可过度弯曲。肌张力低下，腹膨隆。

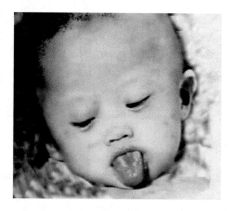

图 12 - 1　21 - 三体综合征患儿的面容

5. 皮纹特点　通贯手，轴三角的 atd 角度 > 45°，第 4、5 指桡箕增多。单侧或双侧通贯手约见于 50% 的患者。（图 12 - 2）

6. 伴发畸形　约 50% 的患儿伴有先天性心脏病，其次是消化道畸形。先天性甲状腺功能减低退和急性白血病的发病率高于正常人群。部分男孩可有隐睾，成年后大多无生育能力。女孩无月经，仅少数可有生育能力。免疫功能低下，易患感染性疾病，尤以呼吸道感染为常见。

【辅助检查】

1. 细胞遗传学检查　根据染色体核型分析，可分为三型：

（1）标准型　患儿体细胞染色体为 47 条，核型为 47, XX（XY），+21。此型最常见，约占患儿总数的 95%。此型的发生率随母亲年龄增大而增高。双亲外周血淋巴细胞核型正常。

（2）嵌合型　患儿体内有两种或两种以上细胞系（以两种为多见），一系为正常，另一系为 21 - 三体细胞。核型为 46, XX（XY）/47, XX（XY），+21。此型患儿临床表现的严重程度与正常细胞所占比例有关。此型较少见，占 2% ~ 4%。

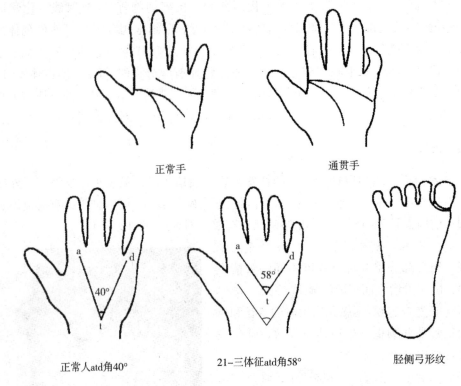

图 12－2　正常人和 21 三体综合征患者的掌纹比较

（3）易位型　染色体总数为46条，其中一条是易位的染色体。此型又分两种类型：①D/G 易位：核型为 46，XX（XY），－14，＋t（14q21q），少数发生于 15 号或 13 号染色体。②G/G 易位：核型为 46，XX（XY），－21，＋t（21q21q）或核型为 46，XX（XY），－22，＋t（21q22q）。易位型约占 5%。

2. 荧光原位杂交　可快速、准确地进行诊断。以 21 号染色体的相应部位序列作为探针，与外周血中的淋巴细胞或羊水细胞进行杂交，本病患者的细胞中呈现 3 个 21 号染色体的荧光信号。

3. 血生化检查　患儿 T 淋巴细胞转化反应受到抑制，血中丙种球蛋白含量低。白细胞中的碱性磷酸酶增高。

【诊断】

典型病例根据特殊面容、智能与生长发育落后、皮纹特征等可做出临床诊断，但应做染色体检查以便与其他原因引起的先天性智力低下及其他类型的染色体病相鉴别。

【鉴别诊断】

本病应与先天性甲状腺功能减退症鉴别，后者在出生后即有嗜睡、哭声嘶哑、喂养困难、颜面黏液性水肿、皮肤粗糙、腹胀、便秘、生理性黄疸延迟消退等症状，舌大而厚，但无本病的特殊面容。可检测血清 TSH、T_4 和核型分析进行鉴别。

【治疗】

本病无特殊治疗方法，需采取综合措施，包括医疗和社会服务，重点是对患儿的训练与教育。训练的目的主要在于使患者能生活自理及进行简单的工作。对伴有先天性甲状腺功能减退的患儿应及早应用甲状腺素治疗，以利于促进智力提高。应注意预防感染，如伴有其他畸形，可考虑手术矫治。

【遗传咨询和产前筛查】

标准型 21-三体综合征的再发风险率为 1%，母亲年龄愈大，风险愈高，孕母大于 35 岁者发病率明显上升。易位型患儿的双亲应进行核型分析，以便发现平衡易位携带者。在易位型中，再发生风险为 4%~10%。但如父母一方为 21 号染色体与 21 号染色体罗伯逊易位携带者，将无法生育染色体正常的孩子，因为他们的后代或者是 21 单体，无法存活到出生，或者是易位型唐氏综合征患者。对于生育过唐氏综合征患儿的孕妇及其他高危孕妇（如高龄孕妇），应在怀孕期间进行羊水染色体检查，预防唐氏综合征患儿的出生。

对高危孕妇可做羊水细胞或绒毛膜细胞染色体检查进行产前诊断。唐氏筛查（血清学筛查）是目前被普遍接收的孕期筛查方法，筛查项目为甲胎蛋白、游离雌三醇和绒毛膜促性腺激素。根据孕妇检测此三项值得的结果，结合孕妇年龄计算出本病的危险度，分为高危与低危两类，对高危孕妇进行羊水穿刺做出诊断。

第二节 苯丙酮尿症

苯丙酮尿症（phenylketonuria，PKU）是一种常见的氨基酸代谢病，是先天性氨基酸代谢障碍中最常见的一种，是由于苯丙氨酸代谢途径中的酶缺陷，导致苯丙氨酸及其酮酸蓄积并从尿中大量排出而得名。该病属常染色体隐性遗传病，其发病率因种族和地域而异，我国发病率约为 1/11000。

> **知识链接**
>
> ### 苯丙氨酸及其生理作用
>
> 苯丙氨酸（PA）是人体必需氨基酸之一，正常小儿每日需要的摄入量为 200~500mg。食入体内的 PA 一部分供蛋白质合成，一部分则通过肝细胞中苯丙氨酸羟化酶（PAH）的作用转化为酪氨酸，合成甲状腺素、肾上腺素和黑色素，仅有少量的 PA 经过次要代谢途径，在转氨酶的作用下转变成苯丙酮酸。苯丙氨酸羟化过程中，除了 PAH 参与外，还必须有辅酶四氢生物蝶呤（BH_4）的参与。人体内的 BH_4 来源于鸟苷三磷酸（GTP），在其合成和再生途径中必须经过鸟苷三磷酸环化水解酶（GTP-CH）、6-丙酮酰四氢蝶呤合成酶（6-PTS）和二氢生物蝶呤还原酶（DHPR）的催化。

【病因和发病机制】

本病根据病因不同分为两种类型。

典型 PKU 是因患儿肝细胞内苯丙氨酸羟化酶缺乏，不能将苯丙氨酸转化为酪氨酸，导致苯丙氨酸在血液、脑脊液及组织中的浓度极度增高，通过旁路代谢产生大量苯丙酮酸、苯乙酸、苯乳酸和对羟基苯乙酸等，高浓度的苯丙氨酸及其代谢物导致脑损伤。同时，因酪氨酸来源不足，使甲状腺素、肾上腺素及黑色素合成减少。

非典型 PKU 属四氢生物蝶呤（BH_4）缺乏型，是因为鸟苷三磷酸环化水解酶（GTP-CH）、6-丙酮酰四氢蝶呤合成酶（6-PTS）和二氢生物蝶呤还原酶（DHPR）缺乏。BH_4 是苯丙氨酸、酪氨酸、色氨酸等在羟化过程中所必需的共同辅酶，缺乏时不仅苯丙氨酸不能氧化成酪氨酸，而且造成多巴胺等重要神经递质的合成受阻，进一步加重了神经系统的功能损害。

【临床表现】

患儿出生时正常，通常在 3~6 个月时可出现呕吐、易激惹、生长迟缓等现象，1 岁时症状明显。

1. 神经系统 智能发育落后最为突出，可有精神行为异常，如兴奋不安、忧郁、多动、攻击性行为、孤僻等。约 1/4 患儿有癫痫发作，多见于有严重智力低下者，80% 有脑电图异常。

2. 皮肤 患儿在出生数月后因黑色素合成不足，毛发、皮肤和虹膜色泽变浅。湿疹常见。

3. 体味 由于尿和汗液中排出苯乙酸，故有的患儿有特殊的鼠尿臭味。

上述症状大部分是可逆的，经过饮食控制后，大部分症状可好转。但智力发育落后很难转变，只有出生后早发现、早治疗才能预防智力发育障碍。

【诊断】

本病为少数可治性遗传代谢病之一，应力求早期诊断与治疗，以避免神经系统的不可逆性损伤。根据智力落后、头发由黑变黄、特殊体味和血苯丙氨酸升高，排除四氢生物蝶呤缺乏症就可以确诊。由于患儿的早期症状不典型，因此，必须借助实验室检测才能在宫内或新生儿早期确诊。

1. 新生儿期筛查 新生儿喂奶 3~7 日后，针刺足跟采集末梢血 1 滴，吸在厚滤纸上，晾干后即可寄送至筛查实验室，进行苯丙氨酸浓度测定，当苯丙氨酸浓度大于切割值，应进一步检查和确诊。

2. 苯丙氨酸浓度测定 苯丙氨酸的正常值为 0.06~0.18mmol/L（1~3mg/dL），患儿血苯丙氨酸浓度 >1.2mmol/L（20mg/dL）。

3. 尿液筛查 尿三氯化铁试验用于较大婴儿的筛查，如尿中苯丙氨酸浓度增高，则立即出现绿色，反应为阳性。本实验特异性较差。

4. 尿蝶呤图谱分析 主要用于 BH₄ 缺乏症的鉴别诊断。

5. DNA 分析 该技术近年来广泛用于 PKU 诊断，进行基因突变检测，用于基因诊断和产前诊断。

【治疗】

一旦确诊，应立即治疗，主要是饮食疗法。治疗开始的年龄愈小，效果愈好。

1. 低苯丙氨酸饮食 原则是使摄入苯丙氨酸的量既能保证生长发育和体内代谢的最低需要，又能使血中苯丙氨酸浓度维持在理想范围内（见表 12 −1）。主要采用低苯丙氨酸配方奶粉，待血苯丙氨酸浓度降至理想浓度时可逐渐少量添加天然饮食，其中首选母乳，为幼儿添加辅食时应以淀粉类、蔬菜和水果等低蛋白质食物为主。治疗中应定期检测 PA 水平，以调整食谱。低苯丙氨酸饮食至少持续到青春期，终生治疗对患者更有益。成年女性患者在怀孕前应重新开始饮食控制，血苯丙氨酸浓度控制在 120 ~ 360μmol/L，直到分娩，以避免母亲高苯丙氨酸血症影响胎儿发育。

表 12 −1 不同年龄患儿血苯丙氨酸理想控制浓度

年龄	血苯丙氨酸浓度（μmol/L）
0 ~ 3 岁	120 ~ 240
3 ~ 9 岁	180 ~ 360
9 ~ 12 岁	180 ~ 480
12 ~ 16 岁	180 ~ 600
大于 16 岁	180 ~ 900

2. BH₄、5 −羟色氨酸和左旋多巴 除饮食控制外，对非典型 PKU 患儿尚应给予此类药物。

第三节　先天性甲状腺功能减退症

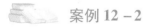

案例 12 −2

患儿男，2 个月。过期产，出生后第 3 天出现黄疸，至今尚未完全消退。出生后少哭，少动，吃奶尚可，大便 2 天一次，色黄。腹软较胀，有脐疝，肝肋下 2cm。血清总胆红素 185μmol/L，结合胆红素 28μmol/L，血红蛋白 110g/L，RBC 3.8 × 10⁹/L。

该患儿最可能的诊断是什么？为了确诊，应做什么检查？需要和哪些疾病相鉴别？

先天性甲状腺功能减退症简称先天性甲减，是由于甲状腺激素合成不足或其受体缺陷所造成的一类疾病。根据病因的不同可分为两大类：散发性和地方性。散发性甲减是由于先天性甲状腺发育不良、异位或甲状腺激素合成障碍所致的内分泌疾病，临床较常见，发生率为 1/7000～1/4000；地方性甲减多见于甲状腺肿流行的地区，系由于地区性水、土和食物中碘缺乏所致。随着我国碘化食盐的应用，其发病率显著下降。根据病变发生的部位，又分为原发性和继发性。原发性甲减是由于甲状腺本身疾病导致。继发性甲减的病变位于垂体或下丘脑，又称中枢性甲减，多数与其他下丘脑－垂体轴功能缺陷同时存在。

【病因和发病机制】

1. 散发性先天性甲减　主要是由于先天性甲状腺发育障碍及甲状腺激素合成途径缺陷所致。

（1）甲状腺不发育、发育不全或易位　亦称原发性甲减。如甲状腺缺如、发育不良、异位等，约占先天性甲减患者的 90%，多见于女孩。可能与遗传素质、免疫介导机制有关。

（2）甲状腺激素合成障碍　其发病率仅次于甲状腺发育缺陷，多为常染色体隐性遗传病。多见于甲状腺激素合成和分泌过程中的酶（过氧化物酶、耦联酶、脱碘酶及甲状球蛋白合成酶等）缺陷，导致甲状腺素合成不足。

（3）促甲状腺素（TSH）缺乏　亦称下丘脑－垂体性甲减或中枢性甲减，是指因特发性垂体功能低下或下丘脑发育缺陷导致垂体分泌 TSH 障碍所致。单纯 TSH 缺乏极为少见，常与其他垂体激素如生长激素（GH）、催乳素（PRL）、黄体生成素（LH）等联合缺陷，临床上称为多种垂体激素缺乏症（MPHD）。

（4）甲状腺或靶器官反应低下　均为罕见病。前者是甲状腺细胞对 TSH 不敏感导致，后者是甲状腺激素靶器官对 T_3、T_4 不敏感所致。

（5）母亲服用抗甲状腺药物或母体存在抗甲状腺抗体　亦称暂时性甲减，通过胎盘影响胎儿，导致甲状腺功能减退，通常可在 3 个月内消失。

2. 地方性先天性甲减　多因孕妇饮食缺碘，致使胎儿在胚胎期即因碘缺乏而导致先天性甲减。随着我国广泛使用碘盐，其发病率已明显下降。

【临床表现】

患儿出现症状的早晚及轻重程度与残留甲状腺组织的多少及甲状腺功能减退的程度有关。先天性无甲状腺或酶缺陷患儿在婴儿早期即可出现症状，甲状腺发育不良者常在生后 3～6 个月时出现症状，亦偶有在数年后出现症状者。主要临床特征为生长发育迟缓、智能落后和生理功能低下。

1. 新生儿期表现　症状和体征缺乏特异性，大多轻微，仔细询问病史及体检可发现可疑线索。多为过期产儿和巨大儿，身长，头围可正常，前、后囟大。出生后常处于睡眠状态，对外界反应低下，肌张力低，喂养困难，呼吸慢，声音嘶哑，体温低，四肢冷，皮肤出现斑纹或有硬肿现象，生理性黄疸延长。出生后常有腹胀、便秘和脐疝，易误诊为先天性巨结肠。

2. 典型症状　多数于出生半年后出现典型症状。

（1）特殊面容　头大，颈短，面部黏液性水肿，面色苍黄，反应迟钝，眼睑水肿，眼距宽，鼻梁低平，唇厚，舌大而宽厚，舌外伸，毛发稀疏无光泽，皮肤粗糙。

（2）神经系统症状　智力低下，表情呆板、淡漠，神经反射迟钝，记忆力、注意力均降低。运动发育障碍，行走延迟，常伴有听力减退。感觉迟钝，嗜睡，严重者昏迷。

（3）生长发育停滞　身材矮小，躯体长，四肢短，上、下部比值常 >1.5，骨发育明显延迟（出牙延迟、囟门晚闭等），腹部膨隆，常有脐疝。

（4）生理功能低下的表现　精神差，食欲缺乏，安静少动，对周围事物反应少，体温低而怕冷，肌张力低，心动过缓，心音低钝，可伴有心包积液。心电图呈低电压，P－R 间期延长，T 波低平等。

3. 地方性甲减　因胎儿期碘缺乏而不能合成足量甲状腺激素，影响中枢神经系统发育，临床表现为两种不同的综合征，可相互交叉重叠。

（1）神经性综合征　表现为共济失调、痉挛性瘫痪、聋哑和智能低下。但身材正常，且甲状腺功能正常或仅轻度减低。

（2）黏液水肿性综合征　临床以生长和性发育明显落后、黏液水肿、智能低下为特征，血清 T_4 降低、TSH 升高。约 25% 的患儿有甲状腺肿大。

4. TSH 和 TRH 分泌不足　患儿可保留部分甲状腺激素分泌功能，临床症状较轻，常伴有其他垂体激素缺乏的症状，如小阴茎（Gn 缺乏）、低血糖（ACTH 缺乏）、尿崩症（AVP 缺乏）等。

【辅助检查】

先天性甲减发病率高，在生命早期对神经系统功能损害严重，治疗容易，疗效佳，故早期诊断与治疗至关重要。

1. 新生儿筛查　新生儿筛查是早期确诊、避免神经精神发育严重缺陷、减轻家庭和社会负担的重要防治措施。目前多采用干血滴纸片测验 TSH 浓度作为出生后 3 天的新生儿的初筛，结果大于 15mU/L 时，再检测血清 T_4、TSH 以确诊。

2. 甲状腺功能检查　测定外周血 T_3、T_4 和 TSH。任何新生儿筛查结果可疑或临床可疑的小儿都应检测血清 T_4、TSH 浓度，如 T_4 降低、TSH 明显升高即可确诊。血清 T_3 浓度可降低或正常。

3. 甲状腺放射性核素显像（^{99m}Tc）　检测患儿甲状腺发育情况及甲状腺的位置、大小、形状。

4. X 线检查　提示患儿骨龄明显落后于实际年龄。

5. TRH 激发试验　用于鉴别下丘脑或垂体性甲减。若血清 T_4、TSH 均低，则疑有 TRH、TSH 分泌不足，可做 TRH 刺激试验。若未出现高峰，要考虑垂体病变；若 TSH 峰值甚高或出现时间延长，提示下丘脑病变。

【诊断】

根据智能发育落后、生长发育迟缓、生理功能低下及血清 T_4 降低、TSH 增高即可诊断。但为了防止神经系统发育障碍，对新生儿进行群体筛查是诊断本病的重要手段。

【鉴别诊断】

1. 21 - 三体综合征 患儿智能和动作发育均落后，但有特殊面容，即眼距宽、外眼角上斜、鼻梁低、舌外伸，关节松弛，皮肤和毛发正常，无黏液水肿，常伴有其他先天性畸形。染色体核型分析呈 21 - 三体型可鉴别。

2. 佝偻病 患儿有运动发育迟缓、生长落后等表现，但智能正常，皮肤正常，有佝偻病的体征，血生化、X 片检查可鉴别。

3. 先天性软骨发育不良 有生长迟缓症状，四肢短，头大，智力正常。X 线显示长骨骨干变短，干骺端变宽。

4. 先天性巨结肠 患儿出生后即开始便秘，腹胀，并常有脐疝，但其面容、精神反应和哭声等均正常。钡灌肠可见结肠痉挛段与扩张段。

5. 黏多糖病 I 型 出生时大多正常，不久便可出现临床症状。头大，鼻梁低平，丑陋面容，毛发增多，肝脾大，X 线检查可见特征性肋骨飘带状、椎体前部呈楔状，长骨骨骺增宽，掌骨和指骨较短。

【治疗】

本病应早期确诊，早期治疗，以避免对脑的损伤；需终身服药，从小量开始逐渐加至足量；定期复查，维持甲状腺正常功能。甲状腺素是治疗先天性甲减的最有效药物。饮食中应富含蛋白质、维生素及矿物质。目前，甲状腺素制剂有两种：

1. 干甲状腺片 每片 40mg，该制剂较稳定，但 T_3、T_4 的含量及两者比例不恒定，临床上已基本不用。

2. 左甲状腺素钠（L - T_4） 为首选药物。每片 25μg 或 50μg。L - T_4 100μg 相当于干甲状腺素片 60mg。一般起始剂量为每日 8 ~ 9μg/kg，大剂量为每日 10 ~ 15μg/kg。替代治疗参考剂量见表 12 - 1。

表 12 - 2 甲状腺素替代治疗参考剂量

年龄	甲状腺素剂量（μg/d）	甲状腺素剂量 μg/(kg·d)
0 ~ 6 个月	25 ~ 50	8 ~ 10
6 ~ 12 个月	50 ~ 100	5 ~ 8
1 ~ 5 岁	75 ~ 100	5 ~ 6
6 ~ 12 岁	100 ~ 150	4 ~ 5
12 岁到成人	100 ~ 200	2 ~ 3

治疗必须个体化，用药量应根据甲状腺功能及临床表现进行适当调整。需定期随访，观察生长曲线、智商、骨龄，以及血 T_3、T_4、TSH 变化等，以不断调整药量。甲状腺素用量不足时，患儿身高及骨骼生长延迟；用量过大时可引起烦躁、多汗、消瘦、腹痛、腹泻、发热等症状，用药过程中应注意观察。治疗开始时每 2 周随访一次；血清

TSH 和 T_4 正常后，每 3 个月一次；服药 1~2 年后，每 6 个月一次。

【预防及预后】

新生儿筛查可早期确诊患儿，早期用甲状腺素替代治疗可预防智能低下的发生。如果出生后 3 个月内开始治疗，预后尚可，智能绝大多数可达到正常；如果未能及早诊断而在 6 个月后才开始治疗，虽然给予甲状腺素可以改善生长状况，但是智能仍会受到严重损害。新生儿筛查项目方法简便、费用低廉、准确率较高，是早期诊断治疗、避免神经精神发育严重缺陷、减轻家庭和国家负担的最佳预防措施。

第四节 儿童糖尿病

糖尿病（DM）是由于胰岛素分泌绝对缺乏或相对不足所造成的糖、脂肪和蛋白质代谢紊乱，分为原发性和继发性两类。原发性糖尿病可分为三类。①1 型糖尿病：由于胰岛 β 细胞破坏，胰岛素分泌绝对不足，必须使用胰岛素治疗，故又称胰岛素依赖型糖尿病（IDDM）。儿童糖尿病以此类最多见，约占 98%。②2 型糖尿病：是因为胰岛 β 细胞分泌胰岛素不足和（或）靶细胞对胰岛素不敏感（胰岛素抵抗）所致的糖尿病，亦称非胰岛素依赖型糖尿病（NIDDM），儿童期较少见，但随着儿童肥胖症的增多而有增加趋势。③青少年成熟期发病型糖尿病（MODY）：是一种罕见的遗传性 β 细胞功能缺陷症，属常染色体显性遗传病。继发性糖尿病大多由一些遗传综合征（如唐氏综合征、Turner 综合征和 Klinefelter 综合征等）和内分泌疾病（如库欣综合征、甲状腺功能亢进症等）所致。近年的流行病学研究表明，糖尿病发病率逐年增高是世界的总趋势。4~6 岁和 10~14 岁为 1 型糖尿病的高发年龄，1 岁以下小儿发病较少见。本节重点介绍儿童 1 型糖尿病。

【病因和发病机制】

1 型糖尿病的病因和发病机制尚未完全阐明。目前认为是在遗传易感基因的基础上，因外界环境因素的作用引起的自身免疫反应，导致胰岛 β 细胞的损伤和破坏，当胰岛素分泌减少至正常的 10% 时，即出现临床症状。流行病学调查提示，糖尿病的发生与种族、地理环境、生活方式、饮食、感染等因素有关。近年研究表明，1 型糖尿病的发生与免疫、遗传、环境因素密切相关。

1. 遗传易感性 遗传因素在 1 型糖尿病的发病过程中起着重要的作用，属多基因遗传病，但遗传易感基因在不同种族间有一定差别，提示与遗传多态性有关。

2. 自身免疫因素 近年研究发现，细胞免疫异常对 1 型糖尿病的发病起着重要作用，导致 β 细胞破坏的过程涉及淋巴细胞、细胞因子、自由基等多个细胞免疫环节。T 淋巴细胞可直接或间接杀伤 β 细胞。体液免疫表现为体内出现自身抗体，如抗谷氨酸脱羧酶（GAD）抗体、胰岛素抗体、胰岛素受体抗体（如酪氨酸磷酸酶抗体 LA_2）和胰岛细胞抗体（ICA）等，这些抗体在补体和 T 淋巴细胞的协同作用下具有对胰岛细胞的毒性作用。

3. 环境因素 环境因素与 1 型糖尿病的关系最为复杂,难以肯定。全球性流行病学调查研究发现,糖尿病发病率的地区差异性可达数百倍。1 型糖尿病的发病与病毒感染、化学毒物、食物中的某些成分有关,以上因素可能会激发性基因者体内免疫功能的变化,产生 β 细胞毒性作用,最终导致 1 型糖尿病。

【病理生理】

糖尿病的主要病理变化为胰岛 β 细胞数量明显减少,而分泌胰高血糖素的 α 细胞和其他细胞则呈相对增生现象。

人体中有 6 种涉及能量代谢的激素:胰岛素、胰高血糖素、肾上腺素、去甲肾上腺素、皮质醇和生长激素,其中唯有胰岛素是促进能量储存的激素,其余 5 种激素在饥饿状态下皆促进能量释放,因而称为反调节激素。正常人在摄食后,血中胰岛素随着血糖增高而增加,胰岛素能促进葡萄糖、氨基酸和钾离子的膜转运,促进糖利用和蛋白质合成,促进肝、肌肉和脂肪组织储存多余的能量,抑制肝糖原和脂肪分解。在饥饿状态时,血中胰岛素浓度甚低,反调节激素浓度增高,机体动用葡萄糖以外的能源,使储存能量转变为释放能量。

患儿由于胰岛素分泌不足或缺如,使葡萄糖的利用量减少,而增高的胰高血糖素、生长激素和皮质醇等却又促进肝糖原分解和葡萄糖异生,脂肪和蛋白质分解加速,造成血糖和细胞外液渗透压增高,细胞内液向细胞外转移。当血糖浓度超过肾阈值(10mmol/L 或 180mg/dL)时,即产生糖尿。自尿液排出的葡萄糖量可达 200 ~ 300g/d,导致渗透性利尿,临床出现多尿症状,每日丢失水分 3 ~ 5L、钠和钾各 200 ~ 400mmol/L,因而造成严重的电解质失衡和慢性脱水。

由于机体的代偿作用,患儿呈现渴感增加、饮水增多;又因为组织不能利用葡萄糖,能量不足,而产生饥饿感,引起多食。胰岛素不足和反调节激素的增高也促进了脂肪分解,血中脂肪酸增高,肌肉和胰岛素依赖性组织即利用这类游离脂肪酸供能以弥补细胞内葡萄糖的不足,而过多的游离脂肪酸在进入肝脏后则在胰高血糖素等生酮激素作用下加速氧化,导致乙酰乙酸、β - 羟丁酸等酮体长期累积在各种体液中,形成酮症酸中毒。

上述血渗透压升高、水和电解质紊乱及酮症酸中毒等代谢失常最终都造成中枢神经系统功能受损,甚至导致意识障碍或昏迷。

【临床表现】

1 型糖尿病患者起病较急,多有感染或饮食不当或情绪激惹等诱因。表现为多饮、多尿、多食和体重减轻,俗称"三多一少"。婴幼儿多饮多尿不易发现,很快即发展为脱水和酮症酸中毒。学龄儿童亦有因夜间遗尿而就诊者。年长儿可出现消瘦、精神不振、倦怠乏力等体质显著下降症状。儿童时期的糖尿病约有 1/3 在就诊时即处于酮症酸中毒状态,常因急性感染、过食、诊断延误、突然中断胰岛素治疗等因素诱发,多表现为起病急、进食减少、恶心、呕吐、腹痛、关节肌肉疼痛、皮肤黏膜干燥、呼吸深长、呼气中有酮味、脉搏细速、血压下降、体温不升，甚至嗜睡、淡漠、昏迷，常易误诊为肺炎、败血症、急腹症或脑膜炎等。少数患儿起病缓慢，以精神呆滞、软弱、体重下降等为主要表现。

体格检查除消瘦外，一般无阳性体征。酮症酸中毒时可出现呼吸深长，带有酮味，有脱水征和神志的改变。病程较久，病情控制不好时可发生生长落后、智能发育迟缓、肝大，称为 Mauriac 综合征。晚期可出现蛋白尿、高血压等糖尿病肾病表现，最后致肾衰竭；还可出现白内障、视力障碍、视网膜病变，甚至双目失明。

【辅助检查】

1. 血液检查

（1）血糖　增高，餐后随机血糖可 ≥ 11.1mmol/L（≥ 200mg/dL），空腹血糖（FPG）≥7.0 mmol/L。

（2）血脂　血清胆固醇、甘油三酯、游离脂肪酸均可明显增高。

（3）血电解质　发生酮症酸中毒时，血电解质紊乱。

（4）血酮体　增高。

（5）血常规　WBC 增高。

2. 尿液检查

（1）尿糖　当糖尿病患者治疗前血糖超过肾阈值（8.9 ~ 10mmol/L），尿糖出现阳性。尿糖可间接反映糖尿病患者血糖控制的状况。在用胰岛素治疗过程中，可监测尿糖变化，以判断饮食及胰岛素用量是否恰当。

（2）尿酮体　糖尿病伴有酮症酸中毒时尿酮体阳性。

（3）尿微量白蛋白排泄率（UAE）　定量分析尿中白蛋白含量，正常人 UAE < 20μg/min（< 30mg/24h）。若持续 UAE > 200μg/min，则尿蛋白可 > 0.5g/d，为临床糖尿病肾病。

3. 糖化血红蛋白（HbA1c）测定　正常人 < 7%，治疗良好的糖尿病患者常 < 7.5%，为最理想的控制水平，7.5% ~ 9% 为控制一般，> 9% 时发生糖尿病微血管并发症的危险增加。

4. 葡萄糖耐量试验（OGTT）　一般不需做葡萄糖耐量试验，仅用于无明显症状、尿糖偶尔阳性而血糖正常或稍增高的患儿。通常采用口服葡萄糖法，正常人 0 分钟血糖 < 6.2mmol/L，口服葡萄糖 120 分钟后血糖 < 10.0mmol/L，糖尿病患儿 120 分钟血糖 > 11.1mmol/L，且血清胰岛素峰值亦低下。试验前应避免剧烈运动、精神紧张，停服氢氯噻嗪、水杨酸等影响糖代谢的药物。

【诊断】

典型的病例诊断并不困难。儿童时期糖尿病诊断标准：①空腹血糖 ≥ 7.0mmol/L（≥126mg/dL）；②餐后随机血糖 ≥ 11.1mmol/L（≥ 200mg/dL），并有典型糖尿病症状；

③糖耐量试验中 2 小时血糖≥11. 1mmol/L（≥200mg/dL）。凡符合上述任何一条即可诊断为糖尿病。

【鉴别诊断】

糖尿病应与以下情况鉴别：其他还原糖尿症、非糖尿病性葡萄糖尿、婴儿暂时性糖尿、其他发生酸中毒昏迷的疾病、应激性高血糖症等。

【治疗】

糖尿病是终生疾病，治疗目的是：消除临床症状，积极预防糖尿病酮症酸中毒发生，避免发生低血糖，保证患儿获得正常生长发育，防止肥胖，防止和及时纠正情绪障碍，早期诊断和治疗并发症及伴随疾病。治疗糖尿病强调综合治疗，包括胰岛素的合理应用、饮食治疗、运动治疗、血糖监测、糖尿病知识教育。

1. 胰岛素治疗　胰岛素仍是治疗 IDDM 最主要的药物，是治疗能否成功的关键。

（1）胰岛素制剂和作用　目前所用的胰岛素主要为基因重组技术合成人胰岛素。从作用时间上分为短效、中效和长效三类。各类制剂作用时间见表 12 - 3。

表 12 - 3　胰岛素的种类和作用

胰岛素的种类	开始作用时间（小时）	作用最强时间（小时）	作用最长时间（小时）
短效（RI）	0.5	3 ~ 4	6 ~ 8
速效胰岛素类似物	10 ~ 15 分钟	1 ~ 2	4 ~ 6
中效（NPH）	1.5 ~ 2	4 ~ 12	18 ~ 24
长效（PZI）	3 ~ 4	14 ~ 20	24 ~ 36
长效胰岛素类似物（甘精胰岛素）	2 ~ 4	无峰	24
长效胰岛素类似物（地特胰岛素）	1 ~ 2	6 ~ 12	20 ~ 24
预混胰岛素（短效/中效）	0.5	双峰 1 ~ 12	16 ~ 24

胰岛素治疗需个体化，方案依年龄、病程、生活方式和既往健康状况等而定，胰岛素的种类、剂量、注射方法与疗效有关。

（2）胰岛素的剂量及其调整　新诊断的患儿，轻症患者胰岛素用量为每日 0.5 ~ 1.0U/kg，青春期前儿童一般为每日 0.75 ~ 1.0U/kg，青春期儿童每日用量通常大于 1.0U/kg。应根据用药日血糖或尿糖结果调节次日的胰岛素用量，每 2 ~ 3 天调整一次剂量，直至尿糖不超过 ＋ ＋。血糖、尿糖稳定后，在相当时期内可不用再调整。

（3）胰岛素治疗方案　胰岛素治疗方案较多，常用的有每日 2 次注射方案、每日 3 次注射方案、基础 - 餐时大剂量方案、持续皮下胰岛素输注等。

（4）胰岛素治疗的注意事项　①低血糖反应：表现为面色苍白、软弱无力、头晕、手抖、肢冷、出汗、脉速，重者致惊厥、昏迷，甚至可致永久性脑损伤。应立即将患儿平卧，进食含糖食物或静脉补充葡萄糖。②胰岛素过量会发生 Somogyi 现象，即在午夜至凌晨时发生低血糖，随即反调节激素分泌增加使血糖陡升，以致清晨出现血糖、尿糖异常增高，即出现低血糖 - 高血糖反应，只需减少胰岛素用量即可消除。③当胰岛素用量不足，可致清晨现象，即患儿不发生低血糖，却在清晨 5 ~ 9 时呈现血糖和尿糖增高，这是因为晚间胰岛素用量不足所致，可加大晚间胰岛素注射剂量或将注射时间稍往后移。

知识链接

胰岛素注射笔和胰岛素泵

胰岛素注射笔是在普通注射器基础上改良制作的，用喷嘴压力和极细的针头推进胰岛素注入皮下，可减少皮肤损伤和减轻注射精神压力。皮下注射部位应选择大腿、腹壁、上臂等处，按顺序轮番注射，同一部位一个月内不能注射两次，两针间距 2cm 左右，以免局部皮下脂肪萎缩硬化，影响疗效。注射部位参与运动时会加快胰岛素的作用，打球或跑步前不应在手臂和大腿注射，以免过快吸收引起低血糖。

胰岛素泵是通过一条与人体相连的软管向体内输注胰岛素的装置，能模拟正常胰腺的胰岛素分泌模式，持续 24 小时向患儿体内输入微量胰岛素，有波峰、波谷，使血糖平稳、正常，故称"人工胰腺"。长期佩戴胰岛素泵的患儿应注意局部的消毒和清洁卫生，并定期更换部位，以防止感染。

2. 饮食治疗 糖尿病患者应进行计划饮食而不是限制饮食，目的是维持正常的血糖，保持理想体重。高蛋白摄入、微量元素缺乏等与 IDDM 型糖尿病的发生有关。饮食应基于个人口味和嗜好，且必须与胰岛素治疗同步进行。

（1）每日热量需要量 食物的热量要适合患儿的年龄、生长发育和日常生活的需要。每日总热量（kcal）= 1000 + [年龄 ×（70 ~ 100）]，年幼儿宜稍偏高，年龄大的患儿宜偏低。

（2）食物的成分 蛋白质 15% ~ 20%、糖类 50% ~ 55%、脂肪 30%。脂肪宜用含不饱和脂肪酸的植物油，蛋白质宜选动物蛋白。3 岁以下儿童的食物中，蛋白质成分应稍多。每日进食应定时，饮食量在一段时间内应固定不变。

（3）热量分配 全日热量分三大餐和三次点心，早、中、晚餐热量分配分别为 1/5、2/5、2/5，每餐各留出 5% 作为餐间点心。应强调根据患者的生活方式制定食谱，注重可行性，父母或家庭应积极配合。

3. 运动治疗 运动是儿童正常生长发育所必需生活内容，运动对糖尿病患儿至关重要。运动的种类和剧烈程度应根据年龄和运动能力进行安排。每天安排适当的运动，运动应在血糖控制后开始，坚持每天固定时间运动有利于热卡摄入量和胰岛素用量的调节。

4. 糖尿病酮症酸中毒治疗 酮症酸中毒是儿童糖尿病急症死亡的主要原因。需针对高血糖、脱水、酸中毒、电解质紊乱和可能并发的感染制定方案。

（1）纠正脱水、酸中毒及电解质紊乱 按 80 ~ 100mL/kg 计算输液量，开始先给生理盐水 20mL/kg，脱水严重时可再加入 20mL/kg，以后根据血钠决定给 1/2 张或 1/3 张不含糖的液体。前 8 小时输入总液量的 1/2，余量在后 16 小时输入，同时见排尿后即加入氯化钾 3～6mmol/kg。只有当血 pH＜7.2 时才用碳酸氢钠纠正酸中毒，碳酸氢钠的补充量＝（15－所测 HCO_3^-）×体重（kg）×0.6，通常先给计算量的一半，当血 pH＞7.2 时则不再需碱性液。在治疗过程中应注意监测生命体征、电解质、血糖和酸碱平衡状态，避免并发症如脑水肿的发生。

（2）胰岛素应用　多采用小剂量胰岛素静脉滴注，儿童用量为 0.1U/（kg·h），加入生理盐水中匀速输入，根据血糖情况调整胰岛素输入量。能进食后或血糖＜11mmol/L、尿酮体消失时，停止静脉滴注胰岛素，改为胰岛素皮下注射，每次 0.25～0.5U/kg，每 4～6 小时一次，直至血糖稳定。

（3）控制感染　酮症酸中毒常并发感染，应给予有效的抗生素治疗。

5. 糖尿病的教育和监控　由于糖尿病是慢性终生疾病，且儿童糖尿病病情不稳定，易于波动，因此对本病的管理和监控非常重要。应做到及时联络，定期随访。

（1）糖尿病教育　教育内容包括糖尿病的性质与危害、治疗目的与原则，胰岛素注射技术及如何调整胰岛素剂量，饮食管理的重要性，运动的选择及注意事项，血糖、尿糖、尿酮体的监测及记录，低血糖的识别、预防和治疗，糖尿病患者及其家庭成员的心理治疗。

（2）糖尿病监控　①血糖测定：包括家庭日常血糖监测和定期总体血糖监测。每天应常规测血糖 4 次（三餐前及临睡前），每周测一次凌晨 2～3 时血糖，每日平均血糖＜8.3mmol/L 为理想。②糖化血红蛋白测定：应每 3～4 个月检测一次。③尿微量蛋白排泄率测定：一般每年检测 1～2 次，以监测早期糖尿病肾病的发生。

目 标 检 测

一、选择题

1. 为早期诊断，可在新生儿期进行筛查的遗传代谢内分泌疾病包括
   A. 21－三体综合征，先天性甲状腺功能减退症
   B. 21－三体综合征，苯丙酮尿症
   C. 先天性甲状腺功能减退症，苯丙酮尿症
   D. 儿童糖尿病
   E. 儿童糖尿病，苯丙酮尿症

2. 下列哪项不是新生儿甲状腺功能减退症的特点
   A. 精神及动作反应迟钝
   B. 食量少，吞咽缓慢，常腹泻
   C. 反应灵活
   D. 生理性黄疸时间延长
   E. 不爱活动，多睡

3. 苯丙酮尿症患儿最突出的临床表现是
   A. 惊厥   B. 肌张力增高   C. 智能发育落后
   D. 毛发、皮肤色泽变浅   E. 尿和汗液有鼠尿臭味

4. 对 21 - 三体综合征最有确诊价值的依据是
   A. 智能低下   B. 特殊面容   C. 染色体核型分析
   D. 通贯手   E. 手皮纹特点

5. 新生儿甲状腺减退症常见于
   A. 早产儿   B. 小于胎龄儿   C. 低出生体重儿
   D. 过期产儿   E. 足月儿

6. 1 型糖尿病患儿死亡的主要原因是
   A. 低血糖   B. 感染性休克   C. 糖尿病酮症酸中毒
   D. 糖尿病肾病   E. 脑血管意外

7. 苯丙酮尿症最重要的治疗原则是
   A. 限制蛋白质摄入   B. 大量维生素   C. 补充5-羟色胺
   D. 低苯丙氨酸饮食   E. 对症处理

8. 先天性甲状腺功能退症患儿在下列哪个年龄治疗不会有智能发育落后
   A. 出生后3个月内   B. 出生后6个月内   C. 出生后9个月内
   D. 出生后12个月内   E. 出生后15个月内

9. 21 - 三体综合征最常见的染色体核型是
   A. 47，XX（XY），+21
   B. 47，XX（XY），+21/46，XX（XY）
   C. 46，XX（XY），-14，+t（14q21q）
   D. 46，XX（XY），-22，+t（21q22q）
   E. 46，XX（XY），-21，+t（21q21q）

10. 1 型糖尿病的主要治疗原则是
   A. 饮食治疗   B. 胰岛素治疗   C. 运动治疗
   D. 控制感染   E. 纠正水、电解质平衡紊乱

二、思考题

1. 苯丙酮尿症的饮食治疗原则及方法包括哪些？
2. 先天性甲状腺功能减退症需要与哪些疾病进行鉴别？

第十三章　免疫性疾病

　　免疫（immunity）是机体的一种生理性保护反应，其本质是识别自身、排斥异己。具体功能包括：抵御病原微生物及毒素侵袭；清除衰老、损伤或死亡的细胞组织，稳定机体内环境；识别和清除自身突变细胞和外源性非自身异质性细胞。免疫功能失调或紊乱可致异常免疫反应，即变态反应、自身免疫反应、免疫缺陷及发生恶性肿瘤。传统观念认为，儿童时期（特别是新生儿）免疫系统发育不成熟。目前认为，新生儿出生时，免疫器官和免疫细胞均已发育得相当成熟，免疫功能低下可能与接触外界抗原不足，尚未建立良好免疫记忆有关。

第一节　儿童免疫系统发育特点

一、非特异性免疫

　　非特异性免疫是出生时就具有的天然免疫力，是机体在种族进化过程中长期不断地与各种病原体相互斗争而建立起来的一种系统防御功能。非特异性免疫主要包括：免疫屏障机制、细胞吞噬系统、补体系统和其他免疫分子的作用。

　　1. 免疫屏障机制　包括皮肤 - 黏膜屏障、血 - 脑屏障、胎盘屏障、淋巴结滤过作用等物理屏障和溶菌酶、胃酸等生化屏障。儿童皮肤黏膜薄嫩，肠道通透性高，胃酸较少，血 - 脑屏障、淋巴结功能发育不成熟，呼吸道缺乏鼻毛且纤毛运动差，溶菌酶活性较低，导致儿童免疫屏障机制不完善，易发生各种感染。

2. 细胞吞噬系统 大单核细胞和中性粒细胞是循环中的主要吞噬细胞，大单核细胞可分化为定植于组织中的巨噬细胞。胎龄 34 周时，中性粒细胞的趋化、吞噬和杀菌功能已趋成熟，但因分娩过程中缺氧、缺乏血清补体、缺乏调理素及趋化因子等因素，新生儿时期各种吞噬细胞功能呈现暂时性低下。

3. 补体系统 母体的补体不能转输给胎儿。足月新生儿补体经典途径（CH_{50}、C_3、C_4 和 C_5）的活性是其母亲的 50% ~ 60%，出生后 3 ~ 6 个月达成人水平。旁路途径的各种成分发育更为落后，未成熟儿补体经典途径和旁路途径均落后于成熟儿。

二、特异性免疫

特异性免疫反应是机体在后天生活过程中与抗原物质接触后产生的，是一种后天获得性免疫，包括细胞免疫和体液免疫。特异性免疫是在非特异性免疫基础上，由免疫器官和免疫活性细胞完成的。免疫器官包括骨髓、胸腺、脾、淋巴结，免疫细胞主要包括 T 淋巴细胞（主要参与细胞免疫）和 B 淋巴细胞（主要参与体液免疫）。

1. 胸腺 胸腺是淋巴样干细胞分化发育为成熟 T 细胞的场所，出生时在 X 线胸片可于前上纵隔部位显影，3 ~ 4 岁时胸腺影在 X 线胸片上消失，到青春期后胸腺开始萎缩。

2. T 细胞及细胞因子 足月新生儿外周血中的 T 淋巴细胞绝对计数已达成人水平，但 T 淋巴细胞分类比例和功能与成人不同。由于从未接触抗原，T 淋巴细胞需在较强抗原刺激下才有反应，随着与多种抗原接触，其功能更趋完善。其中 CD_4 阳性的 T 细胞较多，具有抑制/细胞毒作用的 CD_8 阳性的 T 细胞相对较少，使 CD_4 与 CD_8 的比值（CD_4/CD_8）高达 3 ~ 4，以后逐渐下降，2 岁时降到 2，达成人水平。新生儿时期的 CD_4 细胞不仅辅助功能低，而且有较高的抑制活性，导致 B 细胞产生免疫球蛋白受到抑制，一般在 6 个月时辅助功能才趋于正常。新生儿时期 T 细胞产生的 $\gamma -$ 干扰素（$IFN - \gamma$）和白细胞介素 -4（$IL-4$）为成人的 10% ~ 20%，约 3 岁时达成人水平。

小于胎龄儿及早产儿的 T 细胞数量较少，早产儿约在 1 月龄时上升至足月儿水平，但小于胎龄儿在 1 月龄时仍低于足月儿。

3. B 淋巴细胞 与 T 细胞免疫相比，B 细胞免疫发育较迟缓。B 细胞受抗原刺激在胎儿期即能产生相应的 IgM 类抗体，但有效的 IgG 类抗体应答需在出生 3 个月后才出现。足月新生儿 B 细胞数量略高于成人，而小于胎龄儿外周血中的 B 细胞数量则低于成人，不利于抗感染的特异性抗体产生，容易发生暂时性低丙种球蛋白血症。

3. 免疫球蛋白

（1）IgG 是唯一能通过胎盘的免疫球蛋白。大量 IgG 通过胎盘发生在妊娠晚期。足月新生儿血清 IgG 水平高于母体，早产儿、小于胎龄儿和过期产儿的 IgG 水平低于母体。新生儿自身合成 IgG 比 IgM 慢，出生后 3 ~ 6 个月的血清 IgG 降至最低点，8 ~ 10 岁达成人水平。IgG 亚类随年龄增长而逐渐上升，2 岁以下 IgG_2 水平低，在此年龄阶段易患荚膜细菌感染（肺炎球菌、流感杆菌、脑膜炎双球菌等）。

（2）IgM 胎儿期已能产生 IgM，3 ~ 6 岁达成人水平。如脐血 IgM 增高，提示宫内感染。

（3）IgA　胎儿期不能产生 IgA，且不能通过胎盘从母体获得 IgA，故新生儿血清中的 IgA 含量极少。脐血中 IgA 升高同样提示宫内感染。IgA 发育最迟，至青春后期或成人期才达成人水平。SIgA 是黏膜局部抗感染的重要因素，婴儿可从母亲初乳中获得部分 SIgA，在抵抗呼吸道、胃肠道感染中发挥重要作用。2～4 岁时，SIgA 达成人水平。新生儿、婴幼儿因缺乏 SIgA，易患呼吸道和胃肠道感染。

（4）IgD 和 IgE　均难以通过胎盘。新生儿血中的 IgD 含量极微，5 岁时才达成人水平的 20%，其生物学性状尚不清楚。IgE 的主要生物学功能是参与 I 型变态反应，约 7 岁时达到成人水平。

第二节　原发性免疫缺陷病

免疫缺陷病（immunodeficiency disease，ID）是指因免疫细胞和免疫分子发生缺陷引起的机体免疫功能低下的一组临床综合征。遗传因素（基因突变或缺失）所致免疫缺陷称为原发性免疫缺陷病（primary immunodeficiency disease，PID），出生后环境因素（感染、营养紊乱和某些疾病）所致的免疫功能障碍称为继发性免疫缺陷病（secondary immunodeficiency disease，SID）或获得性免疫缺陷病，若程度较轻，又称为免疫功能低下。由人类免疫缺陷病毒（HIV）感染所致者，称为获得性免疫缺陷综合征（AIDS）。

【分类】

因 PID 的病因复杂，目前尚无统一的分类。自 1970 年起，WHO 和国际免疫协会联合组织专家每 2～3 年召开一次会议，讨论并更新 PID 命名及分类。PID 的命名及分类以细胞、分子遗传学为基础。2009 年召开的会议对新发现的 PID 及 PID 新分类进行了充分讨论。目前，PID 共分 8 大类，即 T 细胞和 B 细胞联合免疫缺陷、以抗体为主的免疫缺陷、其他已明确定义（基因表型）的免疫缺陷综合征、免疫调节失衡性疾病、先天性吞噬细胞数量和（或）功能缺陷、天然免疫缺陷、自身炎症反应性疾病和补体缺陷。

知识链接

PID 发病率

PID 的确切发病率尚不清楚，估计总发病率为 1/10000。各种免疫缺陷病的相对发生率：B 细胞缺陷（即单纯 Ig 或抗体缺陷）占 50%，最常见；其次是 T 细胞/B 细胞联合免疫缺陷，占 20%；再次为吞噬细胞缺陷（包括吞噬细胞、中性粒细胞缺陷）占 18%，细胞免疫缺陷占 10%，补体缺陷占 2%。

【临床表现】

原发性免疫缺陷病的临床表现由于病因不同而极为复杂，但其共同的临床表现却非常一致，即反复感染、易患肿瘤和自身免疫性疾病。多数原发性免疫缺陷病有明显家族史。

1. 反复和慢性感染 感染是免疫缺陷病最常见的表现，表现为反复、严重、持久的感染。感染原常为不常见和低致病力的细菌。多数患儿需要持续使用抗感染药物预防感染。多数感染发生在 5 岁以内，占 80%。最常见的为呼吸道感染，其次为胃肠道感染。以化脓性感染为主，也易发生真菌和原虫感染。病原体毒力并不强，多为机会性感染。感染常反复发作或迁延不愈，治疗效果欠佳。

2. 肿瘤和自身免疫性疾病 未因严重感染而死亡者，随年龄增长易发生自身免疫性疾病和肿瘤，尤其是淋巴系统肿瘤。伴发的自身免疫性疾病包括溶血性贫血、血小板减少性紫癜、系统性血管炎、系统性红斑狼疮、皮肌炎、免疫复合物性肾炎、1 型糖尿病、免疫性甲状腺功能减退和关节炎等。

3. 其他表现 除反复感染外，可有湿疹 – 血小板减少 – 免疫缺陷综合征（WAS）的湿疹和出血倾向，胸腺发育不全的特殊面容，先天性心脏病和难以控制的低钙惊厥等。

【诊断】

1. 病史和体检

（1）既往史 脐带脱落延迟是白细胞黏附缺陷 1 型（LAD1）的重要线索。严重麻疹或水痘提示细胞免疫缺陷。了解有无引起继发性免疫缺陷病的因素及有无输血、血制品和移植物抗宿主反应史。详细询问预防接种史，尤其需注意接种脊髓灰质炎活疫苗后有无麻痹发生。

（2）家族史 约 1/4 患儿的家族有因感染致早年死亡的成员。了解有无过敏性疾病、自身免疫性疾病和肿瘤患者。

2. 体格检查 应特别注意严重、反复感染所致体重低下、发育滞后、营养不良、贫血和肝脾肿大。B 细胞缺陷患者的周围淋巴组织如扁桃体和淋巴结变小或缺如。X 连锁淋巴组织增生症则出现全身淋巴结肿大。可有皮肤疖肿、口腔炎、牙周炎和鹅口疮等感染证据。某些特殊综合征则有相应的特征，如胸腺发育不全。

3. 实验室检查 确诊原发性免疫缺陷病必须有相应的实验室检查依据，以明确免疫缺陷的性质。实验室检查可分为 3 个层次：①初筛试验；②进一步检查；③特殊或研究性实验。初期筛查过程非常重要。

（1）Ig 测定 包括血清 IgG、IgM、IgA 和 IgE。年长儿和成人总 Ig > 6g/L 属正常，< 4g/L 或 IgG < 2g/L 提示抗体缺陷。

（2）抗 A 和抗 B 同族凝集素 代表 IgM 类抗体功能。正常情况下，6 个月婴儿的抗 A、抗 B 滴度至少为 1：8。

（3）抗链球菌溶血素 O（ASO）和嗜异凝集素滴度 由于广泛接触诱发自然抗体的抗原，故一般人群的嗜异凝集素滴度均大于 1：10。我国人群由于广泛接受抗菌药物，ASO 效价一般较低，若血清 ASO 在 12 岁后仍低于 50 单位，提示 IgG 抗体反应缺陷。

（4）SIgA 水平 一般测定唾液、泪、鼻分泌物和胃液中的 SIgA。

（5）外周血淋巴细胞绝对计数　外周血淋巴细胞绝对计数（T 细胞占 80%）可代表 T 细胞数量，正常值为（2~6）×10^9/L；<2×10^9/L 为可疑细胞免疫缺陷，<1.5×10^9/L 可确诊。

（6）胸部 X 线片　婴幼儿期缺乏胸腺影者提示 T 细胞功能缺陷。

（7）迟发皮肤过敏试验（DCH）　代表 TH_1 细胞功能。皮内注射抗原 24~72 小时后观察局部反应，出现红斑及硬结为阳性结果，提示 TH_1 细胞功能正常。常用的抗原为腮腺炎病毒疫苗、旧结核菌类或结核菌纯蛋白衍生物（PPD）、白喉类毒素等。2 岁以内儿童可因未曾致敏而出现阴性反应。应同时进行 5 种以上抗原皮试，只要一种抗原皮试阳性，即说明 TH_1 功能正常。

（8）四唑氮蓝染料（NBT）试验　内毒素刺激中性粒细胞后，还原率>90%，慢性肉芽肿病患者<1%。疾病携带者则呈嵌合体。

（9）补体 CH_{50} 活性，C_3 和 C_4 水平　总补体 CH_{50} 活性法测定的正常值为 50~100U/mL。C_3 正常值：新生儿期为 570~1160mg/L，1~3 个月为 530~1310mg/L，3~12 个月为 620~1800mg/L，1~10 岁为 770~1950mg/L。C_4 正常值：新生儿期为 70~230mg/L，1~3 个月为 70~270mg/L，3~10 岁为 70~400mg/L。

（10）基因突变分析和产前诊断　多数 PID 为单基因遗传，基因的序列分析可用于确诊及进行家系调查。基因突变分析也优于其他产前诊断方法如测定绒毛膜标本酶（ADA）活性等。

【治疗】

1. 一般治疗　患儿应得到特别的儿科护理，包括预防和治疗感染，采取适当的隔离措施，注重营养，加强家庭宣教。应鼓励经治疗后的患儿尽可能参加正常生活。一旦发现感染，应及时给予有效抗生素，必要时需长期使用抗感染药物预防性给药。T 细胞缺陷患儿不宜输血或新鲜血制品，以防发生移植物抗宿主反应（GVHR）。不宜行扁桃体和淋巴结切除术，脾切除术应为禁忌。一般可接种死疫苗，严重免疫缺陷患者禁用活疫苗。家庭成员已确诊为免疫缺陷者，应接受遗传咨询，妊娠期应进行产前检查，必要时终止妊娠。

2. 替代治疗

（1）静脉注射丙种球蛋白（IVIG）　治疗指征仅限于低 IgG 血症，100~600mg/kg 每月 1 次静注，持续终身。

（2）高效价免疫血清球蛋白（SIG）　用于高危儿的预防，包括水痘 - 带状疱疹、狂犬病、破伤风和乙型肝炎的 SIG。

（3）血浆　剂量为 20mL/kg。

（4）新鲜白细胞　仅用于严重感染时。

（5）细胞因子　如转移因子、胸腺素等。

3. 免疫重建　将正常细胞或基因片段植入患者体内，持久地纠正免疫缺陷病。包括胸腺组织移植、干细胞移植（胎肝、骨髓、脐血和外周血干细胞移植等）。

4. 基因治疗　尚处于探索和临床验证阶段。

第三节　风　湿　热

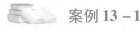　案例 13 – 1

　　患儿，女，10 岁，因"发热 3 周，关节痛 1 周"入院。患儿于 1 个月前曾患扁桃体炎。体检：T 38.5℃，P 112 次/分，R 24 次/分，神清，面色苍白，咽充血，双肺无异常，心率 112 次/分，心尖部可闻及 Ⅱ 级收缩期杂音，心律不齐，肝脾肋下未触及，腹部可见环形红斑。左膝、右踝关节有红、肿、热及压痛，活动受限。辅助检查：Hb 110g/L，WBC 12.5×10^9，N 80%，ASO 1∶900，ERS 100mm/h，CRP 阳性，血培养阴性。

　　提出诊断及诊断依据，列出主要的治疗措施。

　　风湿热（rheumatic fever，RF）是一种由 A 组乙型溶血性链球菌感染后所致的累及全身结缔组织的免疫性炎性疾病，主要侵犯关节、心脏、皮肤和皮下组织，偶可累及中枢神经系统、血管、浆膜及肺、肾等内脏，是儿童常见的风湿性疾病。临床表现以心脏炎、关节炎为主，可伴有发热、皮疹、皮下结节、舞蹈病等。心脏炎是最严重的表现，急性期可危及患儿生命，反复发作可致永久性心脏瓣膜病变，形成慢性风湿性心脏病或风湿性心瓣膜病。好发年龄为 6～15 岁；四季均可发病，以冬春多见；无性别差异。各地发病情况不一，且近年来风湿热发病率有回升趋势，应引起重视。

【病因】

　　风湿热是 A 组乙型溶血性链球菌咽峡炎后的晚期并发症，感染 1～6 周后发病。其他部位的 A 组乙型溶血性链球菌感染不会引起风湿热。影响发病的因素有：①链球菌在咽峡部存在的时间与发病的机会成正比；②特殊的致风湿热 A 组溶血性链球菌菌株，如 M 血清型（甲组 1～48 型）和黏液样菌株；③患儿的遗传易感性。

【发病机制】

　　1. 自身免疫反应　人体组织与链球菌的分子模拟导致的自身免疫反应包括免疫复合物病和细胞免疫反应异常。

　　2. 抗原同源性损害　A 组乙型溶血性链球菌的抗原分子结构与机体器官抗原存在同源性，机体的抗链球菌免疫反应可与自身组织产生交叉免疫反应，导致器官损害，是风湿热发病的主要机制。如荚膜与人体关节、滑膜，M 蛋白和 M 相关蛋白与心肌和心瓣膜等存在共同抗原。

　　3. 遗传背景　目前认为，该病可能为多基因遗传性疾病，还需进一步研究证实。

　　4. 毒素　A 组链球菌产生的多种外毒素和酶类对人体心肌和关节可能有直接毒性作用，但并未得到确认。

【病理】

1. 渗出期　表现为心脏、关节、皮肤等结缔组织变性和水肿，淋巴细胞和浆细胞浸润，心包膜纤维素性渗出，关节腔内浆液性渗出。持续约 1 个月。

2. 增生期　以心肌和心内膜（包括心瓣膜）形成风湿小体（Aschoff 小体）为特点，持续约 3 ~ 4 个月。风湿小体还可分布于肌肉及结缔组织，好发部位为关节处皮下组织和腱鞘，形成皮下小结，提示风湿活动，是诊断风湿热的病理依据。

3. 硬化期　表现为纤维组织增生和瘢痕形成。二尖瓣最常受累，其次为主动脉瓣，持续 2 ~ 3 个月。大脑皮质、小脑、基底核可见散在的非特异性细胞变性和小血管透明变性。

【临床表现】

发病前 1 ~ 6 周有链球菌咽峡炎史，多为急性起病。临床主要表现为心脏炎、关节炎、舞蹈病、皮下小结和环形红斑。发热和关节炎是最常见的主诉。

1. 一般表现　发热，热型不定，可高热、低热或无热。大多伴有神萎、疲倦、食欲减退、面色苍白、多汗、鼻出血、关节痛和腹痛等，个别有胸膜炎和肺炎。

2. 心脏炎　多数风湿热患者（40% ~ 50%）累及心脏，是风湿热唯一的持续性器官损害。起病 1 ~ 2 周内出现，初次发作时以心肌炎和心内膜炎最多见，同时累及心肌、心内膜和心包膜者称为全心炎。

（1）心肌炎　轻者可无症状，重者可伴心力衰竭。安静时心动过速，与体温升高不成比例，心脏扩大，心尖搏动弥散；心音低钝，可闻及奔马律和收缩期吹风样杂音。X 线检查心脏扩大，搏动减弱。心电图示 P - R 间期延长，伴有 T 波低平和 ST 段异常，可有心律失常。

（2）心内膜炎　主要侵犯二尖瓣和（或）主动脉瓣，造成关闭不全。多次复发可造成心瓣膜永久性瘢痕形成，导致风湿性心瓣膜病。二尖瓣关闭不全表现为心尖部 II ~ III 级吹风样全收缩期杂音，向腋下传导，可闻及二尖瓣相对狭窄所致舒张中期杂音。主动脉瓣关闭不全时，胸骨左缘第 3 肋间可闻及舒张期叹气样杂音。超声心动图检查能更敏感地发现临床听诊无异常的隐匿性心瓣膜炎。

（3）心包炎　积液量少时，可有心前区疼痛、心包摩擦音。积液量多时出现心包填塞表现，如心前区搏动消失、心音遥远、颈静脉怒张、肝脾肿大等。X 线检查心影向两侧呈烧瓶形扩大。心电图示低电压，早期 ST 段抬高，随后 ST 段回到等电位，并出现 T 波改变。临床上有心包炎表现者，提示心脏炎严重，易发生心力衰竭。首次发作约有 5% ~ 10% 的患儿发生充血性心力衰竭，再发时风险率更高。风湿性心瓣膜病患儿伴有心力衰竭者，提示有活动性心脏炎存在。

3. 关节炎　占急性风湿热总数的 50% ~ 60%，特点为游走性多发性大关节炎，以膝、踝、肘、腕等大关节为主。表现为关节红、肿、热、痛，活动受限。可延续 3 ~ 4 周，痊愈后不留关节畸形。

4. 舞蹈病 又称 Sydenham 舞蹈病，占风湿热患儿的 3% ~ 10%。表现为全身或部分肌肉无目的不自主快速运动，兴奋或注意力集中时加剧，入睡后即消失，出现伸舌、挤眉、耸肩和语言障碍及书写困难，精细动作不协调等。常在其他症状出现后数周至数月出现。病程 1 ~ 3 个月，少数病例在 2 年内反复发作。少数病儿可遗留不同程度神经精神后遗症和细微运动不协调。

5. 皮肤症状

（1）**环形红斑** 较少见。表现为环形或半环形边界明显的淡色红斑，中心苍白，常在躯干和四肢近端，呈一过性，或时隐时现呈迁延性，可持续数周。

（2）**皮下小结** 呈坚硬无痛结节，直径 0.1 ~ 1cm，多见于肘、膝、腕、踝等大关节伸面或枕部、前额头皮及胸、腰椎脊突的突起，经 2 ~ 4 周消失。发生率为 2% ~ 16%，常伴有严重心脏炎。

【辅助检查】

1. 链球菌感染证据 咽拭子培养 A 组乙型溶血性链球菌生长。50% ~ 80% 的风湿热患儿 ASO 升高，同时测定抗脱氧核糖核酸酶 B、抗链激酶、抗透明质酸酶，则阳性率可提高到 95%。

2. 风湿热活动指标 白细胞计数和中性粒细胞增高、血沉（ERS）增快、C 反应蛋白阳性（CRP）、α_2 球蛋白和黏蛋白增高等，但仅能反映疾病的活动情况，对诊断本病并无特异性。

【诊断】

风湿热的诊断有赖于对临床表现和实验室检查的综合分析。确诊风湿热后，应尽可能明确发病类型，特别是应了解是否存在心脏损害。既往有风湿热病史者，应明确是否有风湿热活动。1992 年修改的 Jones 诊断标准包括 3 个部分：主要表现、次要表现、链球菌感染的证据。在确定链球菌感染证据的前提下，有 2 项主要表现或 1 项主要表现伴 2 项次要表现即可做出诊断（表 13 - 1）。

表 13 - 1 风湿热的诊断标准

主要表现	次要表现	链球菌感染证据
心脏炎	发热	近期猩红热病史
多发性关节炎	关节痛	咽拭子培养阳性或快速链球菌抗原试验阳性
舞蹈病	既往风湿热病史	ASO 或抗链球菌抗体滴度升高
环形红斑	ERS 增快，CRP 阳性	
皮下小结	P - R 间期延长	

注：若关节炎已作为主要表现，则关节痛不再作为次要表现；若心脏炎已作为主要表现，则心电图改变不再作为次要表现。

在有链球菌感染证据的前提下，存在以下 3 项之一者亦应考虑风湿热：①排除其他原因的舞蹈病；②无其他原因可解释的隐匿性心脏炎；③以往已确诊为风湿热，存在 1

项主要表现，或有发热和关节痛，或急性期反应物质增高，提示风湿热复发。

【鉴别诊断】

1. 风湿性关节炎的鉴别

（1）幼年类风湿性关节炎　多于 3 岁前起病，常侵犯指（趾）小关节，关节炎无游走性特点。反复发作后常遗留关节畸形，X 线摄片见关节面破坏、关节腔变窄和邻近骨骼骨质破坏。

（2）急性化脓性关节炎　常有全身感染中毒症状，大关节受累，血培养阳性，多为金黄色葡萄球菌感染。

（3）急性白血病　除发热、骨关节疼痛外，常有贫血、出血倾向，肝、脾及淋巴结肿大。骨髓检查可确诊。

2. 风湿性心脏炎的鉴别

（1）感染性心内膜炎　常伴有贫血、脾肿大、皮肤瘀斑或其他栓塞症状，血培养阳性及超声心动图检查有助于鉴别。

（2）病毒性心肌炎　病毒性心肌炎杂音不明显，较少发生心内膜炎，较多出现期前收缩等心律失常，实验室检查可发现病毒感染的证据。

【治疗】

1. 休息　卧床休息的期限取决于心脏受累程度和心功能状态。急性期无心脏炎患儿卧床休息 2 周，心脏炎无心脏扩大者卧床休息 4 周，伴心脏扩大者卧床休息 6 周，心脏炎伴充血性心力衰竭者至少卧床休息 8 周，在以后 2～3 个月内逐渐增加活动量。

2. 清除链球菌感染　青霉素 80 万单位肌注，每日 2 次，持续 2 周。青霉素过敏者可改用其他有效抗生素，如红霉素等。

3. 抗风湿热治疗　心脏炎时宜早期使用糖皮质激素。泼尼松 2mg/（kg·d），最大量不超 60mg/d，分次口服，2～4 周后减量，总疗程 8～12 周。无心脏炎者可用阿司匹林，100mg/（kg·d），最大量不超过 3g/d，分次服用，2 周后逐渐减量，疗程 4～8 周。

4. 其他治疗　充血性心力衰竭者应及时给予大剂量糖皮质激素静脉注射。甲基泼尼松龙 10～30 mg/kg，每日 1 次，共 1～3 次。应慎用或不用洋地黄制剂，以免发生洋地黄中毒。给予低盐饮食，必要时吸入氧气、使用利尿剂和血管扩张剂。舞蹈病时可用苯巴比妥等镇静剂。

【预防和预后】

风湿热的预后主要取决于心脏炎的严重程度、首次发作是否得到正确的抗风湿热治疗及是否采取正确的抗链球菌治疗。心脏炎者易复发，预后较差，尤以伴有充血性心力衰竭的患儿为甚。

控制链球菌感染是预防风湿热初发及复发的关键。预防复发首选苄星青霉素（长效青霉素）120 万单位，肌肉注射，每月 1 次，至少持续 5 年，最好持续至 25 岁；有风湿性心脏病者，宜终身药物预防。风湿热或风湿性心脏病患儿在拔牙或做其他手术时，应术前、术后应用抗生素，以预防感染性心内膜炎。

第四节　过敏性紫癜

　案例 13-2

　　患儿，男，7 岁，因"双下肢皮疹 5 天，腹痛 1 天"入院。体检：T 37.5℃，P 90 次/分，R 22 次/分，神清，双下肢见散在暗红色斑丘疹，高出皮面，压之不褪色，双侧对称分布，其余皮肤未见明显异常，口唇红，咽充血，颈软，心肺未见异常，腹平软，脐周有轻度压痛，无肌紧张及反跳痛，肝脾肋下未触及，肠鸣音 4~6 次/分，四肢肌张力正常，手、足无水肿。

　　列出诊断及主要诊断依据、治疗措施。

　　过敏性紫癜又称亨-舒综合征，是一种免疫介导的以全身小血管炎症为主要病变的血管炎综合征。临床主要表现为非血小板减少性皮肤紫癜，伴便血、血尿、腹痛和关节肿痛等。多发生于 2~8 岁儿童，男孩多于女孩，四季均可发病，以春秋季多见。

【病因和发病机制】

　　本病的病因尚未明确，食物过敏（蛋类、乳类、豆类等）、药物（阿司匹林、抗生素等）、微生物（细菌、病毒、寄生虫等）、疫苗接种、麻醉、恶性病变等可能与过敏性紫癜的发病有关，但均无确切证据。约 50% 的过敏性紫癜患儿有链球菌性呼吸道感染史，但研究尚未能发现其明确相关。有报道 A 组溶血性链球菌感染是诱发过敏性紫癜肾炎的重要原因。另外有研究发现，本病患儿存在免疫功能异常。

　　过敏性紫癜可能的发病机制为：各种刺激因子作用于具有遗传背景的个体，激发 B 细胞克隆扩增，导致 IgA 介导的系统性血管炎。

　　本病有一定家族遗传倾向，同胞中可同时或先后发病。

【病理】

　　基本病变为广泛的白细胞碎裂性小血管炎，以毛细血管炎为主，小动、静脉也可受累；血管壁胶原纤维肿胀和坏死，中性粒细胞浸润，散在核碎片；间质水肿，有浆液性渗出，可见渗出的红细胞；内皮细胞肿胀，可有血栓形成。病变累及皮肤、肾脏、关节及胃肠道，少数可累及心、肺等脏器。荧光显微镜下，皮肤和肾脏可见 IgA 为主的免疫复合物沉积。

【临床表现】

　　病前 1~3 周常有上呼吸道感染史，首发症状以皮肤紫癜为主，少数病例首先出现腹痛、关节炎或肾脏症状。多为急性起病，各种症状可以有不同组合，个体差异较大。

1. 皮肤紫癜 反复出现皮肤紫癜为本病的特征，常为首发症状。多见于下肢和臀部，对称分布，分批出现，伸侧较多，严重者累及上肢，躯干和面部少见。初起呈紫红色斑丘疹，高出皮面，压之不褪色，数天后变为暗紫色，最终呈棕褐色而消退。部分病例可伴有荨麻疹和血管神经性水肿。少数重症患儿的紫癜可融合成大疱，致出血性坏死。一般在 4~6 周后消退，部分患儿可在数周或数月后复发。

2. 消化道症状 以阵发性剧烈腹痛为主，常位于脐周或下腹部。可伴呕吐，但呕血少见。部分患儿可有黑便或血便，偶见并发肠套叠、肠梗阻或肠穿孔者。约见于 2/3 的病例。

3. 关节症状 约 1/3 的患儿出现膝、踝、肘、腕等大关节肿痛，活动受限。多在数日内消退，不遗留关节畸形。

4. 肾脏症状 30%~60% 的病例有肾脏受损的临床表现。多在病程 2~4 周内出现，也可为首发症状。多数患儿出现血尿、蛋白尿及管型，伴血压增高和浮肿，称为紫癜性肾炎。少数呈肾病综合征表现。肾脏症状轻重不一，大多能完全恢复，少数发展为慢性肾炎，死于慢性肾衰竭。本病是否引起肾脏损害及其程度是决定远期预后的关键因素。

5. 其他表现 偶可出现颅内出血，导致头痛、惊厥、昏迷、失语、瘫痪。部分患儿有鼻出血、牙龈出血、咯血、心肌炎、心包炎等。

【辅助检查】

目前尚无特异性诊断检查，以下检查有助于了解病程和并发症。

1. 血液检查 白细胞数正常或轻度增高，中性粒细胞和嗜酸性粒细胞可增高。血小板计数正常或升高，出血和凝血时间正常，血块退缩试验正常，部分患儿毛细血管脆性试验阳性。

2. 尿常规检查 部分患儿可有血尿、蛋白尿、管型尿。

3. 大便潜血试验 伴消化道出血时常呈阳性。

4. 其他 血沉轻度增快；血清 IgA 升高，IgG 和 IgM 正常或轻度升高；C_3、C_4 正常或升高；抗核抗体及类风湿因子阴性；重症血浆黏度增高。

腹部超声有利于早期诊断肠套叠，头颅 MRI 可对有中枢神经系统症状的患儿予以确诊，肾脏症状较重和迁延者可行肾穿刺。

【诊断和鉴别诊断】

典型病例诊断不难，具有典型皮肤损害即可确诊。临床表现不典型，皮肤紫癜未出现时，容易误诊为其他疾病，需与免疫性血小板减少性紫癜、风湿性关节炎、败血症、其他肾脏疾病和外科急腹症等鉴别。

【治疗】

1. 一般治疗 积极寻找和去除致病因素（如控制感染、补充维生素），卧床休息。有荨麻疹或血管神经性水肿时，应用抗组胺药物和钙剂。腹痛时应用解痉剂。消化道出血时应禁食，可静脉滴注西咪替丁 20～40mg/（kg·d），必要时输血。

2. 糖皮质激素和免疫抑制剂 急性期可缓解腹痛和关节痛，但不能预防肾脏损害的发生，亦不能影响预后。泼尼松 1～2mg/（kg·d），分次口服，或用地塞米松、甲基泼尼松龙 5～10mg/（kg·d）静脉滴注。重症过敏性紫癜肾炎可加用免疫抑制剂。

3. 抗凝治疗

（1）阿司匹林 3～5 mg/（kg·d）或 25～50 mg/d，每天服用 1 次；双嘧达莫 3～5mg/（kg·d），分次服用。

（2）肝素 每次 0.5～1 mg/kg，首日 3 次，次日 2 次，以后每日 1 次，持续 7 天。

（3）尿激酶 1000～3000U/（kg·d）静脉滴注。

（4）其他 硝苯地平 0.5～1.0 mg/（kg·d），分次服用；吲哚美辛 2～3mg/（kg·d），分次服用；贞芪扶正冲剂、复方丹参片、银杏叶片，口服 3～6 个月，均有利于血管炎的恢复。

【预后】

本病预后一般良好，有反复发作倾向。少数重症患儿可死于肠出血、肠套叠、肠坏死或神经系统损害。病程一般 1～2 周至 1～2 月，少数可长达数月或 1 年以上。远期预后取决于肾脏是否受累及受累程度。

第五节　皮肤黏膜淋巴结综合征

皮肤黏膜淋巴结综合征（mucocutaneous lymphnode syndrome，MCLS），又称川崎病（Kawasaki disease，KD），是一种以全身中、小动脉变态反应性炎性病变为主要病理改变的结缔组织病。主要临床表现为急性发热、皮肤黏膜病损和淋巴结肿大。本病以婴幼儿多见，男孩多于女孩。一年四季均可发病，以春、秋两季居多。15%～20% 的未经治疗的患儿发生冠状动脉损害，已成为儿童后天性心脏病的主要病因之一。

知识链接

川 崎 病

川崎病于 1967 年由日本川崎富作医生首次报道，并以他的名字命名。日本于 1979、1982 年及 1986 年发生 3 次流行，流行期间 4 岁以内儿童发病率为 172/10 万～194/10 万。日本至 1990 年已有川崎病约 10 万例。世界各地报告例数虽不如日本多，但北至瑞典、荷兰、美国、加拿大、英国、韩国，南达希腊、澳大利亚、新加坡等都有发病。我国首先于 1978 年在京、沪、杭、蓉及台湾等地报告少数病例。1989 年，《实用儿科杂志》综合报道 220 例，来源遍及全国各地。1983～1986 年，全国主要儿童医院及医学院附属医院的通信调查中，共有住院病例 965 例。1987～1991 年的第二次调查中，住院病例增至 1969 例，并有逐年增加趋势。4 岁以内患者占 78.1%，男女之比为 1.5:1。

美国所见病例中以日本裔较多，日本报道同胞发病率为1%~2%，提示有遗传倾向。

【病因和发病机制】

1. 病因　本病病因不明，流行病学资料提示其可能与感染有关，曾提出立克次体、葡萄球菌、链球菌、反转录病毒、支原体感染等为其病因，但均未能证实。

2. 发病机制　本病的发病机制尚不清楚，可能与免疫反应有关。推测感染原的特殊成分，如超抗原（热休克蛋白65等）在T细胞的诱导下，使B淋巴细胞激活，产生大量免疫球蛋白（IgG、IgM、IgA、IgE）和细胞因子（IL-1，IL-2，IL-6，TNF-α），产生的抗中性粒细胞胞浆抗体（ANCA）、抗内皮细胞抗体和细胞因子等损伤血管内皮细胞，导致血管壁的损害。

【病理】

本病的病理变化为全身性血管炎，好发于冠状动脉。病理过程可分为四期：

1. Ⅰ期　1~9天，为小动脉周围炎，冠状动脉主要分支血管壁上的小营养动脉和静脉受到侵犯，炎性细胞浸润心包、心肌间质及心内膜。

2. Ⅱ期　12~25天，为冠状动脉主要分支全层血管炎，血管内皮水肿，炎性细胞浸润，弹力纤维和肌层断裂，可形成血栓和动脉瘤。

3. Ⅲ期　28~31天，动脉炎症逐渐消退，血栓和肉芽形成，纤维组织增生，内膜明显增厚，导致冠状动脉部分或完全阻塞。

4. Ⅳ期　数月至数年，病变逐渐愈合，心肌瘢痕形成，阻塞的动脉可能再通。

【临床表现】

1. 主要表现

（1）发热　为最早出现的症状，体温39℃~40℃，呈稽留热或弛张热，持续7~14天，甚至更长，抗生素治疗无效。

（2）球结膜充血　起病3~4天出现，无脓性分泌物或流泪。

（3）唇及口腔表现　口唇潮红、皲裂或出血，口腔黏膜弥漫性充血。舌乳头突起、充血，呈草莓舌。咽部弥漫性充血，扁桃体可有肿大或渗出。

（4）手足症状　为本病的典型临床特点。急性期手足硬性水肿和掌跖潮红，恢复期指（趾）端膜状脱皮，重者指（趾）甲亦可脱落。

（5）皮肤表现　发热时或发热后出现皮疹，呈向心性、多形性，常见的为斑丘疹、多形红斑样或猩红热样皮疹，无水疱及结痂，躯干部多见，持续4~5天后消退。肛周皮肤发红、脱皮。

（6）颈淋巴结非化脓性肿大　单侧或双侧颈淋巴结肿大，质硬有触痛，表面不红，热退后消散。

2. 心脏表现 是本病最严重的表现，于病程1~6周出现心肌炎、心包炎、心内膜炎及心律失常。冠状动脉损害常发生在疾病的第2~4周，但也可发生于疾病恢复期。心肌梗死和冠状动脉瘤破裂可导致心源性休克甚至猝死。

3. 其他 可有消化系统症状（呕吐、腹泻、腹痛、肝大、麻痹性肠梗阻、黄疸等）、间质性肺炎、无菌性脑膜炎、关节疼痛和肿胀等。

【辅助检查】

1. 实验室检查

（1）血液检查 轻度贫血，白细胞增多，以中性粒细胞增多为主，伴核左移。血小板早期正常，第2~3周时增多。血沉增快，C反应蛋白和免疫球蛋白增高，血浆纤维蛋白原和血浆黏度增高，血清转氨酶升高。

（2）免疫学检查 血清IgG、IgM、IgA、IgE和血液循环免疫复合物升高，总补体和C_3正常或增高，TH_2类细胞因子如IL-6明显增高。

2. 影像学检查

（1）X线检查 肺纹理增多，少数患儿有片状阴影或胸膜反应；心影常轻度扩大，少数患儿可见冠状动脉钙化。

（2）冠状动脉造影 是诊断冠状动脉病变最精确的方法。根据冠状动脉造影时冠状动脉瘤的特征，可确定冠状动脉瘤的类型、分级和部位，以指导治疗。

3. 心血管系统检查 有心脏受损者可见心电图和超声心动图改变。

（1）心电图检查 早期示非特异性ST-T变化；心包炎时可有广泛ST段抬高和低电压；心肌梗死时ST段明显抬高，T波倒置及异常Q波。

（2）超声心动图检查 可见心包积液，左室增大，二尖瓣、主动脉瓣或三尖瓣反流；可有冠状动脉异常，如冠状动脉扩张（直径>3mm）、冠状动脉瘤（≥8mm）和冠状动脉狭窄。

【诊断】

不明原因发热5天以上，伴下列5项表现中4项者，排除其他疾病后，即可诊断为川崎病；不足4项，但超声心动图有冠状动脉损害，亦可确诊为川崎病。

1. 四肢变化：急性期掌跖红斑，手足硬性水肿；恢复期指趾端膜状脱皮。
2. 多形性红斑。
3. 眼结膜充血，非化脓性。
4. 唇充血、皲裂，口腔黏膜弥漫充血，舌乳头突起、充血，呈草莓舌。
5. 颈部淋巴结肿大。

【治疗】

1. 阿司匹林 为首选药物，剂量为30~50mg/(kg·d)，分2~3次服用，热退后3天逐渐减量，2周后减至3~5mg/(kg·d)，维持6~8周。有冠状动脉病变时应延长用药至冠状动脉恢复正常。

2. 静脉注射丙种球蛋白（IVIG）　1～2g/kg于8～12小时静脉输入，宜于发病早期（10天内）应用。可迅速退热，明显降低急性期冠状动脉病变的发生率，对已形成冠状动脉瘤者可使其早期退缩。应用IVIG的患儿在9个月内不宜进行麻疹、风疹、腮腺炎等疫苗的预防接种。应同时合用阿司匹林。

3. 糖皮质激素　可促进血栓形成，易发生冠状动脉瘤和影响冠状动脉病变修复。不宜单独应用，可与阿司匹林和双嘧达莫合用。IVIG治疗无效的患儿可使用糖皮质激素。泼尼松2mg/（kg·d），用药2～4周。重者可用甲基泼尼松龙15～20mg/（kg·d）静脉滴注，连用3天后改为泼尼龙口服。

4. 其他治疗

（1）抗血小板聚集　除阿司匹林外可加用双嘧达莫，3～5 mg/（kg·d）。

（2）对症治疗　根据病情给予对症及支持疗法，如补充液体、保护肝脏、控制心力衰竭、纠正心律失常等，有心肌梗死时应及时进行溶栓治疗。

（3）心脏手术　严重的冠状动脉病变需要进行冠状动脉搭桥术。

【预后】

本病的预后取决于是否发生心血管损害。多数预后良好，无冠状动脉病变者可自然痊愈，1%～2%的患儿见复发。未经治疗的患儿有15%～25%并发冠状动脉瘤，需长期随访。无冠状动脉病变患儿于出院后1个月、3个月、6个月及1～2年应全面检查一次（包括体格检查、心电图及超声心动图等）。有冠状动脉损害者应长期密切随访，每6～12个月复查一次。多发或较大冠状动脉瘤破裂尚未闭塞者不能参加体育活动和体力劳动。

目 标 检 测

一、选择题

1. 诊断风湿热的主要指标不包括

    A. 心脏炎　　　　　　B. 关节炎　　　　　　C. 环形红斑

    D. 舞蹈病　　　　　　E. 发热

2. 特异性细胞免疫指的是

    A. T细胞免疫　　　　B. B细胞免疫　　　　C. 吞噬细胞

    D. 淋巴细胞　　　　　E. 浆细胞

3. 原发性细胞免疫缺陷病最常见的临床表现为

    A. 反复感染　　　　　B. 肝脾大　　　　　　C. 贫血

    D. 自身免疫病　　　　E. 肿瘤

4. 预防风湿热复发的首选药物为

A. 头孢菌素类抗生素   B. 长效青霉素   C. 红霉素

D. 磺胺   E. 阿司匹林

5. 川崎病最早出现的症状为

     A. 发热   B. 皮疹   C. 淋巴结肿大

     D. 口唇皲裂   E. 脱皮

6. 过敏性紫癜的特征性表现为

     A. 上呼吸道感染病史

     B. 腹痛、黑便

     C. 反复皮肤紫癜，以双下肢为著

     D. 关节肿痛

     E. 血尿、蛋白尿

7. 治疗川崎病的首选药物为

     A. 阿司匹林   B. 丙种球蛋白   C. 潘生丁

     D. 泼尼松   E. 青霉素

8. 男性患儿，出生后表现为持续性鹅口疮，9 个月后因真菌性肺炎死亡。尸检发现其胸腺发育不全。此患儿发生持续感染主要是由于

     A. 继发性免疫缺陷   B. 细胞免疫缺陷   C. 体液免疫缺陷

     D. 吞噬细胞缺陷   E. 补体系统缺陷

9. 风湿性关节炎的表现以下哪项是错误的

     A. 急性期有红、肿、热、痛

     B. 常为游走性、多关节性

     C. X 线检查有关节破坏

     D. 常为大关节炎

     E. 痊愈后不遗留关节畸形

10. 小儿 T 细胞分泌 IL-4 达成人水平的年龄是

     A. 1 岁   B. 2 岁   C. 3 岁

     D. 4 岁   E. 5 岁

二、思考题

1. 急性风湿热的诊断依据有哪些？

2. 如何诊断川崎病？

第十四章　感染性疾病

【学习目标】

1. 掌握：麻疹的临床表现、诊断与鉴别诊断、防治原则，儿童结核病的诊断、治疗原则及预防措施，结核性脑膜炎的临床表现、诊断与治疗。

2. 熟悉：麻疹的流行病学特点，水痘、流行性腮腺炎、猩红热、中毒性细菌性痢疾、传染性单核细胞增多症、手足口病的临床表现、诊断及防治原则。

3. 了解：儿童常见感染性疾病的病因、发病机制及病理改变。

4. 学会：对儿童常见出疹性疾病做出初步鉴别诊断。

第一节　麻　　疹

 案例 14 - 1

患儿，女，4 岁，因"发热 5 天，出疹、咳嗽 2 天"入院。患儿 5 天前出现发热、流涕、畏光、眼睛红肿、流泪、分泌物多。2 天前体温持续增高，耳后、颈部开始出现皮疹，逐渐波及胸背及四肢，同时出现咳嗽，为干咳。院外治疗效果不明显（用药情况不清楚）。仔细询问病史，2 周前曾与麻疹患儿有密切接触。查体：T 39.5℃，P 128 次/分，R 28 次/分。精神差，两眼球结膜充血，有分泌物，眼睑浮肿。耳后、颜面、躯干可见红色斑丘疹，压之褪色，疹间见正常皮肤。咽、眼结膜充血明显。双肺呼吸音粗，背部下方可闻及少许中细湿啰音。肝脾未触及。

该患儿可能的诊断是什么？列出主要诊断依据。

麻疹（measles）是麻疹病毒所致的一种急性出疹性呼吸道传染病，以发热、上呼吸道炎（咳嗽、流涕）、结膜炎、口腔麻疹黏膜斑（koplik 斑）、全身皮肤斑丘疹及疹退后遗留色素沉着伴糠麸样脱屑为主要临床表现。本病好发于 6 个月至 5 岁的儿童。一年四季均可发病，以冬春季多见。本病传染性强，易并发肺炎。病后免疫力持久，大多终身免疫。随着麻疹减毒活疫苗的广泛使用，麻疹的流行已得到控制，目前我国的总发病率低于 0.01%。

【病原学】

麻疹病毒为 RNA 病毒，属副黏液病毒，仅有一个血清型，人是其唯一宿主。麻疹病毒在外界生存力弱，不耐热，对紫外线和消毒剂均很敏感。随飞沫排出的病毒在室内至少可存活 32 小时，但在阳光下或在流通的空气中半小时即失去活力。

【流行病学】

麻疹病人是唯一的传染源，出疹前后 5 天均有传染性，如合并肺炎，传染期可延长至出疹后 10 天。患儿口、鼻、咽、气管及眼部的分泌物中均含有麻疹病毒，主要通过喷嚏、咳嗽和说话时的飞沫传播。本病传染性极强，流行期间易感儿接触病人后 90% 以上均可发病，病后大多可获得终身免疫。

【发病机制】

麻疹病毒通过鼻咽部进入人体后，在呼吸道上皮细胞和局部淋巴组织中增殖并侵入血液，通过单核 - 巨噬细胞系统向其他器官传播，引起广泛性损伤而出现一系列临床表现。同时，患者的免疫功能受到抑制，易并发喉炎、支气管肺炎或使结核病恶化，特别是营养不良或伴有免疫功能缺陷的儿童，可发生重型麻疹，并发重症肺炎、脑炎而导致死亡。

【病理】

多核巨细胞是麻疹的病理特征，病变主要分布于皮肤、淋巴组织、呼吸道和肠道黏膜及眼结膜。真皮和黏膜下层毛细血管内皮细胞充血、水肿、增生，单核细胞浸润并有浆液性渗出而形成麻疹皮疹和麻疹黏膜斑。由于皮疹处红细胞裂解，疹退后形成棕色色素沉着。麻疹病毒引起的间质性肺炎为 Hecht 巨细胞肺炎，继发细菌感染则引起支气管肺炎。亚急性硬化性全脑炎（SSPE）患者有皮质和白质的变性，细胞核及细胞质内均见包涵体。

【临床表现】

1. 典型麻疹

（1）潜伏期　大多为 6～18 天（平均 10 天左右）。

（2）前驱期　也称出疹前期，常持续 3～4 天。主要表现为：①发热：多为中度以上，热型不一。②上呼吸道炎及结膜炎表现：在发热同时出现咳嗽、喷嚏、咽部充血等上呼吸道感染症状，以及结膜充血、流泪、畏光等结膜炎表现。③麻疹黏膜斑（Koplik 斑）：是麻疹早期的特异性体征，常在出疹前 1～2 天出现。开始出现于与第二磨牙相对的颊黏膜上，为直径 0.5～1mm 的灰白色小点，周围有红晕，迅速增多，可累及整个颊黏膜及唇部黏膜，部分可融合，于出疹后 1～2 天消失。④其他表现：如全身不适、食欲减退、精神不振等。婴儿可有呕吐、腹泻等消化系统症状。偶见皮肤荨麻疹、隐约斑疹或猩红热样皮疹，在出现典型皮疹时消失。

（3）出疹期　多在发热 3 ~ 4 天后出现皮疹，全身中毒症状加重，体温增高达 40℃ ~ 40.5℃，咳嗽加剧，伴嗜睡或烦躁不安，重者有谵妄、抽搐。皮疹先出现于耳后、发际，渐及额、面、颈部，自上而下蔓延至躯干、四肢，最后达手掌与足底。皮疹初为红色斑丘疹，呈充血性，疹间可见正常皮肤，不伴痒感。以后部分融合成片，色加深，呈暗红色。此期肺部可闻及干、湿性啰音，X 线检查可见肺纹理增多或轻重不等的弥漫性肺部浸润。

（4）恢复期　若无并发症发生，出疹 3 ~ 4 天后体温开始下降，食欲、精神等全身症状逐渐好转，皮疹按出疹的先后顺序开始消退，疹退后皮肤留有棕褐色色素沉着伴糠麸样脱屑，一般 7 ~ 10 天后消退。

2. 非典型麻疹

（1）轻型麻疹　多见于有部分免疫者，如潜伏期内接受过丙种球蛋白或小于 8 个月有母亲被动抗体的婴儿。主要临床特点为一过性低热，轻度眼鼻卡他症状，全身情况良好，可无麻疹黏膜斑，皮疹稀疏、色淡，消失快，疹退后无色素沉着或脱屑，无并发症。常需要靠流行病学资料和麻疹病毒血清学检查确诊。

（2）重型麻疹　主要见于营养不良、免疫功能低下继发严重感染者。体温常持续在 40℃ 以上，中毒症状重，伴惊厥、昏迷。皮疹密集融合，呈出血性，常伴有黏膜和消化道出血、咯血及血尿。部分患者疹出不透、色暗淡，或皮疹骤退、四肢冰冷、血压下降，出现循环衰竭表现。此型患儿常有肺炎、心力衰竭等并发症，病死率高。

（3）异型麻疹　主要见于接种过麻疹减毒活疫苗的儿童。临床表现为前驱期短，常无麻疹黏膜斑，持续高热、乏力、肌痛、头痛或伴有四肢水肿，皮疹不典型，呈多样性，出疹顺序可从四肢远端开始，延及躯干、面部。易并发肺炎。本型少见，临床诊断较困难，麻疹病毒血清学检查有助诊断。

【并发症】

1. 肺炎　是麻疹最常见的并发症，占麻疹患儿死因的 90% 以上，多见于 5 岁以下儿童。间质性肺炎多不严重，常在出疹及体温下降后消退。继发性肺炎病原体多为细菌，常见金黄色葡萄球菌、肺炎链球菌、流感嗜血杆菌等，故易并发脓胸和脓气胸。部分为病毒性肺炎，也可为多种病原体混合感染。多发生于出疹期。继发性肺炎常见于重度营养不良或免疫功能低下的儿童，预后较差，病死率高。

2. 喉炎　麻疹患儿常有轻度喉炎表现。并发细菌感染时，喉部组织明显水肿，分泌物增多，临床出现声音嘶哑、犬吠样咳嗽、吸气性呼吸困难及三凹征，严重者可窒息死亡。

3. 心肌炎　常见于营养不良和并发肺炎的儿童。轻者仅有心音低钝、心率增快和一过性心电图改变，重者可出现心力衰竭、心源性休克。

4. 神经系统并发症

（1）麻疹脑炎　发病率为 1‰ ~ 2‰，大多发生在出疹后的 2 ~ 6 天，与病毒性脑炎相似，与麻疹轻重无关。病死率高，后遗症多，存活者中可伴有智力障碍、瘫痪、癫痫等。

（2）亚急性硬化性全脑炎 是少见的麻疹远期并发症，发病率为 1/100 万 ~ 4/100 万。病理变化主要为脑组织慢性退行性病变。大多在患麻疹 2 ~ 17 年后发病。

5. 结核病恶化 麻疹患儿因免疫功能受到暂时抑制，可使体内原有潜伏的结核病灶重新活跃，引起全身播散而致粟粒性肺结核或结核性脑膜炎。

6. 营养不良与维生素 A 缺乏症 由于麻疹病程中持续高热、食欲不振或护理不当，可致营养不良和维生素 A 缺乏。

【辅助检查】

1. 血常规检查 血白细胞总数正常或减少，淋巴细胞相对增多。

2. 多核巨细胞检查 于出疹前 2 天至出疹后 1 天取患儿鼻、咽分泌物或尿沉渣涂片，瑞氏染色后直接镜检，可见多核巨细胞或包涵体细胞，阳性率较高。

3. 血清学检查 采用酶联免疫吸附试验（ELISA 法）进行麻疹病毒特异性 IgM 抗体检测，敏感性和特异性均好，出疹早期即可呈现阳性。

4. 病毒抗原检测 用免疫荧光法检测患儿鼻、咽分泌物或尿沉渣脱落细胞中的麻疹病毒抗原，可协助早期快速诊断。也可采用 PCR 法检测麻疹病毒 RNA。

5. 病毒分离 前驱期或出疹初期取血、尿或鼻、咽分泌物接种人胚肾细胞或羊膜细胞进行麻疹病毒分离。

【诊断】

典型麻疹诊断不困难。在麻疹流行期间，接触过麻疹病人的易感者出现急起发热、咳嗽、流泪、畏光、结膜充血等上呼吸道炎症状，应高度怀疑麻疹的可能。皮疹出现前，口腔黏膜见到典型的麻疹黏膜斑即可诊断。出现典型皮疹，疹退后糠麸样脱屑及色素沉着等可以确诊。麻疹病毒血清 IgM 抗体阳性或分离出麻疹病毒可确诊。

【鉴别诊断】

麻疹需要与各种发热、出疹性疾病相鉴别（表 14 – 1）。

表 14 – 1 儿童出疹性疾病的鉴别诊断

病名	病因	全身症状及其他特征	皮疹特点	发热与皮疹关系
麻疹	麻疹病毒	呼吸道卡他性炎症，结膜炎，发热第 2 ~ 3 天口腔麻疹黏膜斑	红色斑丘疹，耳后、发际→头面部→颈→躯干→四肢，退疹后有色素沉着及细小脱屑	发热 3 ~ 4 天，出疹期热更高，热退疹渐退
猩红热	A 组乙型溶血性链球菌	高热，中毒症状重，咽峡炎，杨梅舌，环口苍白圈，扁桃体炎	皮肤弥漫充血，上有密集针尖大小丘疹，持续 2 ~ 3 天退疹，1 周后全身大片脱皮	发热 1 ~ 2 天出疹，出疹时高热

病名	病因	全身症状及其他特征	皮疹特点	发热与皮疹关系
风疹	风疹病毒	全身症状轻，耳后、枕部淋巴结肿大并触痛	斑丘疹，面部→躯干→四肢，退疹后无色素沉着及脱屑	发热后半天至1天后出疹
幼儿急疹	人疱疹病毒6型	一般情况好，高热时可有惊厥，耳后枕部淋巴结亦可肿大	红色斑丘疹，颈及躯干部多见，一天出齐，次日消退	高热3~5天，热退疹出
水痘	水痘-带状疱疹病毒	一般情况好，发热、不适、流涕、咳嗽等呼吸道症状	皮肤和黏膜相继出现并同时存在斑疹、丘疹、疱疹及结痂。向心性分布，头面部、躯干多，四肢少，瘙痒感重。	发热当天或1天后出疹
手足口病	柯萨奇病毒A组 CoxA16	一般情况好，病情轻，发热、不适、流涕、咳嗽呼吸道症状	离心性分布，口腔、肛周、四肢远端、手足掌心多，面部、躯干少。皮肤为斑丘疹→痘疹→结痂，分批出现，痒感；口腔为斑丘疹→疱疹→溃疡，痛感明显。	发热当天或1天后出疹
	肠道病毒EV71	病情危重，很快进入不同程度的病毒性脑炎、中枢性呼吸衰竭、心肌炎、周围循环衰竭，重者可致死亡。	皮疹同上。	部分病人可在未出现皮疹前先出现危重情况。
药物疹	与用药有关	原发病症状	皮疹痒感，摩擦及受压部位多，斑丘疹、疱疹、猩红热样皮疹、荨麻疹	有或无发热，多无固定关系

【治疗】

目前尚无特效药物治疗麻疹，主要为对症治疗、加强护理和预防并发症。

1. 一般治疗　卧床休息，保持室内适当的温度、湿度和空气流通，避免强光刺激。注意皮肤和眼、鼻、口腔清洁。鼓励多饮水，给予易消化和营养丰富的食物。

2. 对症治疗　高热时可酌情使用小剂量退热剂，但应避免急骤退热，特别是在出疹期。烦躁时可适当给予镇静剂。频繁剧咳可用镇咳剂或雾化吸入。WHO推荐给予麻疹患儿补充高剂量维生素A，20万~40万单位，每日1次口服，连服2次可减少并发症的发生，有利于疾病的恢复。

3. 并发症的治疗　有并发症者给予相应治疗。继发细菌感染时可给予抗生素。

【预防】

1. 隔离传染源　隔离患儿至出疹后5天，并发肺炎者延长至出疹后10天。密切接触的易感儿应隔离观察 3 周，若接触麻疹患儿后曾接受过被动免疫者应延长到 4 周。

2. 切断传播途径 患儿居室要定时通风换气，定期用紫外线照射消毒；患儿衣被及玩具应在阳光下曝晒。医护人员接触患儿前后应洗手、更换隔离衣或在空气流动处停留 30 分钟。

3. 保护易感儿童

（1）被动免疫 年幼、体弱的易感儿在接触麻疹患儿后 5 天内注射免疫血清球蛋白 0.25 mL/kg 可预防发病，若用量不足或接触麻疹 5 天后注射，仅能减轻症状。被动免疫只能维持 3~8 周，以后还需采取主动免疫措施。

（2）主动免疫 采用麻疹减毒活疫苗预防接种。国内规定初种年龄为出生后 8 个月，7 岁时复种一次。易感者在接触病人 2 天内若接种疫苗，仍有可能预防发病或减轻病情。

第二节 水 痘

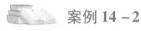 案例 14-2

> 男孩，3 岁，因"发热、出疹 1 天"入院。患儿于 1 天前出现精神不振，发热，T 38.5℃~39℃，食欲欠佳。发热不久开始出现皮疹，伴有明显痒感。患儿所在幼儿园有类似情况的孩子。查体：T 39℃，P 120 次/分，R 32 次/分，精神萎靡，咽部轻度充血，前胸和后背可见散在红色斑丘疹及椭圆形小水疱，周围有红晕，多数疱疹液清亮，部分疱疹液浑浊呈脓性。心、肺、腹部检查无异常。
>
> 该患儿可能的诊断是什么？需与哪些疾病相鉴别？

水痘（chickenpox，varicella）是由水痘-带状疱疹病毒（VZV）引起的传染性极强的儿童期出疹性疾病。本病经飞沫或接触传播，感染后可获得持久免疫。其临床特点为皮肤黏膜相继出现和同时存在斑疹、丘疹、疱疹和结痂等各类皮疹，全身症状轻微。对于新生儿或免疫功能低下者来说，水痘可能是致命性疾病。

【病原学】

VZV 属疱疹病毒科 α 亚科，为双链 DNA 病毒，仅有一种血清型，人是其在自然界中的唯一宿主。该病毒体外生活力较弱，对热、酸和各种有机溶剂敏感，不能在痂皮中存活。

【流行病学】

水痘患者为本病的传染源。本病主要通过空气飞沫经呼吸道传染，也可因接触患者的疱疹浆液或被污染的用具而感染。出疹前 1~2 天至疱疹全部结痂为止，均有极强的传染性，共经 7~8 天。人群普遍易感，主要见于儿童，以 2~6 岁为高峰，20 岁以后者的发病率低于2%。孕妇分娩前6天患水痘可感染胎儿，常于出生后10天内发病。一年四季均可发病，但以冬春季多发。

【发病机制】

病毒通过鼻咽部黏膜进入人体，在局部黏膜及淋巴组织内繁殖，然后侵入血液，形成病毒血症，如患者的免疫能力不能清除病毒，则病毒可到达单核-巨噬细胞系统内再次增殖后入血，引起各器官病变。主要损害部位在皮肤和黏膜，偶尔累及内脏。因间隙性病毒血症，皮疹可分批出现。皮疹出现1~4天后，机体产生特异性细胞免疫和抗体，病毒血症消失，症状随之缓解。

【病理】

多核巨细胞和核内包涵体形成为特征性病理改变。皮肤真皮层毛细血管内皮细胞肿胀，表皮棘状细胞层上皮细胞气球样变，细胞裂解、液化后形成水疱，内含大量病毒，以后液体吸收、结痂。有时疱疹破裂，留下浅表溃疡，很快愈合。由于病变表浅，在无继发细菌感染情况下不留瘢痕。黏膜病变与皮疹类似。免疫功能低下的儿童可发生全身播散性水痘，病变可波及肺、肝、脾、胰、肾、肠等，受累器官可有局灶性坏死、充血、水肿和出血。并发脑炎者，脑组织可有水肿、充血和点状出血等。

【临床表现】

1. **典型水痘** 出疹前可有发热、不适和厌食等前驱症状。发热当天或次日开始出现皮疹，皮疹特点为：①首发于头、面和躯干，继而扩展到四肢，末端稀少，呈向心性分布。②多形性皮疹：皮疹分批出现，开始为红色斑丘疹或斑疹，数小时后变成椭圆形水滴样小水疱，周围有红晕。疱液先清亮后混浊，且疱疹出现脐凹现象，易破溃，瘙痒感较重，2~3天迅速结痂。由于皮疹演变过程快慢不一，故在同一时间内同一部位可见上述四种皮疹形态同时存在，这是水痘皮疹的重要特征。皮疹脱痂后一般不留瘢痕。

③黏膜皮疹还可出现在口腔、眼结膜、生殖器等处，易破溃形成浅溃疡。全身症状较轻，病程长短不一。

2. 重型水痘 多发生在恶性疾病或免疫功能低下的患儿。持续高热和全身中毒症状明显，皮疹多且易融合成大疱型或呈出血性，可继发感染或伴血小板减少而发生暴发性紫癜。

3. 先天性水痘 母亲在妊娠早期感染水痘可导致胎儿多发性畸形；若母亲发生水痘数天后分娩可导致新生儿水痘，病死率可达25%～30%。

【并发症】

水痘最常见的并发症为皮肤继发感染，如脓疱疮、丹毒、蜂窝织炎，甚至由此导致败血症等。水痘肺炎主要发生在免疫缺陷儿和新生儿中，其他儿童少见。神经系统并发症可见水痘脑炎、横贯性脊髓炎、面神经瘫痪、Reye综合征等。其他少数病例可发生心肌炎、肝炎、肾炎、关节炎等。

【辅助检查】

1. 外周血白细胞计数 白细胞总数正常或稍低，分类以淋巴细胞为主。

2. 疱疹刮片 刮取新鲜疱疹基底组织和疱疹液涂片，瑞氏染色见多核巨细胞，苏木素－伊红染色可查到细胞核内包涵体。疱疹液直接荧光抗体染色查病毒抗原简捷、有效。

3. 病毒分离 取水痘疱疹液、咽部分泌物或血液进行病毒分离。

4. 血清学检查 血清水痘病毒特异性IgM抗体检测可帮助早期诊断。双份血清特异性IgG抗体滴度增高4倍以上也有助诊断。

【诊断】

典型水痘的临床诊断并不困难，非典型病例可选用实验室检查帮助确诊。

【鉴别诊断】

水痘的鉴别诊断包括丘疹性荨麻疹及能引起疱疹性皮肤损害的疾病，如肠道病毒或金黄色葡萄球菌感染、药物和接触性皮炎等。

【治疗】

水痘是自限性疾病，无并发症时以一般治疗和对症处理为主。应隔离患者，加强护理，如勤换内衣、剪短患儿指甲、戴手套以防抓伤和减少继发感染等。保持空气流通，供给足够水分和易消化食物。皮肤瘙痒可局部使用炉甘石洗剂，或口服抗组胺药物。紫外线照射有助于止痒、结痂、预防感染。疱疹破裂可涂龙胆紫或抗生素软膏。高热时使用物理降温或用对乙酰氨基酚等药物降温，禁用阿司匹林退热，以免增加Reye综合征的危险。抗病毒药物首选阿昔洛韦，应尽早使用，一般应在皮疹出现的48小时内开始，口服每次 20mg/kg（＜800mg），每日 4 次；重症患者需静脉给药，每次 10～20mg/kg，每 8 小时一次。继发细菌感染时可给予抗生素治疗。肾上腺皮质激素可使病毒播散，加重病情，故应禁用。

【预后】

儿童水痘一般预后良好，成人和 T 细胞免疫功能缺陷患者（如淋巴细胞性恶性疾患）、接受肾上腺皮质激素治疗或化疗者预后不良，甚至致命。

【预防】

患儿应隔离至皮疹全部结痂为止；对有接触史的易患儿，应检疫 3 周。水痘减毒活疫苗能有效预防易患儿童发生水痘，其保护率可达 85%～95%，并可持续 10 年以上。对正在使用大剂量激素、免疫功能受损、恶性病患者及接触过患者的孕妇、患水痘母亲的新生儿，在接触水痘 72 小时内每 10kg 体重肌肉注射水痘 - 带状疱疹免疫球蛋白 125～625U，可起到预防作用。

第三节　流行性腮腺炎

案例 14 - 3

女孩，8 岁，因"发热 2 日，右侧面部肿大"1 日入院。患儿于 2 日前出现发热，体温 38.5℃，伴有头痛、纳差，1 天前出现右侧耳下部肿大，有触痛，进食时疼痛明显。2 周前同班同学中发现 1 例流行性腮腺炎。查体：T 38.5℃，神志清，右侧耳下部肿大，以耳垂为中心，边缘不清，表面发热但不红，触之有弹性并有触痛，余无明显异常。

列出诊断及诊断依据。

流行性腮腺炎（mumps epidemic parotitis）是由腮腺炎病毒引起的急性呼吸道传染病，以腮腺肿痛为临床特征，可并发脑膜脑炎和胰腺炎等。多在幼儿园和学校中流行，以 5～15 岁患者较为多见。一次感染后可获得终身免疫。

【病原学】

腮腺炎病毒属于副黏病毒科，为单链 RNA 病毒。该病毒对物理和化学因素敏感，来苏、福尔马林等均能在 2～5 分钟内将其灭活，紫外线照射也可将其杀灭，加热至 56℃，20 分钟即失去活力。

【流行病学】

人是该病毒的唯一宿主。腮腺炎患者和健康带病毒者是本病的传染源，在患者腮腺肿大前 6 天到发病后 9 天内，均可以从其唾液中分离出腮腺炎病毒。本病主要通过呼吸道飞沫传播，亦可因唾液污染食具和玩具，通过直接接触而传播。全年均可发生感染流行，但以冬春季发病较多。

【发病机制】

腮腺炎病毒经口、鼻黏膜进入人体，在局部黏膜上皮细胞中增殖，然后进入血循环，形成第一次病毒血症。病毒经血流侵入腮腺等腺体和中枢神经系统，引起腮腺炎和脑膜炎等。病毒在受累部位进一步增殖，再次侵入血流，形成第二次病毒血症，侵犯第一次未受波及的一些器官使之发生病变，临床上呈现不同器官相继出现病变的症状。由于病毒对腺体组织和神经组织具有高度亲和性，可使多种腺体（腮腺、舌下腺、颌下腺、胰腺、生殖腺等）发生炎症改变，也可导致脑膜脑炎等严重病变。

【病理】

受侵犯的腺体出现非化脓性炎症为本病的病理特征，如间质充血水肿、点状出血、淋巴细胞浸润和腺体细胞坏死等。腺管中充满坏死细胞及渗出物，使腺体分泌排出受阻，唾液中的淀粉酶经淋巴系统进入血液，使血、尿淀粉酶增高。睾丸、卵巢和胰腺等受累时亦可见同样病理改变。如发生脑膜脑炎，可见脑细胞变性、坏死和炎症细胞浸润。

【临床表现】

潜伏期14～25天，平均18天。儿童大多无前驱症状，常以腮腺肿大和疼痛为首发症状。常见一侧腮腺先肿大，2～3天内波及对侧，也可双侧同时肿大或始终限于一侧肿大。肿大的腮腺以耳垂为中心向前、后、下发展，边缘不清，呈梨形。表面发热但不红，触之有弹性感并有疼痛及触痛，在张口、咀嚼，尤其是进食酸性食物时疼痛加重。腮腺肿大3～5天最明显，1周左右逐渐消退。腮腺导管开口（位于上颌第二磨牙对面黏膜上）在早期可有红肿，有助于诊断。颌下腺和舌下腺也可同时受累。病程中患者可有不同程度的发热，持续时间不一，短则1～2天，多则5～7天，亦有体温始终正常者。可伴有头痛、乏力和食欲减退等。

不典型病例可无腮腺肿胀，而以睾丸炎、卵巢炎、脑膜脑炎为表现，也有仅见颌下腺和舌下腺肿胀者。

【并发症】

由于腮腺炎病毒有嗜腺体和嗜神经性，常侵入中枢神经系统和其他腺体、器官而出现以下并发症：

1. 脑膜脑炎　是儿童期最常见的并发症，常在腮腺炎高峰时出现，也可出现在腮腺肿大前或腮腺肿大消失以后。预后大多良好，常在2周内恢复正常，多无后遗症。少数可遗留耳聋和阻塞性脑积水。

2. 睾丸炎　是男孩最常见的并发症，多为单侧。常发生在腮腺炎起病后的4～5

天，肿大的腮腺开始消退时。开始为睾丸疼痛，随之肿胀伴剧烈触痛，可并发附睾炎、鞘膜积液和阴囊水肿。大多数患者有严重的全身反应，突发高热、寒战等。一般 10 天左右消退，1/3 ~ 1/2 的病例发生不同程度的睾丸萎缩，一般不影响生育。双侧受累可导致不育，但非常少见。

3. 卵巢炎　5% ~ 7% 的青春期女性患者可并发卵巢炎，症状多较轻，可出现下腹疼痛及压痛、月经不调等，一般不影响受孕。

4. 胰腺炎　严重的急性胰腺炎较少见。常发生在腮腺肿大数日后，表现为上腹部剧痛和触痛，伴发热、寒战、恶心、反复呕吐等。由于单纯腮腺炎即可引起血、尿淀粉酶增高，因此淀粉酶升高不能作为诊断胰腺炎的证据，血清脂肪酶检查有助于诊断。

5. 其他并发症　心肌炎较常见，而肾炎、乳腺炎、胸腺炎、甲状腺炎、泪腺炎、角膜炎、血小板减少及关节炎等偶可发生。

【实验室检查】

1. 血、尿淀粉酶测定　90% 的患者发病早期有血清和尿淀粉酶轻度至中度增高，2 周左右恢复正常，血脂肪酶增高有助于胰腺炎的诊断。

2. 血清学检查　采用 ELISA 法检测患者血清抗体有诊断意义。亦可用 PCR 技术检测腮腺炎病毒 RNA，敏感性很高。

3. 病毒分离　在发病早期取患者唾液、尿液、脑脊液或血液标本，及时接种鸡胚或人胚肾细胞进行病毒分离试验，阳性标本采用红细胞吸附抑制试验或血凝抑制试验进行鉴定，阳性者可以确诊。

【诊断】

通常根据流行病学史、临床症状和体格检查即可做出腮腺炎的诊断。对可疑病例可进行血清学检查及病毒分离以确诊。

【鉴别诊断】

流行性腮腺炎的鉴别诊断包括化脓性腮腺炎、其他病毒性腮腺炎及其他原因引起的腮腺肿大，如白血病、淋巴瘤、口眼干燥关节综合征或罕见的腮腺肿瘤等。

【治疗】

目前尚无特异性的抗病毒治疗方法，以对症处理为主。

注意保持口腔清洁，给予清淡饮食，忌酸性食物，多饮水。对高热、头痛和并发睾丸炎者给予解热止痛药物。睾丸肿痛时可用丁字带托起。中药治疗多用清热解毒、软坚消痛法，常用普济消毒饮加减内服和青黛散调醋局部外敷等。发病早期可使用利巴韦林 10 ~ 15mg/(kg·d) 静脉滴注，疗程 5 ~ 7 天，对重症患者可短期使用肾上腺皮质激素治疗，疗程 3 ~ 5 天。

【预防】

及早隔离患者，直至腮腺肿胀完全消退为止。集体机构中有接触史的儿童应检疫3周。易感儿可接种腮腺炎减毒活疫苗，除皮下接种外，也可采用喷喉、喷鼻或气雾吸入等，同样能够取得良好效果。接种麻疹 – 风疹 – 腮腺炎三联疫苗也具有良好的保护作用。

第四节 猩 红 热

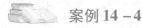 案例 14 – 4

男孩，5 岁，因"发热1天，皮疹10小时"入院。患儿1天前出现发热，体温 38.7℃左右，伴咽痛、头痛。10 小时前颈部出现粒状红疹，有瘙痒感。查体：T 38.8℃，P 108 次/分，R 26 次/分，精神萎靡，全身皮肤充血发红，颈、胸、腹部有红色细小丘疹，密集，皮疹压之退色，十余秒钟又恢复原状，疹间无正常皮肤，扁桃体充血肿大，可见脓性渗出物，舌有白苔，乳头明显，无口腔溃疡或疱疹，心、肺、腹部未见明显异常。

列出诊断及诊断依据，需要和哪些疾病相鉴别？常见的并发症有哪些？

猩红热（scarlet fever）是 A 组乙型溶血性链球菌引起的急性呼吸道传染病。其临床特征为发热、咽峡炎、全身弥漫性鲜红色皮疹和疹后明显脱屑。少数患者病后可出现变态反应性心、肾、关节损害。本病多见于温带地区，寒带和热带少见。全年均可发病，以冬、春季多见，夏、秋季少见。

【病原学】

A 组乙型溶血性链球菌（GAS）也称化脓性链球菌，革兰染色为阳性。其致病力来源于细菌本身及其产生的毒素和蛋白酶类。该菌对热及干燥抵抗力不强，加热至 56℃持续 30 分钟及一般消毒剂均可将其灭活。在痰液和渗出物中可生存数周。

【流行病学】

本病患者和带菌者是主要传染源，病人自发病前 24 小时至疾病高峰期传染性最强。细菌主要经空气飞沫传播，也可经皮肤创伤处或产妇产道侵入人体。人群普遍易感，以 3~7 岁的儿童多见。

感染后可获得抗菌免疫和抗毒免疫。抗菌免疫有型特异性。抗毒免疫主要为产生红疹毒素的特异抗体，因该毒素抗原性的不同，彼此间亦无交叉免疫，故患猩红热后可再次感染有另一种红疹毒素的链球菌而再次发病。

【发病机制】

A 组乙型溶血性链球菌经咽、扁桃体侵入，借助脂磷壁酸（LTA）辅助黏附于黏膜上皮细胞，进入组织引起炎症，通过 M 蛋白的保护而使细菌不被吞噬，在透明质酸酶、链激酶及溶血素等的作用下引起炎症扩散，偶可侵入血流而致败血症和组织坏死。

病原体侵入机体后主要产生三种病变：①感染性病变：为细菌在入侵部位引起的化脓性病变。病人咽部及扁桃体充血水肿、浆液性纤维蛋白渗出及白细胞浸润，可有脓膜及溃疡形成；细菌侵犯周围组织，引起扁桃体周围脓肿、鼻旁窦炎、颈淋巴结炎等化脓性病变。②中毒性病变：病原菌产生的红疹毒素及其产物由局部吸收进入血循环，引起高热、头痛等全身中毒症状；并可使皮肤和黏膜充血水肿、上皮细胞增生和白细胞浸润，以毛囊周围明显，形成典型的猩红热皮疹。恢复期表皮细胞死亡，形成脱屑。肾脏呈间质性炎症。③变态反应性病变：在病程第 2～3 周，少数病人在心、肾、关节滑膜等组织出现变态反应性病变。

【临床表现】

潜伏期为 1～7 天，一般为 2～3 天。

1. 普通型　在流行期间，大多数患者属于此型。典型临床表现为：①发热：多为持续性，体温可达 39℃ 左右，可伴有头痛、全身不适等全身中毒症状。②咽峡炎：表现为咽痛、吞咽痛，局部充血并可有脓性渗出液，颌下及颈淋巴结呈非化脓性炎症改变。③皮疹：发热后 24 小时开始发疹，始于耳后、颈部及上胸部，然后迅速蔓及全身。典型的皮疹为在皮肤上出现均匀分布的弥漫充血性针尖大小的丘疹，压之褪色，伴有痒感；部分患者可见带黄白色脓头且不易破溃的皮疹，称为"粟粒疹"，严重的患者出现出血性皮疹。在皮肤皱褶处，皮疹密集或由于摩擦出血呈紫色线状，称为"线状疹"（又称 Pastia 线，帕氏线）。④口鼻苍白圈：如颜面部位仅有充血而无皮疹，口鼻周围充血不明显，相比之下显得发白，称为"口鼻苍白圈"，腭部可见有充血或出血性黏膜内疹。⑤舌象：病程初期舌覆白苔，红肿的乳头凸出于白苔之外，称为"草莓舌"。2～3 天后白苔开始脱落，舌面光滑呈肉红色，乳头仍凸起，此称"杨梅舌"。

多数情况下，皮疹于 48 小时达高峰，然后按出疹顺序开始消退，2～3 天内退尽，但重者可持续 1 周左右。疹退后皮肤开始脱屑，尤以皮疹密集处更为明显，可呈片状脱皮，手、足掌、指（趾）处可呈套状，而面部、躯干常为糠屑状。

近年来以轻症患者较多，常常仅有低热、轻度咽痛等症状，皮疹稀少，消退较快，脱屑较轻，但仍可引起变态反应性并发症。

2. 脓毒型　咽峡炎中的化脓性炎症，渗出物多，往往形成脓性假膜，局部黏膜可坏死而形成溃疡。细菌扩散到附近组织，形成化脓性中耳炎、鼻窦炎、乳突炎及颈淋巴结炎，甚至颈部软组织炎，还可引起败血症。目前已罕见。

3. 中毒型　临床表现主要为毒血症明显。高热、头痛、剧烈呕吐，甚至出现神志不清、中毒性心肌炎及感染性休克。咽峡炎不重但皮疹很明显，可为出血性。但若发生休克，则皮疹常变成隐约可见。病死率高，目前亦很少见。

4. 外科型　外科型包括产科型，病原菌从伤口或产道侵入而致病，故没有咽峡炎。皮疹首先出现在伤口周围，然后向全身蔓延。一般症状较轻，预后也较好。可从伤口分泌物中培养出病原菌。

【实验室检查】

1. 一般检查

（1）血象　白细胞总数升高可达（10～20）×10⁹/L，中性粒细胞在80%以上，严重患者可出现中毒颗粒。出疹后嗜酸性粒细胞增多，占5%～10%。

（2）尿液常规检查　一般无明显异常。如果发生肾脏变态反应性并发症，则可出现尿蛋白、红细胞、白细胞及管型。

2. 血清学检查　可用免疫荧光法检测咽拭子涂片进行快速诊断。

3. 病原学检查　咽拭子或其他病灶的分泌物培养有溶血性链球菌生长。

【诊断】

临床上具有猩红热特征性表现，实验室检查白细胞数高达（10～20）×10⁹/L，中性粒细胞占80%以上，胞质内可见中毒颗粒，出疹后嗜酸性粒细胞增多。咽拭子、脓液培养获得A组链球菌为确诊依据。病史中有与猩红热或咽峡炎患者接触史或当地有流行病学史，有助于诊断。

【鉴别诊断】

1. 其他咽峡炎　在出皮疹前，咽峡炎与一般急性咽峡炎较难鉴别。白喉患者的咽峡炎比猩红热患者轻，假膜较坚韧且不易抹掉，猩红热患者咽部脓性分泌物容易被抹掉。但有时猩红热与白喉可合并存在，细菌学检查有助于诊断。

2. 其他出疹性疾病　猩红热皮疹与其他出疹性疾病的鉴别见表14-1。

【治疗】

1. 一般治疗　包括急性期卧床休息，呼吸道隔离，给予营养丰富、富含维生素、容易消化的清淡饮食等。

2. 病原治疗　选用敏感抗生素。目前多数A组链球菌对青霉素仍较敏感，儿童20万U/（kg·d），分次静脉滴入，连用10天，或用至热退后3天。对青霉素过敏者，可用红霉素，儿童剂量为30～50mg/（kg·d），分4次静脉滴入。带菌者可用常规治疗剂量青霉素连续用药7天，一般均可转阴。

3. 对症治疗　高热者给予物理降温或药物降温。发生感染中毒性休克时，要积极扩容、纠正酸中毒、给血管活性药等。对已化脓的病灶，必要时行切开引流或手术治疗。

【预防】

1. 隔离患者　住院或家庭隔离至咽拭子培养 3 次阴性且无化脓性并发症出现，可解除隔离（自治疗日起不少于 7 天）。咽拭子培养持续阳性者需延长隔离期。

2. 接触者的处理　儿童机构发现猩红热患者时，应严密观察接触者（包括儿童及工作人员）7 天。认真进行晨间检查，有条件可做咽拭子培养。对可疑猩红热、咽峡炎患者及带菌者，都应给予隔离治疗。疾病流行期间，儿童应避免到公共场所活动。

第五节　中毒型细菌性痢疾

 案例 14－5

　　男孩，7 岁，"因高热、抽搐、昏迷 10 小时" 于 8 月 15 日入院。患儿于 1 日前在校外进食后数小时出现发热、轻微腹痛，无腹泻，10 小时前体温骤然升高至 40℃，并出现抽搐、意识障碍。体检：T 40℃，P 140 次/分，BP 80/60mmHg（10.6/6.7kPa），神志不清，面色苍白，肢端冷，发绀，颈有抵抗，两肺未及明显异常，心率 140 次/分，腹部未及明显异常。实验室检查：血白细胞 $35 \times 10^9/L$，杆状核中性粒细胞 0.20（20%），胞浆内见明显中毒颗粒。脑脊液正常，生理盐水灌肠液镜检白细胞 10～15 个/HP。

　　该患儿可能的诊断是什么？有哪些诊断依据？为确诊，需做哪些检查？需要和哪些疾病相鉴别？列出治疗措施。

中毒型细菌性痢疾（bacillary dysentery，toxic type），以下简称中毒型菌痢，是急性细菌性痢疾的危重型。起病急骤，突然高热，反复惊厥，嗜睡，迅速发生休克、昏迷。本病多见于 2～7 岁健壮儿童，病死率高，必须积极抢救。

【病原学】

本病的病原是痢疾杆菌，属于肠杆菌的志贺菌属，分 A、B、C、D 四群（痢疾志贺菌、福氏志贺菌、鲍氏志贺菌、宋内志贺菌），我国以福氏志贺菌多见。痢疾杆菌对外界抵抗力较强，耐寒冷及潮湿，但不耐热和阳光，一般消毒剂均可将其灭活。

【流行病学】

本病的主要传染源为病人及带菌者，多经粪－口途径传播，受污染的食物、玩具等也可传播本病，苍蝇是传播媒介之一。患病后产生一定免疫力，但维持时间不长，且不同菌群间无交叉免疫，故易重复感染或再发。

【发病机制】

本病的发病机制尚不十分清楚，可能与机体对细菌毒素产生异常强烈的过敏反应有关。痢疾杆菌经口进入人体后，侵入肠道上皮细胞并生长繁殖，细菌裂解后可释放大量内毒素和少量外毒素。大量内毒素进入血循环，致全身微血管痉挛，引起缺血、缺氧、肾上腺皮质出血或萎缩，从而导致休克、DIC、脑水肿和颅内压增高。

【病理】

中毒型菌痢的肠道病变轻微，肠黏膜可见充血、水肿，个别病例的结肠有浅表溃疡。但全身病变重，多脏器出现微血管痉挛及通透性增加。突出的病理改变为大脑及脑干水肿，神经细胞变性及点状出血，肾小管上皮细胞变性坏死，部分病例有肾上腺充血、皮质出血和萎缩。

【临床表现】

潜伏期多数为1~2天，短者数小时。起病急、发展快，发热可高于40℃（少数不高），迅速发生呼吸衰竭、休克或昏迷，肠道症状多不明显甚至无腹痛与腹泻，也有在发热、排便后2~3天才开始发展为中毒型。根据其主要表现将本病分为以下类型：

1. 休克型　主要表现为感染性休克。早期为微循环障碍，患儿面色苍白、肢端厥冷、脉搏细数、呼吸增快、血压正常或偏低，脉压小；随着病情进展，微循环淤血，缺氧，出现面色青灰、肢端湿冷、皮肤花纹、血压明显降低或测不出、心音低钝、少尿或无尿；后期可伴心、肺、肾等多系统功能障碍。

2. 脑型　以颅内压增高、脑水肿、脑疝和呼吸衰竭为主。患儿有剧烈头痛、呕吐、血压增高，心率相对缓慢，肌张力增高，反复惊厥及昏迷。严重者可出现呼吸节律不齐，瞳孔两侧大小不等或散大，对光反应迟钝。此型较严重，病死率高。

3. 肺型（肺微循环障碍型）　又称呼吸窘迫综合征，以肺微循环障碍为主，常在脑型或休克型基础上发展而来，病情危重，病死率高。

4. 混合型　同时或先后出现以上三型的征象，是最为凶险的一种，预后差，病死率高。

【辅助检查】

1. 大便常规检查　病初可正常，以后出现脓血黏液便，镜检有成堆脓细胞、红细胞和吞噬细胞。怀疑为中毒型菌痢而未排便者，可用冷盐水灌肠，必要时多次镜检大便。

2. 大便培养　可分离出志贺菌属痢疾杆菌。

3. 血常规检查　白细胞总数与中性粒细胞均增高。当有DIC时，血小板减少。

4. 免疫学检查　采用免疫荧光抗体等方法检测粪便的细菌抗原，有助于早期诊断。

5. 特异性核酸检测　采用核酸杂交或PCR可直接检查粪便中的痢疾杆菌核酸，具有灵敏度高、特异性强、快速简便等优点。

【诊断】

2～7岁健壮儿童，夏秋季节突起高热，伴反复惊厥、脑病和（或）休克表现者，均应考虑中毒型菌痢。及时用肛拭子或灌肠取粪便镜检，有大量脓细胞或红细胞可初步诊断，进一步确诊需做细菌培养。

【鉴别诊断】

本病应注意与热性惊厥、流行性乙型脑炎等疾病相鉴别。

【治疗】

病情凶险，必须及时抢救。

1. 降温止惊　可综合使用物理、药物降温或亚冬眠疗法。惊厥不止者，可用地西泮0.3mg/kg静脉注射（每次最大剂量≤10mg），或用水合氯醛40～60mg/kg保留灌肠，或肌内注射苯巴比妥钠，每次5～10mg/kg。

2. 防治循环衰竭　出现循环衰竭表现者应：①扩充血容量，纠正酸中毒，维持水、电解质平衡；②改善微循环，在充分扩容的基础上应用血管活性药物以改善微循环，常用药物有东莨菪碱、酚妥拉明、多巴胺等，及早使用肾上腺皮质激素。

3. 防治脑水肿和呼吸衰竭　保持呼吸道通畅，给氧。首选20%甘露醇降颅压，每次0.5～1g/kg静脉注射，每6～8小时一次，疗程3～5天，或与利尿剂交替使用，可短期静脉推注地塞米松。若出现呼吸衰竭，应及早使用呼吸机。

4. 抗菌治疗　为迅速控制感染，通常选用两种痢疾杆菌敏感的抗生素静脉滴注。因近年来对氨苄西林、庆大霉素等耐药的痢疾杆菌菌株日益增多，故可选用阿米卡星、第三代头孢菌素，特别是含有酶抑制剂的第三代头孢菌素和碳青霉烯类等药物。

第六节　传染性单核细胞增多症

传染性单核细胞增多症（infectious mononucleosis，IM）是由EB病毒（Epstein - Barr virus，EBV）所致的急性感染性疾病，主要侵犯儿童和青少年，临床上以发热、咽峡炎、肝脾淋巴结肿大、外周血中淋巴细胞增多并出现异型淋巴细胞为特征。由于其症状、体征的多样化和不典型病例在临床上逐渐增多，给诊断、治疗带来一定困难。

【病原学】

EBV是本病的病原体，属于疱疹病毒属，是一种嗜淋巴细胞的DNA病毒，主要侵犯B淋巴细胞，具有潜伏及转化的特征。EBV有5种抗原成分，均能刺激人体产生各自相应的抗体：衣壳抗原（VCA）、早期抗原（EA）、核心抗原（EBNA）、淋巴细胞决定的膜抗原（LYDMA）、膜抗原（MA）。

【流行病学】

本病世界各地散发，但也不时出现一定规模的流行。全年均有发病，以秋末至初春为多。感染后可获得较稳固的免疫力，再次发病者极少。患者和隐性感染者是传染源，病毒大量存在于其唾液腺及唾液中，可持续或间断排毒达数周、数月甚至数年之久。由于病毒主要在口腔分泌物中，因此口–口传播是重要的传播途径，飞沫传播虽有可能但并不重要，偶可经输血传播。虽然也在妇女生殖道内发现 EBV，但垂直传播问题尚有争议。人群对该 EB 病毒普遍易感，隐性比显性感染率高，无性别差异。6 岁以下多为隐性感染，发病以 15~35 岁多见。

【发病机制】

本病的发病机制尚未完全阐明。EBV 进入口腔后，主要累及咽部上皮细胞、B 淋巴细胞、T 淋巴细胞及 NK 细胞。EBV 在咽部细胞中增殖，导致细胞破坏，引起扁桃体炎和咽炎症状，局部淋巴结受累肿大。病毒还可在腮腺和其他唾液腺上皮细胞中繁殖，并可长期或间歇性向唾液中排放，然后进入血液，通过病毒血症或受感染的 B 淋巴细胞进行播散，继而累及全身淋巴系统。受感染的 B 淋巴细胞表面抗原发生改变，引起 T 淋巴细胞的强烈免疫应答而转化为细胞毒性 T 细胞（主要是 CD_8^+ T 细胞，TCL）。它一方面杀伤感染 EBV 的 B 细胞，另一方面侵犯许多组织器官而产生一系列的临床表现。婴幼儿时期典型病例很少，主要是因为不能对 EBV 产生充分的免疫应答。

【病理】

本病主要病理特征为淋巴组织的良性增生。淋巴结呈非化脓性肿大，单核–巨噬细胞系统高度增生。脾脏充满变异淋巴细胞，肝、心、肾、肺、中枢神经系统、皮肤等脏器均有淋巴细胞浸润和局灶性坏死。

【临床表现】

潜伏期 5~15 天。起病可急可缓，症状呈多样性，多数患者有乏力、头痛、畏寒、鼻塞、恶心、食欲减退、轻度腹泻等前驱症状。症状轻重不一，年龄越小，症状越不典型。主要有以下表现：

1. 发热 一般均有发热，体温 38℃~40℃，无固定热型，热程大多 1~2 周，少数可达数月。中毒症状多不严重。

2. 咽峡炎 绝大多数患儿可出现咽部、扁桃体、悬雍垂充血、肿胀，可见出血点，伴有咽痛，部分患儿扁桃体表面可见白色渗出物或假膜形成。咽部肿胀严重者可出现呼吸及吞咽困难。

3. 淋巴结肿大 全身淋巴结均可肿大，在病程第 1 周即可出现，以颈部最为常见。肘部滑车淋巴结肿大常提示有本病的可能。肿大淋巴结分布不对称，直径很少超过 3cm，中等硬度，不化脓，无明显压痛和粘连。肠系膜淋巴结肿大时可引起腹痛。肿大淋巴结常在热退后数周才消退，亦可数月消退。

4. 肝、脾肿大　肝大者占 20%~62%，大多数在肋下 2cm 以内，可出现肝功能异常，并伴有急性肝炎的上消化道症状，部分有轻度黄疸。约半数患者有轻度脾肿大，伴疼痛及压痛，偶可发生脾破裂。

5. 皮疹　部分患者在病程中出现多形性皮疹，如丘疹、斑丘疹、荨麻疹、猩红热样斑疹、出血性皮疹等。多见于躯干，四肢较少。皮疹大多在 4~6 日出现，持续 1 周左右消退。消退后不脱屑，也无色素沉着。

本病病程一般为 2~3 周，也可长至数月。偶有复发，但病程短，病情轻。婴幼儿感染常无典型表现，但血清 EBV 抗体可阳性。

【并发症】

重症患者可并发神经系统疾病，如吉兰 - 巴雷综合征、脑膜脑炎或周围神经炎等。在急性期可发生心包炎、心肌炎、EB 病毒相关性嗜血细胞综合征。约 30% 的患者出现咽部继发性细菌感染。其他少见的并发症包括间质性肺炎、胃肠道出血、肾炎、自身免疫性溶血性贫血、再生障碍性贫血、粒细胞缺乏症及血小板减少症等。脾破裂虽然少见，但极严重，轻微创伤即可诱发。

【实验室检查】

1. 血常规　外周血象改变是本病的重要特征。早期白细胞总数可正常或偏低，以后逐渐升高至 10×10^9/L 以上，高者可达 $(30\sim50) \times 10^9$/L。白细胞分类为早期中性粒细胞增多，以后淋巴细胞数可达 60% 以上，并出现异型淋巴细胞。异型淋巴细胞超过 10% 或其绝对值超过 1.0×10^9/L 时具有诊断意义。部分患儿可有血红蛋白降低和血小板计数减少。

2. 血清嗜异性凝集试验（HAT）　起病 1 周内，患儿血清中出现 IgM 嗜异性抗体，能凝集绵羊或马红细胞，阳性率达 80%~90%。凝集效价在 1:64 以上，经豚鼠肾脏组织吸收后仍呈阳性者具有诊断价值。此抗体在体内持续存在 2~5 个月。5 岁以下儿童试验多为阴性。

3. EBV 特异性抗体检测　检测血清中 VCA - IgM 和 EA - IgG，均具有诊断价值。

4. EBV - DNA 检测　RT - PCR 方法能快速、敏感、特异地检测患儿血清中的高浓度 EBV - DNA，提示存在病毒血症，有助于诊断。

5. 其他　部分患儿可出现心肌酶升高、肝功能异常、肾功能损害、T 淋巴细胞亚群 CD_4/CD_8 值降低或倒置。

【诊断】

根据流行情况、典型临床表现（发热、咽痛、肝脾淋巴结肿大）、外周血异型淋巴细胞 >10%、嗜异性凝集试验阳性、EB 病毒特异性抗体（VCA - IgM、EA - IgG）和 EBV - DNA 检测阳性可做出临床诊断。VCA - IgM 阳性或急性期及恢复期双份血清

VCA - IgG 抗体效价呈 4 倍以上增高是诊断 EBV 急性感染最特异和最有价值的血清学试验，阳性可以确诊。

【鉴别诊断】

本病需与巨细胞病毒等感染所致的淋巴细胞和单核细胞增多相鉴别。其中巨细胞病毒所致者最常见，有人认为在嗜异性抗体阴性的类传染性单核细胞增多症中，几乎半数与巨细胞病毒有关。

【治疗】

本病以对症治疗为主，病人多能自愈。急性期特别是并发肝炎、心肌炎时，应卧床休息。咽部、扁桃体继发细菌性感染时可选用抗菌药物，常用青霉素，疗程 7 ~ 10 日。亦可用红霉素、阿奇霉素等药物。忌用氨苄西林或阿莫西林，因用后常引起多形性皮疹，加重病情，这可能与本病免疫异常有关。重症病人如严重咽喉水肿者，或有中枢神经系统并发症、血小板减少性紫癜、心肌炎、心包炎、溶血性贫血时，可短期使用肾上腺皮质激素。抗病毒药如干扰素、阿昔洛韦等对本病可能有效。应警惕脾破裂发生，及时确诊，迅速补充血容量，进行脾切除。

【预后】

本病系自限性疾病，预后大多良好，自然病程约 2 ~ 4 周。少数恢复缓慢，可达数周至数月。病死率为 1% ~ 2%，多由严重并发症所致。

【预防】

本病目前无有效预防措施。急性期病人可行呼吸道隔离。疫苗尚在研制中。

第七节　结　核　病

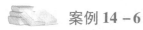 案例 14 -6

男孩，5 岁，因"不规则发热 3 周，间断抽搐、呕吐 1 周"入院。患儿自 3 周前开始发热，体温 38℃ 左右，烦躁易怒，不爱活动，食欲不振。近 1 周来，少言，明显消瘦，偶有咳嗽、气促，呕吐数次，间断抽搐数次，便秘严重。其祖母为肺结核病患者，患儿与祖母长期生活在一起，未接种卡介苗。体检：T 38.8℃，P 110 次/分，R 30 次/分，Wg 16kg，神志清，精神萎靡，营养中等，颈无抵抗，呼吸音稍粗，两肺散在少量细湿啰音，心率 110 次/分，未闻及病理性杂音，腹平软，未及异常，凯尔尼格征（+），布鲁津斯基征（+），巴宾斯基征（±）。

列出诊断及诊断依据。确诊需做哪些检查？需要和哪些疾病相鉴别？列出治疗措施。

一、总论

结核病（tuberculosis）是由结核分枝杆菌引起的慢性感染性疾病，全身各个脏器均可受累，但以肺结核最常见，严重病例可引起血行播散而发生粟粒型结核或结核性脑膜炎，后者是小儿结核病致死的主要原因。近年来，由于耐药菌的产生、结核患者管理不善和人类免疫缺陷病的流行，其发病率有上升趋势。多重耐药结核分枝杆菌菌株（MDR-TB）的产生已成为防治结核病的严重问题。

【病原学】

结核杆菌属分枝杆菌，革兰染色阳性，抗酸性染色呈红色。结核分枝杆菌可分为人型、牛型、鸟型和鼠型等四型，对人类致病的主要为人型和牛型，我国小儿结核病大多由人型结核杆菌引起。

【流行病学】

开放性肺结核患者是主要传染源，有30%～50%的患儿有与成人开放性肺结核病人的密切接触史。结核病主要经呼吸道传播，还可以通过消化道传播，经皮肤或胎盘传染者少。小儿结核病的感染率随着年龄增长而升高，患病率则年龄越小越高。新生儿对结核菌非常敏感，儿童感染结核杆菌后是否发病主要取决于结核分枝杆菌的毒力及数量、机体抵抗力的强弱、遗传因素。由于卡介苗的广泛接种，大大降低了小儿结核的发病率和死亡率。

【发病机制】

结核病引起人体的发病不仅取决于细菌数量、毒力，更主要是与机体免疫状态有关，尤其是细胞免疫的强弱。结核杆菌初次侵入人体后，在肺泡内和无活性的巨噬细胞中短暂地生长繁殖，4～8周后产生细胞免疫，同时出现组织超敏反应，通过细胞免疫应答使T淋巴细胞致敏。若再次接触结核杆菌或其代谢产物时，致敏的淋巴细胞就释放一系列细胞因子，然后激活巨噬细胞，使之具有细胞免疫能力。当细菌量少而组织敏感性低时，可引起感染播散和局部组织破坏。

机体感染结核杆菌后可获得免疫力，90%可终生不发病；5%因免疫力低下而当即发病，即为原发性肺结核；另有5%于日后机体免疫力降低时才发病，称为继发性肺结核，是成人肺结核的主要类型。初染结核分枝杆菌，除潜匿于胸部淋巴结外，亦可随感染初期菌血症转到其他脏器，并长期潜伏，成为肺外结核病的来源。

【诊断】

力求早期诊断，包括明确结核感染，发现病灶，确定其病变性质、范围和是否排菌，并确定其是否活动，以作为预防和治疗的根据。

1. 详细的病史询问

（1）结核中毒症状 有无长期低热、轻咳、盗汗、乏力、食欲减退、消瘦等。

（2）结核病接触史 应特别注意家庭病史，肯定的开放性结核病患者接触史对诊断有重要意义，年龄越小，意义越大。

（3）卡介苗接种史 接种卡介苗可以提高机体对结核病的抵抗力，应仔细检查患儿左上臂有无卡介苗接种后的瘢痕。

（4）急性传染病史 注意发病前有无急性传染病史，尤其是麻疹、百日咳等可使机体免疫功能暂时降低，致使体内隐伏的结核病灶活动、恶化，或成为感染结核病的诱因。

（5）有无结核过敏表现 如结节性红斑、疱疹性结膜炎等。

2. 结核菌素试验 可测定受试者是否感染过结核杆菌或是否接种过卡介苗，属于迟发型变态反应，应在感染结核或接种卡介苗 4～8 周后进行。结核菌素试验的机制是：将试剂（抗原，即旧结核菌素或结核菌纯蛋白衍生物）注入皮内，若机体感染过结核杆菌，则致敏的淋巴细胞和巨噬细胞积聚在真皮的血管周围，诱发炎症反应，导致血管通透性增高，在注射局部形成硬结。

（1）试验方法 常用的抗原制品有两种，即旧结核菌素（old tuberculin，OT）和结核菌纯蛋白衍生物（protein purified derivative，PPD），PPD 不产生非特异性反应，因此试验结果更准确。一般用 PPD 制剂 0.1mL（含结核菌素 5 单位），在左前臂掌侧中下 1/3 交界处做皮内注射，使之形成 6～10mm 的皮丘。对有明显结核接触史或结核过敏现象（结节性红斑、疱疹性结膜炎）者，应用 1 个结核菌素单位的 PPD 开始试验，以防止局部过度反应及可能的病灶反应。

（2）结果判断 48～72 小时后，一般以 72 小时为准，观察反应结果，以硬结直径大小（取横、纵两径的平均值）作为判断反应强度的依据。硬结平均直径不足 5mm 为阴性，5～9mm 为阳性（＋），10～19mm 为中度阳性（＋＋），≥20mm 为强阳性（＋＋＋），局部除硬结外，还有水肿、破溃、淋巴管炎及双圈反应等为极强阳性（＋＋＋＋）。

（3）临床意义

阳性反应见于：①接种卡介苗后；②年长儿无明显临床症状，仅呈一般阳性反应，表示曾感染过结核分枝杆菌；③婴幼儿，尤其是未接种卡介苗者，阳性反应多表示体内有新的结核病灶，年龄越小，活动性结核可能性越大；④强阳性反应表示体内有活动性结核病灶；⑤由阴性反应转为阳性反应，或反应强度由原来小于 10mm 增至大于 10mm，且增幅超过 6mm 时，表示有新近感染。

阴性反应见于：①未感染过结核分枝杆菌。②结核迟发型变态反应前期（初次感染后 4～8 周内）。③假阴性反应：由于机体免疫功能低下或受抑制所致，如部分危重结核病；急性传染病，如麻疹、水痘、风疹、百日咳等；体质极度衰弱，如重度营养不良、重度脱水、重度水肿等；应用糖皮质激素或其他免疫抑制剂治疗时；原发或继发免疫缺陷病；④技术误差或结核菌素失效。

接种卡介苗与自然感染阳性反应的主要区别见表 14－2。

表 14 - 2　接种卡介苗与自然感染阳性反应的主要区别

	接种卡介苗后	自然感染
硬结直径	多为 5 ~ 9mm	多为 10 ~ 15mm
硬结颜色	浅红	深红
硬结质地	较软、边缘不清	较硬、边缘清楚
阳性反应持续时间	较短，2 ~ 3 天即消失	较长，可达 7 ~ 10 天，甚至更久
阳性反应的变化	有较明显的逐年减弱倾向，一般于 3 ~ 5 年内逐渐消失	短时间内反应无减弱倾向，可持续若干年，甚至终身

3. **实验室检查**

（1）结核分枝杆菌检查　从痰液、胃液（婴幼儿可抽取空腹胃液）、脑脊液、浆膜腔液中找到结核分枝杆菌是重要的确诊手段。

（2）免疫学诊断及分子生物学诊断　如用 DNA 探针、聚合酶链反应来快速检测结核杆菌。用免疫荧光试验、酶联免疫吸附试验来检测结核杆菌特异性抗体。

（3）血沉　血沉增快为活动性指标之一，但无特异性。

4. **影像学诊断**

（1）X 线　可检出结核病的病灶范围、性质、类型、活动或进展情况，亦可观察治疗效果。

（2）CT　胸部 CT 对肺结核的诊断及鉴别诊断很有意义，有利于发现隐蔽区病灶。特别是高分辨薄切 CT，可显示早期（2 周内）粟粒性肺结核、≥4mm 的肺门纵隔淋巴结结核，淋巴结的钙化显示率也高于 X 线。

5. **其他辅助检查**　纤维支气管镜检查、周围淋巴结穿刺液涂片检查、肺穿刺活体组织检查或胸腔镜取肺活体组织检查对特殊疑难病例确诊有帮助。

知识链接

判断儿童结核病活动性的主要指标

判断儿童结核病活动性的主要指标如下：PPD 试验硬结直径≥20mm；3 岁以下，尤其是 1 岁以下婴儿未接种卡介苗而 PPD 试验呈阳性者；有发热及其他结核中毒症状者；排出物中找到结核杆菌；胸部 X 线检查示活动性原发性肺结核改变者；血沉增快而无其他原因解释者；纤维支气管镜检查发现明显支气管病变者。

【治疗】

1. **一般治疗**　注意营养，选用含蛋白质和维生素丰富的食物。有明显结核中毒症状及极度衰弱者应卧床休息。居住环境应阳光充足，空气流通。避免感染麻疹、百日咳等呼吸道传染病。原发型结核病一般可在门诊治疗，但要填报疫情，治疗过程中应定期复查随诊。

2. 抗结核药物 治疗目的是杀灭病灶中的结核分枝杆菌，防止血行播散。治疗原则为：早期治疗、适宜剂量、联合用药、规律用药、坚持全程、分段治疗。

（1）抗结核药的种类

目前常用的抗结核药物可分为两类：①杀菌药物：全杀菌药如异烟肼（INH）和利福平（RFP），半杀菌药如链霉素（SM）和吡嗪酰胺（PZA）。②抑菌药物：常用者有乙胺丁醇（EMB）及乙硫异烟胺（ETH）。

针对耐药菌株的几种新型抗结核药物：①老药的复合剂型：如利福平和异烟肼合剂（内含 RFP 300mg 和 INH 150mg）、利福平 + 吡嗪酰胺 + 异烟肼合剂（卫非特）（内含 RFP、PZA、INH）等。②老药的衍生物：如利福喷汀。③新的化学制剂：如帕司烟肼。

（2）抗结核药的使用（14 - 3）

表 14 - 3 儿童常用抗结核药物

药物	剂量（kg/d）	给药途径	主要副作用
异烟肼（INH 或 H）	10mg（≤300mg/d）	口服（可肌肉注射、静脉滴注）	肝毒性、末梢神经炎、过敏、皮疹和发热
利福平（RFP 或 R）	10mg（≤450mg/d）	口服	肝毒性、恶心、呕吐和流感样症状
链霉素（SM 或 S）	20～30mg（≤0.75g/d）	肌肉注射	第Ⅷ对脑神经损害、肾毒性、过敏、皮疹和发热
吡嗪酰胺（PZA 或 Z）	20～30mg（≤0.75g/d）	口服	肝毒性、高尿酸血症、关节痛、过敏和发热
乙胺丁醇（EM13 或 K）	15～25mg	口服	皮疹、视神经炎
乙硫异烟胺（ETH）、丙硫异烟形胺	10～15 mg	口服	胃肠道反应、肝毒性、末梢神经炎、过敏、皮疹、发热
卡那霉素	15～20mg	肌肉注射	肾毒性、第Ⅷ对脑神经损害
对氨柳酸	150～200mg	口服	胃肠道反应、肝毒性、过敏、皮疹和发热

（3）抗结核治疗方案

标准疗法：一般用于无明显自觉症状的原发型肺结核。每日服用 INH、RFP 和（或）EMB，疗程 9～12 个月。

两阶段疗法：用于活动性原发型肺结核、急性粟粒性结核病及结核性脑膜炎。①强化治疗阶段：联用 3～4 种杀菌药物。目的在于迅速杀灭敏感菌及生长繁殖活跃与代谢低下的细菌，防止或减少耐药菌株的产生，为化疗的关键阶段。长程化疗需要 3～4 个月，短程疗法一般为 2 个月。②巩固治疗阶段：联用 2 种抗结核药物，目的在于杀灭持续存在的细菌以巩固疗效，防止复发。长程化疗需要 12～18 个月，短程疗法一般为 4 个月。

短程疗法：为结核病现代疗法的重大进展，直接监督下服药与短程化疗是世界卫生组织治愈结核病患者的重要策略。短程化疗的作用机制是快速杀灭机体内处于不同繁殖速度的细胞内、外的结核分枝杆菌，使痰菌早期转阴并持久阴性，且病变吸收消散快，远期复发少。可选用以下几种 6～9 个月短程化疗方案：①2HRZ/4HR（数字为月数，以下同）；②2SHRZ/4HR；③2EHRZ/4HR，若无 PZA，则将疗程延长至 9 个月。

各型结核病抗结核治疗方案见表 14-4。

表 14-4　各型结核病抗结核治疗方案

治疗方案	适用病例	用药方案	疗程（月）	使用方法
标准疗法	轻症 复发型肺结核	INH + RFP INH + EMB	9～12	INH 10～20mg/（kg·d），严重结核开始治疗 1～2 周内全日半量静脉用药，余量口服。病情好转后改全量口服
两阶段疗法	活动性 原发型肺结核	强化治疗 ①INH + RFP + SM ②INH + RFP + PZA	2～3	RFP 10～15mg/（kg·d） EMB 15～20mg/（kg·d） SM 15～20mg/（kg·d） （<0.75g/d，分 2 次肌肉注射） PZA 20～30mg/（kg·d） （<0.75g/d）
		巩固疗法 ①INH + RFP ②INH + EMB	6～12	
	严重结核病（粟粒性结核、结核性脑膜炎）	强化治疗 INH + RFP + PZA + SM	3～4	
		巩固疗法 ①INH + RFP ②INH + EMB	9～12	

【预防】

1. 控制传染源　结核分枝杆菌涂片阳性患者是儿童结核病的主要传染源，早期发现及合理治疗这类患者是预防儿童结核病的根本措施。

2. 普及卡介苗接种　卡介苗接种是预防儿童结核病的有效措施。目前我国计划免疫要求在全国城乡普及新生儿卡介苗接种。下列情况禁止接种卡介苗：①先天性胸腺发育不全症或严重联合免疫缺陷病患者；②急性传染病恢复期；③注射局部有湿疹或患全身性皮肤病；④结核菌素试验阳性。

3. 预防性抗结核治疗

（1）目的　①预防儿童活动性肺结核；②预防肺外结核病发生；③预防青春期结核病复燃。

（2）适应证　①密切接触家庭内开放性肺结核的婴幼儿；②3 岁以下婴幼儿未接种卡介苗而结核菌素试验阳性者；③结核菌素试验新近由阴性转为阳性者；④结核菌素试验阳性伴结核中毒症状者；⑤结核菌素试验阳性，新近患麻疹或百日咳的儿童；⑥结核菌素试验阳性儿童需较长期使用糖皮质激素或其他免疫抑制剂者。

（3）方法　INH 每日 10mg/kg（≤300mg/d），疗程 6～9 个月；或 INH 每日 10mg/kg（≤300mg/d）联合 RFP 每日 10mg/kg（≤300mg/d），疗程 3 个月。

二、原发型肺结核

原发型肺结核（primary pulmonary tuberculosis）为结核分枝杆菌初次侵入肺部后发生的原发感染，是儿童肺结核的主要类型，占儿童各型肺结核总数的 85.3%。原发型肺结核包括原发综合征和支气管淋巴结结核。前者由肺原发病灶、局部淋巴结病变和与两者相连的淋巴管炎组成；后者以胸腔内肿大淋巴结为主，它们是同一疾病发展过程中的两种不同的 X 线改变。

【病理】

肺部原发病灶多位于右侧，肺上叶底部和下叶的上部，近胸膜处。基本病变为渗出、增殖、坏死。渗出性病变以炎症细胞、单核细胞及纤维蛋白为主要成分；增殖性改变以结核结节及结核性肉芽肿为主；坏死的特征性改变为干酪样改变，常出现于渗出性病变中。结核性炎症的主要特征是上皮样细胞结节及朗格汉斯细胞。

典型的原发综合征呈"双极"病变，即一端为原发病灶，一端为肿大的肺门淋巴结、纵隔淋巴结。由于儿童机体处于高度过敏状态，使病灶周围炎症广泛，原发病灶范围扩大到一个肺段甚至一个肺叶。儿童年龄越小，此种大片性病变越明显。引流淋巴结肿大多为单侧，但亦有对侧淋巴结受累者。

原发型肺结核的病理转归如下：

1. 吸收好转 病变完全吸收，钙化或硬结。此种转归最多见。

2. 进展 ①原发病灶扩大，产生空洞；②支气管淋巴结周围炎，形成淋巴结支气管瘘，导致支气管内膜结核或干酪性肺炎；③支气管淋巴结肿大，造成肺不张或阻塞性肺气肿；④结核胸膜炎。

3. 恶化 血行播散，导致急性粟粒性肺结核或全身性粟粒性结核病。

【临床表现】

症状轻重不一。轻者可无症状，一般起病缓慢，可有低热、食欲不振、疲乏、盗汗等结核中毒症状，多见于年龄较大儿童。婴幼儿及症状较重者可急性起病，高热可达到 39℃~40℃，但一般情况尚好，与发热不相称，持续 2~3 周后转为低热，并伴结核中毒症状，干咳和轻度呼吸困难是最常见的症状。婴儿可表现为体重不增或生长发育障碍。部分高度过敏状态儿童可出现疱疹性结膜炎、皮肤结节性红斑和（或）多发性一过性关节炎。当胸内淋巴结明显肿大时，可产生一系列压迫症状：压迫气管分叉处可出现类似百日咳样痉挛性咳嗽，压迫支气管使其部分阻塞时可引起喘鸣，压迫喉返神经可致声嘶，压迫静脉可致胸部一侧或双侧静脉怒张。

体格检查可见周围淋巴结不同程度肿大。肺部体征可不明显，与肺内病变不一致。胸片呈中到重度肺结核病变者，50% 以上可无体征。如原发病灶较大，叩诊呈浊音，听诊呼吸音减低或有少许干湿啰音。婴儿可伴肝大。

【诊断】

应结合病史、临床表现、实验室检查、结核菌素试验及肺部影像学资料进行综合分析。

1. X 线胸片 原发综合征的肺内原发病灶大小不一。局部炎性淋巴结相对较大而肺部的初染灶相对较小是原发性肺结核的特征。婴幼儿病灶范围较广，可占据一个肺段甚至一个肺叶；年长儿病灶周围炎症较轻，阴影范围不大，多呈小圆形或小片状影。部分病例可见局部胸膜病变。儿童原发型肺结核在 X 线上呈现典型哑铃状双极影者已少见。儿童原发型肺结核 X 线胸片最为常见者是支气管淋巴结结核，分三种类型：炎症型、结节型、微小型。

2. CT 扫描 在显示小的原发灶、淋巴结肿大、胸膜改变和空洞方面优于 X 线检查。对疑诊为原发综合征但胸部平片正常的病例有助于诊断。也可发现由于肿大淋巴结压迫或淋巴结－支气管瘘引起的气管或支气管狭窄、扭曲、肺不张。增强扫描后，淋巴结周围有环形强化，中心因干酪样坏死呈低密度。

3. 纤维支气管镜检查 结核病变蔓延至支气管内造成支气管结核，可用纤维支气管镜检查。

【鉴别诊断】

本病应与上呼吸道感染、支气管炎、百日咳、风湿热、伤寒、各种肺炎、支气管异物、支气管扩张、纵隔肿瘤相鉴别。

【治疗】

一般治疗及治疗原则见总论。抗结核药物的应用方法如下：

1. 无明显症状的原发型肺结核 选用标准疗法，每日服用 INH、RFP 和（或）EMB，疗程 9 ~ 12 个月。

2. 活动性原发型肺结核 宜采用直接督导下短程化疗（DOTS）。强化治疗阶段宜用 3 ~ 4 种杀菌药：INH、RKP、PZA 或 SM，2 ~ 3 个月后以 INH、RFP 或 EMB 巩固维持治疗。常用方案为 2HRZ/4HK。

三、结核性脑膜炎

结核性脑膜炎（tuberculous meningitis）是儿童结核病中最严重的类型。常在结核原发感染后 1 年以内发生，尤其在初染结核 3 ~ 6 个月时最易发生。多见于 3 岁以内婴幼儿，约占 60%。普及卡介苗接种和有效抗结核药物应用以来，本病的发病率较过去明显降低，预后有很大改善，但若诊断不及时和治疗不当，病死率及后遗症的发生率仍较高，故早期诊断和合理治疗是改善本病预后的关键。

【发病机制】

结核性脑膜炎常为全身性粟粒性结核病的一部分，通过血行播散而来。婴幼儿中枢神经系统发育不成熟，血－脑屏障功能不完善，免疫功能低下，与本病的发生密切相关。结核性脑膜炎亦可由脑实质或脑膜的结核病灶溃破，结核分枝杆菌进入蛛网膜下腔及脑脊液中所致。偶见脊椎、颅骨或中耳与乳突的结核病灶直接蔓延侵犯脑膜。

【病理】

结核性脑膜炎的主要病理改变为结核性渗出性病变，软脑膜弥漫充血、水肿、炎症渗出，并形成许多结核结节，以颅底部最明显。蛛网膜下腔大量炎症渗出物积聚。浆液纤维蛋白渗出物波及脑神经鞘，包围挤压脑神经引起脑神经损害，常见第Ⅶ、Ⅻ、Ⅲ、Ⅵ对脑神经障碍的临床症状。

脑部血管病变在早期主要为急性动脉炎，病程较长者，增生性结核病变较明显，可见栓塞性动脉内膜炎，严重者可引起脑组织梗死、缺血、软化而致偏瘫。炎症可蔓延至脑实质，或脑实质原已有结核病变者，可致结核性脑膜脑炎，少数病例脑实质内有结核瘤。脑底部渗出物若发生机化、粘连、堵塞，使脑脊液循环受阻，可导致脑积水。病变甚至可侵犯脊髓及神经根。

【临床表现】

典型的结核性脑膜炎起病多较缓慢。根据临床表现，病程大致可分为三期。

1. 早期（前驱期）　1~2周，主要症状为儿童性格改变，如少言、懒动、易倦、烦躁、易怒等，可有发热、食欲不振、盗汗、消瘦、呕吐、便秘（婴儿可为腹泻）等。年长儿可自诉头痛，多轻微或非持续性；婴儿则表现为蹙眉皱额，或凝视、嗜睡，或发育迟滞等。

2. 中期（脑膜刺激期）　1~2周，因颅内压增高致剧烈头痛、喷射性呕吐、嗜睡或烦躁不安、惊厥等，出现明显脑膜刺激征，幼婴则表现为前囟膨隆、颅缝裂开。此期可出现脑神经障碍，最常见者为面神经瘫痪，其次为动眼神经和展神经瘫痪。部分患儿出现脑炎症状及体征，如定向、运动和（或）语言障碍。眼底检查可见视乳头水肿、视神经炎或脉络膜粟粒状结核结节。

3. 晚期（昏迷期）　1~3周，以上症状逐渐加重，由意识蒙眬、半昏迷继而昏迷。阵挛性或强直性惊厥频繁发作。患儿极度消瘦，呈舟状腹。常出现水、电解质代谢紊乱。最终因颅内压急剧增高导致脑疝，致使呼吸及心血管运动中枢麻痹而死亡。

不典型结核性脑膜炎的表现为：①婴幼儿起病急，进展较快，有时仅以惊厥为主诉；②早期出现脑实质损害者，可表现为舞蹈症或精神障碍；③早期出现脑血管损害者，可表现为肢体瘫痪；④合并脑结核瘤者可似颅内肿瘤表现；⑤当颅外结核病变极端严重时，可将脑膜炎表现掩盖而不易识别；⑥在抗结核治疗过程中发生脑膜炎时，常表现为顿挫型。

【诊断】

早期诊断主要依靠详细的病史询问、周密的临床观察及对本病高度的警惕性，综合资料全面分析，最可靠的诊断依据是脑脊液中查见结核分枝杆菌。

1. 病史　①结核接触史：多数患儿有结核接触史，特别是与家庭内开放性肺结核患者接触史，对小婴儿的诊断最有意义；②卡介苗接种史：多数患儿未接种卡介苗；③既往结核病史：特别是1年内未经治疗的结核病，对诊断很有帮助；④近期急性传染病史：如麻疹、百日咳等急性传染病是结核恶化的诱因。

2. 临床表现　凡有上述病史的患儿出现性格改变、头痛、不明原因的呕吐、嗜睡或烦躁不安及顽固性便秘时，即应高度怀疑本病。眼底检查发现有脉络膜粟粒结节对诊断有帮助。

3. 脑脊液检查　对本病的诊断极为重要。脑脊液压力增高，外观无色透明或呈毛玻璃样，蛛网膜下腔阻塞时可呈黄色，静置12~24小时后，脑脊液中可有蜘蛛网状薄膜形成，取之涂片进行抗酸染色，结核分枝杆菌检出率较高。白细胞数多为（50~500）×10^6/L，分类以淋巴细胞为主，但急性进展期，脑膜新病灶或结核瘤破溃时，白细胞数可>1000×10^6/L，其中1/3的病例分类以中性粒细胞为主。糖和氯化物均降低为结核性脑膜炎的典型改变。蛋白量增高，一般为1.0~3.0g/L，椎管阻塞时可高达40~50g/L。脑脊液结核分枝杆菌培养阳性是诊断的可靠依据。

4. 其他检查　结核分枝杆菌抗原检测、抗结核抗体测定、腺脱氨酶（ADA）活性测定、结核菌素试验、聚合酶链反应等技术对诊断结核性脑膜炎有帮助。

5. X线、CT或MRI　约85%的结核性脑膜炎患儿的胸片有结核病改变，其中90%为活动性病变，呈粟粒性肺结核者占48%。胸片证明有血行播散性结核病对确诊结核性脑膜炎很有意义。脑CT在疾病早期可正常，随着病情进展，可出现基底核阴影增强，脑池密度增高、模糊、钙化，脑室扩大、脑水肿或局灶性梗死症。

【鉴别诊断】

本病需与化脓性脑膜炎、病毒性脑膜炎和新型隐球菌脑膜炎相鉴别。前二者的鉴别详见第十一章，新型隐球菌脑膜炎起病比结核性脑膜炎更缓慢，病程更长，病初常无发热史，有长期使用广谱抗生素和（或）免疫抑制剂史，结核菌素试验阴性，抗结核治疗无效。

【并发症及后遗症】

最常见的并发症为脑积水、脑实质损害、脑出血及脑神经障碍。其中前三者是导致结核性脑膜炎死亡的常见原因。严重后遗症为脑积水、肢体瘫痪、智能低下、失明、失语、癫痫及尿崩症等。晚期结核性脑膜炎发生后遗症者约占2/3，而早期结核性脑膜炎后遗症甚少。

【治疗】

治疗的关键环节是抗结核治疗和降低颅内高压。

1. 一般治疗　应卧床休息，细心护理，对昏迷患者可予鼻饲或胃肠外营养，以保证足够热量。应经常变换体位，以防止压疮和坠积性肺炎。做好眼睛、口腔、皮肤的清洁护理。

2. 抗结核治疗　联合应用易透过血-脑屏障的抗结核杀菌药物，分阶段治疗。

（1）强化治疗阶段　联合使用 INH、RFP、PZA 及 SM。疗程 3~4 个月，其中 INH 每日 15~25mg/kg，RFP 每日 10~15mg/kg（<750mg/d），PZA 每日 20~30mg/kg（<750mg/d），SM 每日 15~20mg/kg（<750mg/d）。开始治疗的 1~2 周将 INH 全日量的一半加入 10% 葡萄糖中静脉滴注，余量口服，待病情好转后改为全日量口服。

（2）巩固治疗阶段　继续应用 INH、RFP 或 EMB。使用 RFP 或 EMB 9~12 个月，抗结核药物总疗程不少于 12 个月，或待脑脊液恢复正常后继续治疗 6 个月。早期患者采用 9 个月短程治疗方案（3HRZS/6HR）有效。

3. 降低颅内高压　最早于发病 10 天即可出现，故应及时控制颅内压，措施如下：

（1）脱水剂　常用 20% 甘露醇，每次 0.5~1.0g/kg，于 30 分钟内快速静脉注入，4~6 小时一次，脑疝时可加大剂量至每次 2g/kg。2~3 日后逐渐减量，7~10 日后停用。

（2）利尿剂　常用呋塞米每次 2mg/kg，加入生理盐水 50mL 静脉滴注，每日 2~3 次，可在停甘露醇前 1~2 天应用。慢性脑积水可用乙酰唑胺，20~40mg/（kg·d）（<0.75g/d），分 2~3 次口服，根据颅内压情况，可服用 1~3 个月或更长时间，每日服或间歇服（服 4 日，停 3 日），能减少脑脊液的产生而降低颅内压。

（3）侧脑室穿刺引流　适用于急性脑积水而其他降颅压措施无效或疑有脑疝形成时。引流量根据脑积水严重程度而定，一般每日 50~200mL，持续引流时间为 1~3 周。有室管膜炎时可予侧脑室内注药。特别注意防止继发感染。

（4）腰椎穿刺减压及鞘内注药　适应证为：①颅内压较高，应用肾上腺皮质激素及甘露醇效果不明显，但不急需做侧脑室引流或没有做侧脑室引流的条件者；②脑膜炎症控制不好以致颅内压难于控制者；③脑脊液蛋白含量 >3.0g/L。

方法：根据颅内压情况，适当放出一定量的脑脊液以降低颅内压；3 岁以上每次注入 INH 20~50mg 及地塞米松 2mg，3 岁以下剂量减半，开始为每日 1 次，1 周后酌情改为隔日 1 次、1 周 2 次及 1 周 1 次，2~4 周为一疗程。

（5）分流手术　若由于脑底脑膜粘连，发生梗阻性脑积水时，经侧脑室引流等难以奏效，而脑脊液检查已恢复正常，为彻底解决颅内高压问题，可考虑做侧脑室小脑延髓池分流术。

4. 糖皮质激素　能减少炎症渗出，从而降低颅内压，可减轻中毒症状及脑膜刺激症状，有利于脑脊液循环，并可减少粘连，从而减轻或防止脑积水的发生，是抗结核药物有效的辅助疗法，早期使用效果好。一般使用泼尼松，每日 1~2mg/kg（<45mg/d），1 个

月后逐渐减量，疗程 8 ~ 12 周。

5. 对症治疗

（1）惊厥的处理　见第十五章。

（2）水、电解质紊乱的处理　①稀释性低钠血症：3% 氯化钠每次 6 ~ 12mL/kg 静脉滴注，可提高血钠 5 ~ 10mmol/L，同时控制入水量。②脑性失盐综合征：应检测血钠、尿钠，以便及时发现，可用 2 : 1 等张含钠液补充部分失去的体液后酌情补以 3% 氯化钠液以提高血钠浓度。③低钾血症：宜用含 0.2% 氯化钾的等张溶液静脉滴注，或口服补钾。

6. 随访观察　复发病例全部发生在停药后 4 年内，绝大多数在 2 ~ 3 年内。停药后随访观察 3 ~ 5 年，凡临床症状消失，脑脊液正常，疗程结束后 2 年无复发者，方可认为治愈。

【预后】

结核性脑膜炎的预后与下列因素有关：①治疗早晚：治疗越晚，病死率越高，早期病例无死亡，中期病死率为 3.3%，晚期病死率高达 24.9%；②年龄：年龄越小，脑膜炎症发展越快，越严重，病死率越高；③病期和病型：早期、浆液型预后好，晚期、脑膜脑炎型预后差；④结核分枝杆菌耐药性：原发耐药菌株已成为影响结核性脑膜炎预后的重要因素；⑤治疗方法：剂量不足或方法不当时可使病程迁延，易出现并发症。

第八节　手足口病

案例 14 - 7

女孩，3 岁，因"咽痛、发热 2 天"入院。患儿自 2 天前出现发热，T 37.5℃左右，口内疼痛，家长检查见口腔黏膜有数个小的疱疹，轻微咳嗽，食欲欠佳。自服退热药无明显好转，今日来院就诊。查体：T 38.5℃，P 110 次/分，R 24 次/分，精神不振，口腔内颊黏膜、硬腭等处有数个溃疡，周围有红晕，双手心、手背、足背、足底、足趾上有一些红色的水疱，双侧臀部见呈对称性分布的红色斑疹，心率 110 次/分，肺部无明显异常。

列出诊断及诊断依据。为确诊，需做哪些检查？需要和哪些疾病相鉴别？列出治疗措施。

手足口病（hand - foot - mouth disease，HFMD）是由肠道病毒感染引起的传染性疾病，好发于儿童，尤以 3 岁以下年龄组发病率较高。本病主要通过消化道、呼吸道和密切接触等途径传播。临床主要表现为发热、口腔和四肢末端的斑丘疹、疱疹，重者可出现脑膜炎、脑炎、脑脊髓炎、肺水肿和循环障碍等。个别重症患儿病情进展快，易发生死亡，致死原因主要为脑干脑炎及神经源性肺水肿。由于病毒的传染性很强，常常在托幼机构造成流行。

【病原】

引起手足口病的肠道病毒有 20 多种（型），我国以柯萨奇病毒 A 组 16 型（CoxA16）和肠道病毒 71 型（EV71）多见，重症病例多由 EV71 感染引起。肠道病毒属 RNA 病毒类的微小 RNA 病毒科。适合在湿热的环境中生存，不易被胃酸和胆汁灭活。该类病毒对外界有较强的抵抗力，在 4℃的环境中可存活 1 年。肠道病毒对乙醚、来苏、氯仿等消毒剂不敏感，但不耐强碱，对紫外线及干燥敏感。高锰酸钾、漂白粉、甲醛、碘酒等能使其灭活。

【流行病学】

患者和隐性感染者均为传染源，主要传播途径为粪－口传播、飞沫传播和密切接触传播。本病多发生于学龄前儿童，尤以 3 岁以下小儿发病率最高，夏秋季节多见。人类对肠道病毒普遍易感，感染后均可获得免疫力，持续时间尚不明确，病毒的各型间无交叉免疫。

【发病机制】

手足口病（特别是 EV71 感染）的发病机制目前还不完全清楚。肠道病毒由消化道或呼吸道侵入机体后，在局部黏膜或淋巴组织中增殖，由此进入血液循环导致病毒血症，并随血流播散至脑膜、脑、脊髓、心脏、皮肤、黏膜等靶器官继续复制，引发炎症性病变并出现相应的临床表现。大多数患者由于宿主的防御机制，感染可被控制而停止发展，成为无症状感染或临床表现为轻症；仅极少数患者，病毒在靶器官广泛复制，成为重症感染。对各种靶器官的趋向性，部分决定于感染病毒的血清型。近年来有研究证据显示，机体的细胞屏障主要是巨噬细胞和 T 淋巴细胞功能，在 EV71 感染的过程中起到重要的作用。

【临床表现】

手足口病的临床表现复杂而多样，根据临床病情的轻重程度，分为普通病例和重症病例。

1. 普通病例 急性起病，大多有发热，可伴有咳嗽、流涕、食欲不振、恶心、呕吐等症状，以手、足、臀皮疹及口咽痛为特征。口腔内可见散发性的疱疹或溃疡，多位于舌、颊黏膜和硬腭等处，引起口腔疼痛，导致患儿拒食、流涎。手、足和臀部出现斑丘疹和疱疹，偶见于躯干，呈离心性分布。手、足、口病变在同一患者不一定全部出现。皮疹消退后不留瘢痕或色素沉着，多在 1 周内痊愈，预后良好。

2. 重症病例 少数病例病情进展迅速，在发病 1～5 天出现脑膜炎、脑炎、脑脊髓炎、肺水肿、循环障碍等，极少数病例病情危重，可致死亡，存活病例可留有后遗症。

（1）神经系统表现 多出现在病程 1～5 天内，患儿可持续高热，出现中枢神经系统损害表现，如精神萎靡、嗜睡或激惹、易惊、头痛、恶心、呕吐、食欲不振、谵妄甚至昏迷、肢体抖动、肌阵挛、眼球震颤、共济失调、眼球运动障碍、肌无力或急性弛缓性瘫痪、惊厥等。体检可有脑膜刺激征，腱反射减弱或消失，凯尔尼格征和巴宾斯基征阳性。重者可致颅内压增高，甚至有脑疝形成。

（2）呼吸系统表现　呼吸浅促、呼吸困难或呼吸节律改变，口唇发绀，咳嗽加重，咳白色、粉红色或血性泡沫样痰液，肺部可闻及湿啰音或痰鸣音。

（3）循环系统表现　心率增快或减慢、面色灰白、皮肤花纹、四肢发凉、出冷汗，指（趾）端发绀，持续血压降低，毛细血管充盈时间延长。

【辅助检查】

1. 血常规检查　白血病计数正常或稍低，病情危重者白细胞计数可明显升高。

2. 血清学检查　急性期与恢复期血清 CoxA16、EV71 等肠道病毒中和抗体升高 4 倍以上。

3. 病原学检查　咽及气道分泌物、疱疹液、粪便中可分离出肠道病毒，阳性率高。

4. 脑脊液检查　神经系统受累时脑脊液可有改变，常表现为外观清亮，压力增高，白细胞计数增多，多以单核细胞为主，蛋白正常或轻度增多，糖和氯化物正常。

5. 血生化检查　部分病例可有轻度 ALT、AST、CK – MB 升高，重症病例肌钙蛋白（cTnI）和血糖可升高。

6. 血气分析　呼吸系统受累时可有动脉血氧分压降低、血氧饱和度下降、二氧化碳分压升高和酸中毒。

7. 胸部 X 线检查　可表现为双肺纹理增多，网格状、斑片状阴影，部分病例以单侧为主。

8. 磁共振检查　神经系统受累者可见以脑干、脊髓灰质损害为主的异常改变。

【诊断】

根据流行病学资料，急性起病，发热（部分病例体温正常）伴手、足、口、臀部皮疹可做出诊断。但少数病例皮疹不典型，需结合病原学或血清学检查做出诊断。近年大量临床研究提示，具有以下表现者（尤其 3 岁以下的患儿），有可能在短期内发展为危重病例，应密切观察病情变化，进行必要的辅助检查，有针对性地做好救治工作：①高热持续不退；②精神差、呕吐、肢体无力、肌阵挛、惊厥；③呼吸、心率增快；④出冷汗、末梢循环不良；⑤高血压或低血压；⑥外周血白细胞计数明显增高；⑦高血糖。

【鉴别诊断】

本病需与其他出疹性疾病（水痘等，见表 14 – 1）及其他病毒所致的脑炎或脑膜炎相鉴别。

【治疗】

目前尚无特效抗病毒药物和特异性治疗手段。普通病例主要是对症治疗，注意隔离，避免交叉感染，适当休息，给予营养丰富、易于消化的清淡饮食，并做好口腔和皮肤护理。重症病例应密切监测病情变化，给予镇静、止惊、降温等对症处理，积极控制颅内高压，恢复呼吸、循环功能，必要时酌情使用糖皮质激素与免疫球蛋白。

【预防】

目前尚无安全有效的疫苗预防 EV71 等肠道病毒的感染。应隔离患儿，本病流行期间避免带儿童到人群聚集的公共场所。注意保持环境卫生、食品卫生和个人卫生，不喝生水，不吃生冷食物，饭前便后洗手，保持居室空气流通，勤晒衣被，即做到"洗净手、喝开水、吃熟食、勤通风、晒衣被"。哺乳的母亲要勤洗澡、勤换衣服，喂奶前要清洗奶头。

目 标 检 测

一、选择题

1. 典型麻疹的皮疹特点为
   A. 红色粟粒疹，疹间皮肤充血
   B. 红色斑丘疹，疹间皮肤正常
   C. 红色出血性斑丘疹，疹退后无色素沉着
   D. 红色斑疹或斑丘疹，皮疹周围可见晕圈
   E. 大小不等的斑丘疹，间有水疱
2. 下列不符合水痘皮疹特点的是
   A. 皮疹呈向心性分布
   B. 皮疹最初形态为斑丘疹
   C. 皮疹不伴瘙痒
   D. 黏膜处亦出皮疹
   E. 丘疹、疱疹、结痂可同时存在
3. 下列哪项不属于猩红热的临床表现
   A. 杨梅舌　　　　　B. 帕氏线　　　　　C. 草莓舌
   D. 口周苍白圈　　　E. 柯氏斑
4. 流行性腮腺炎最常见的并发症是
   A. 脑膜脑炎　　　　B. 心肌炎　　　　　C. 睾丸炎
   D. 卵巢炎　　　　　E. 胰腺炎
5. 引起手足口病严重病例的病原菌一般是
   A. 埃克病毒　　　　B. 柯萨奇病毒 A 组　C. 肠道病毒 71 型
   D. 带状疱疹病毒　　E. 轮状病毒
6. 关于手足口病的叙述不正确的是

A. 由肠道病毒引起　　　　B. 3 岁以上儿童多见　　　C. 多数病变轻微

D. 可经粪 - 口途径传播　　E. 严重病例可导致患儿死亡

7. 儿童肺结核最常见的类型是

A. 原发型肺结核　　　　　B. 粟粒型肺结核　　　　　C. 浸润型肺结核

D. 慢性纤维空洞型肺结核　E. 结核性胸膜炎

8. 关于结核菌素试验，下列不正确的是

A. 皮内注射 0.1mL PPD

B. 测定局部硬结直径，判断强度

C. 48 ~72 小时观察反应结果

D. 一般注射部位为左上臂三角肌下缘处

E. 一般注射部位为左前臂掌侧中、下 1/3 交界处

9. 患儿，男，5 岁，8 月 10 日入院，病起寒战、高热 1 天。测体温 40℃，反复惊厥、昏迷，迅速出现面色苍白，四肢冰冷，唇、趾发绀，瞳孔大小不等，呈双吸气样呼吸，心、肺正常。外周血象：白细胞数 18×10^9/L，中性粒细胞占 80%。脑脊液正常。肛拭粪液镜检：白细胞（++），红细胞（+），黏液（+）。应首先考虑的诊断是

A. 流行性乙型脑炎　　　　B. 流行性脑脊髓膜炎　　　C. 中毒型细菌性痢疾

D. 脑型疟疾　　　　　　　E. 败血症

10. 患儿，男，1 岁，其母近期患开放性肺结核，患儿曾接种过卡介苗，做结核菌素试验，红肿硬结为 22mm，首先应考虑的是

A. 卡介苗接种后反应　　　B. 活动性结核病灶　　　　C. 感染过结核

D. 典型分枝杆菌感染　　　E. 假阳性反应

二、思考题

1. 如何鉴别儿童常见出疹性疾病？
2. 如何预防结核病？

第十五章　常见儿科急症

　　1. 掌握：儿童心肺复苏的程序，充血性心力衰竭、急性呼吸衰竭、热性惊厥的临床表现、诊断及治疗。

　　2. 熟悉：儿童心跳呼吸骤停、充血性心力衰竭、急性呼吸衰竭、热性惊厥的常见病因。

　　3. 了解：充血性心力衰竭、急性呼吸衰竭的病理生理。

　　4. 学会：儿科常见急症的急救措施。

第一节　儿童心肺复苏

　　心肺复苏（cardiopulmonary resuscitation，CPR）是指在心跳呼吸骤停的情况下所采取的一系列急救措施，其目的是使心脏、肺脏恢复正常的生理功能，得以维持正常的生命活动。

【儿童心跳呼吸骤停的病因】

　　心跳呼吸骤停是指突然出现的呼吸及循环功能停止。引起儿童心跳呼吸骤停的原因很多，如窒息、猝死、气道堵塞、严重肺部疾病、药物、中毒、代谢性疾病、心脏疾病、心血管介入治疗操作过程、各种意外损伤等。触发心跳呼吸骤停的高危因素应引起足够的重视，以便在心跳呼吸骤停发生前进行必要的干预以避免其发生。心跳呼吸骤停高危因素包括：

　　1. 心血管系统的状态不稳定　如大失血、难治性心衰、低血压和反复发作的心律失常。

　　2. 严重的肺部疾病　如严重的哮喘、喉炎、重症肺炎、肺透明膜病等。

　　3. 外科手术后的早期　如应用全身麻醉及大量镇静剂足以使患儿对各种刺激的反应能力改变。

　　4. 气管插管发生堵塞或脱开

　　5. 神经系统疾病有急剧恶化　如昏迷患者常无足够的呼吸驱动以保证正常的通气。

　　6. 临床操作　某些临床操作可能触发高危患儿心跳呼吸骤停，包括：①气道吸引：

能引起低氧、肺泡萎陷及反射性心动过缓；②不恰当的胸部物理治疗（如拍背、翻身、吸痰等）；③任何形式的呼吸支持（如人工呼吸机）的撤离；④药物（如麻醉剂、镇静药和止咳药）所致的呼吸抑制；⑤各种穿刺操作：如腰穿时体位不当可致患儿心跳骤停；⑥迷走神经的兴奋性增加：某些操作可引起迷走神经兴奋性增加，如放置鼻胃管、气管插管操作等。

此外，高危儿喂养时由于吞咽－呼吸的不协调也可引起心跳呼吸骤停。如有外周循环不良、心动过缓、呼吸改变、发绀、反应性下降等表现时应尽可能停止相关的操作，并迅速给以生命支持。

【诊断】

1. 主要诊断依据　①意识出现昏迷，或（可）伴抽搐；②大动脉（颈、股动脉）搏动消失。③心音消失或严重心动过缓，儿童心率＜30 次/分，婴幼儿＜80 次/分，新生儿＜100 次/分；④呼吸停止或严重呼吸困难；⑤瞳孔散大和对光反射消失，面色灰暗或发绀。

2. 心电图　可见等电位线、电机械分离或心室颤动等。如出现心动徐缓、室性心动过速、心室颤动，为心搏骤停先兆，一经发现，应立即处理。

心跳呼吸骤停的诊断并不困难。患儿突然出现昏迷及大血管搏动消失即可诊断，而不必反复触摸脉搏或听心音，以免延误抢救时机。

【急救措施】

对于心跳呼吸骤停，及时的现场抢救十分重要，应争分夺秒地建立人工呼吸及人工循环，以保证心、脑等重要脏器的血液灌流及氧供应。对于新生儿，心脏骤停主要为呼吸因素所致（已明确为心脏原因者除外），其 CRP 程序为 A－B－C－D－E 方法；婴儿和儿童 CRP 程序为 C－A－B－D－E 方法，即胸外按压（chest compressions/ circulation，C），开放气道（airway，A），建立呼吸（breathing，B），药物治疗（drugs，D），电击除颤复律（electricity，E）。

1. 人工循环（circulation，C）　确定患儿无反应、没有自主呼吸或只有无效的喘息样呼吸时，应立即实施胸外心脏按压。

胸外心脏按压的方法：将患儿放置于硬板上。儿童按压时使用双掌或单掌按压法，掌根按压胸骨下半部（图 15－1）。新生儿和小婴儿采用单人双指按压法，即将两根手指放在婴儿胸骨中央，乳头连线下方（图 15－2）；或使用双手环抱拇指按压法，即用两手掌及四手指托住两侧背部，双手拇指按压胸骨下 1/3 处（图 15－3）。按压频率至少 100 次/分（新生儿 120 次/分）。按压深度（胸骨下陷深度）至少为胸部前后径的1/3（新生儿 1.5～2cm，婴儿 3～4cm，儿童 4～5cm）。每次按压后让胸壁完全回弹。应保持胸外心脏按压的连续性，尽量减少中断（＜10 秒）。

2. 开放气道（airway，A）　胸外心脏按压第一组结束后立即清除患儿口、咽、鼻内的分泌物、异物及呕吐物，必要时行口、鼻等上气道吸引；保持头轻度后仰，使气道

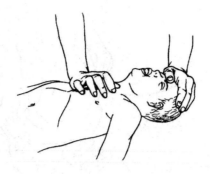

图 15 - 1　单手按压法（用于儿童）

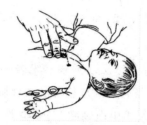

图 15 - 2　双指按压法（用于新生儿和小婴儿）

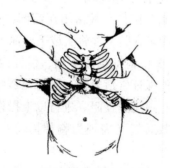

图 15 - 3　双手拇指按压法（用于新生儿和小婴儿）

平直。一般采用上提下颌角法（图 15 - 4），怀疑可能有头部或颈部外伤时，可使用仰头抬颏法开放气道（图 15 - 5）。

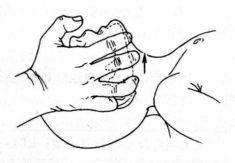

图 15 - 4　通过推下颌来开放气道

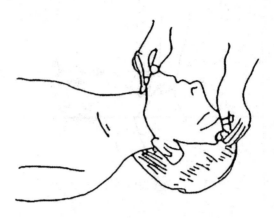

图 15 – 5 仰头抬颏法开放气道

3. 人工呼吸（breathing，B）

（1）口对口或口对口鼻（婴儿）人工呼吸 术者一手托起患儿下颌，另一手捏其鼻孔，深吸气后对准患儿口腔吹气，然后放松鼻孔，让肺内气体自然排出。呼吸频率由按压通气比决定，即每按压 30 次（单人施救）或 15 次（双人施救）后，给予 2 次人工呼吸，新生儿双人复苏胸外按压与呼吸比率为 3：1。

（2）复苏气囊人工呼吸 适合于现场抢救。将连接于复苏气囊的面罩覆盖于患儿的口鼻，正确的面罩大小应该能保证将空气密闭在面部，从鼻梁到下颏间隙盖住口鼻，但露出眼睛。用一只手将面罩固定在脸上并将头或下颏向上翘起。对婴幼儿，抢救者第 4、5 指钩住下颌角向上抬，第 3 指根部抵住下颌，保证面罩与面部紧密接触。在面罩吸氧时，一定程度的头部伸展能保证气道通畅，婴幼儿最好保持在中间的吸气位置，而不要过度伸展头部，以免产生气道压迫梗阻。进行以上操作时应观察患儿的胸廓起伏以了解辅助通气的效果，若无有效通气（表现为胸廓抬动不明显）应考虑是否仍存在气道梗阻，如气管异物仍未排出等。

（3）气管插管通气 当需要持久通气或面罩吸气不能提供足够通气时，需要用气管内插管代替面罩给氧。无囊气管导管（UETT）和有囊气管导管（CETT）均可用于婴儿和儿童。应根据患儿年龄选择气管导管内径大小。

心肺复苏成功的标志：①扪及大动脉搏动，测得收缩压 >60mmHg。②听到心音，心律失常转为窦性心律。③瞳孔缩小，是组织灌注量和氧供给适宜的最早征象。④口唇、甲床转红润。⑤肌张力恢复或有不自主运动。

4. 药物治疗（drugs，D） 在心肺复苏同时，应尽快建立给药通道。首选静脉（IV）给药，其次为骨髓通路（IO）给药，若静脉通路和骨髓通路均未能及时建立，可考虑气管通路（ET）给药。常用药物有：

（1）肾上腺素 为首选药，可提高电除颤成功率。剂量：IV 或 IO 给药 0.01mg/kg（1：10000 溶液 0.1mL/kg），最大剂量为 1mg 静脉注射；ET 给药 0.1mg/kg，最大剂量为 2.5mg。必要时间隔 3~5 分钟重复一次，不能与碱性液体于同一管道输注。

（2）碳酸氢钠 不常规给药，抢救中毒、高血钾所致的心脏骤停，以及较长时间心脏骤停时需要使用，首次剂量 1mmol/kg，IV 或 IO 缓慢注入。当自主循环建立及抗休克液体输入后，可根据病情、血气分析等检测结果决定用量。

（3）阿托品　适用于心脏复跳后心动过缓或房室传导阻滞。IV 或 IO 剂量为 0.02mg/kg，ET 剂量为 0.04 ~ 0.06mg/kg，间隔 5 分钟可重复使用。最小剂量为 0.1mg，单次最大剂量为 0.5mg，抢救有机磷农药中毒时需要更大剂量。但有证据显示，无脉电活动（PEA）或心室停搏时用阿托品没有治疗效果，目前阿托品已不再作为心肺复苏的常规治疗药物。

（4）葡萄糖　在婴幼儿心脏复苏时，有低血糖症状或临床怀疑有低血糖时，可给以葡萄糖 0.5 ~ 1.0g/kg，IV 或 IO 给药。青少年用 50% 葡萄糖 1 ~ 2mL/kg，婴儿和儿童用 25% 葡萄糖 2 ~ 4mL/kg，新生儿用 10% 葡萄糖液 5 ~ 10mL/kg。

（5）钙剂　不作为常规使用，仅在疑有低钙血症、高镁血症、钙拮抗剂过量或高钾血症时才可给钙剂。剂量为 10% 葡萄糖酸钙 100 ~ 200mg/kg（1 ~ 2mL/kg）或 10% 氯化钙 20mg/kg（0.2mL/kg），单次最大剂量为 2g。

（6）利多卡因　当存在室颤时可用利多卡因。IV 或 IO 给药负荷量为 1mg/kg，维持量为 20 ~ 50μg/（kg·min）。

5. 电击除颤复律（electricity，E）　在复苏过程中患儿出现心室颤动、室性心动过速或室上性心动过速时，应尽早除颤。首剂 2J/kg，2 分钟后再评估心跳节律，无效可加倍除颤剂量，最大不超过 10J/kg。

6. 其他治疗　对复苏后患儿出现的低血压、心律失常、颅内高压等应分别给以预防及处理。加强支持治疗，积极治疗原发病。

第二节　充血性心力衰竭

充血性心力衰竭简称心力衰竭，是由于心脏功能下降，即心排血量不足，不能满足全身循环及组织代谢需要而出现的病理生理状态。主要临床表现为心功能减退、肺循环淤血和（或）体循环充血。儿童充血性心力衰竭是儿科常见的危重急症，以 1 岁以内发病率最高。

【病因】

引起儿童心力衰竭的病因很多。婴幼儿时期以先天性心脏病最多见，病毒性心肌炎、心内膜弹力纤维增生症等也为重要原因，支气管肺炎为常见诱因。儿童时期以风湿性心脏病和急性肾小球肾炎所致的心力衰竭最多见。此外，重度贫血、甲状腺功能亢进、营养不良、维生素 B_1 缺乏、克山病、严重感染、电解质紊乱及缺氧等均可诱发心力衰竭。

【临床表现】

1. 年长儿心力衰竭　临床表现与成人相似，主要表现为食欲减退、乏力、活动后气急、多汗，可出现尿少和水肿。主要体征有面色苍白或发绀，颈静脉怒张，安静时心率增快，心音低钝、奔马律，心脏常扩大；呼吸浅促，重者有端坐呼吸，双肺底可闻及中、细湿啰音；肝大，有压痛，肝颈静脉回流征阳性。

2. 婴幼儿心力衰竭 临床表现有其年龄特点，主要表现为喂养困难、面色苍白、烦躁、多汗、哭声低弱、呼吸急促、心动过速及肝大，而颈静脉怒张、水肿及肺部湿性啰音等体征则不常见。

【辅助检查】

1. X 线检查 可见心脏扩大，心尖搏动减弱，肺纹理增多及肺淤血。

2. 心电图检查 对心力衰竭的病因诊断及指导洋地黄药物的应用有重要价值。

3. 超声心动图检查 可见心室、心房内径增大，心室收缩时间延长及射血分数降低，EF < 0.50。

【诊断】

临床诊断依据如下：

1. 安静时心率增快，婴儿 > 180 次/分，幼儿 > 160 次/分，且不能用发热或缺氧解释者。

2. 呼吸困难，发绀突然加重，安静时呼吸 > 60 次/分。

3. 肝脏增大，达肋下 3.0cm 以上，或短时间内较前增大超过 1.5cm 以上，而不能用横膈下移等原因解释者。

4. 心音明显低钝或出现奔马律。

5. 突然烦躁不安、面色苍白，而不能用原有疾病解释者。

6. 尿少、下肢水肿，除外维生素 B_1 缺乏、营养不良、肾炎等原因所致者。

以上依据中前四项为主要依据，并可结合其他各项及辅助检查进行综合分析。

【治疗】

治疗原则主要是减轻心脏前、后负荷，增强心肌收缩力及减慢心率等，以维持和改善心脏泵功能，同时应重视病因治疗。

1. 病因治疗 在治疗心力衰竭的同时，应积极寻找导致心力衰竭的病因和诱因，去除病因和诱因是纠正心力衰竭的根本措施。

2. 一般治疗

（1）休息 卧床休息可以减轻心脏负担、减少心肌耗氧量，宜采取平卧或半卧位。应尽量避免患儿烦躁、哭闹，必要时可适当应用苯巴比妥、地西泮或氯丙嗪等，对有严重呼吸急促或烦躁不安者可用吗啡。

（2）吸氧 对气促和发绀者应立即给予吸氧，可采用 40% ~ 50% 的氧气湿化后经鼻导管或面罩吸入。

（3）饮食 给予易消化和富有营养的食物，进食宜少量多次，必要时行鼻饲。年长儿应限制钠盐，每天 0.5 ~ 1.0g，对水肿和呼吸困难者尤为重要。

（4）保持呼吸道通畅　心力衰竭患儿的支气管常有黏稠分泌物，应及时用吸管吸出，以免影响呼吸或因刺激而产生咳嗽。

（5）控制液体入量　每日总液量应控制在 75mL/kg 以内，以 10% 葡萄糖液为主。应根据生理需要及血液中电解质浓度而定电解质入量。心力衰竭患儿合并酸中毒时，应酌情给予碱性药物纠正，一般应用常规计算量的 1/2。

3. 洋地黄类药物　洋地黄有增强心肌收缩力，增加心输出量，减慢心率的作用。

（1）剂量和用法　用药的基本原则是首先达到洋地黄化量，即心肌收缩达到最大时所需的剂量，然后根据病情用维持量来维持治疗。小儿最常用的洋地黄制剂为地高辛。如急需洋地黄化，除地高辛外，还可应用毛花苷丙（西地兰）。洋地黄制剂及用法见表 15 - 1。

表 15 - 1　洋地黄制剂及用法

洋地黄制剂	给药法	洋地黄化总量（mg/kg）	每日平均维持量	效力开始时间	效力最大时间
地高辛	口服	< 2 岁 0.05 ~ 0.06，> 2 岁 0.03 ~ 0.05（总量不超过 1.5 mg）	1/5 洋地黄化量，分 2 次	2 小时	4 ~ 8 小时
	静脉	口服量的 1/3 ~ 1/2		10 分钟	1 ~ 2 小时
西地兰（毛花苷丙）	静脉	< 2 岁 0.03 ~ 0.04　> 2 岁 0.02 ~ 0.03		15 ~ 30 分钟	1 ~ 2 小时

①洋地黄化的方法：适用于急性重症心衰。一般采用快速饱和量法，即首次给洋地黄化总量的 1/2 静脉注射，余量分成两次，每隔 4 ~ 6 小时静脉注射一次，一般患儿于 8 ~ 12 小时内达到洋地黄化。如为轻度或慢性心力衰竭者，可采用地高辛每日维持量法，经 5 ~ 7 天后缓慢洋地黄化。

②给维持量的方法：通常从洋地黄化后 12 小时开始给维持量，维持量为饱和量的 1/5 ~ 1/4。维持量的应用时间视病情而定，适当增减。

（2）注意事项　①用药前：应详细询问患者近期的洋地黄使用情况，洋地黄的剂量应个体化。②用药中：因钙剂可加重洋地黄的毒副作用，不能与钙剂同时应用；心肌炎、电解质紊乱、肝肾功能障碍及大量利尿后，可使患儿对洋地黄的耐受性降低，应酌情减量 1/3，且不要过快饱和；未成熟儿及 2 周内的新生儿的剂量也应酌减，一般为洋地黄化剂量的 1/2 ~ 2/3；此外，低血钾易促使洋地黄中毒，应注意纠正低血钾。③用药后：判断用药是否有效。用药有效指征为患儿安静，精神、食欲好转，心率、呼吸减慢及脉压增大，肝脏回缩，尿量增多，水肿消退或体重减轻。④用药前、中、后均要做心电图或心电监护。

（3）洋地黄中毒表现及处理　小儿洋地黄中毒最常见的表现是各种类型的心律失常，如室性早搏、房室传导阻滞及阵发性心动过速等；其次为恶心、呕吐等胃肠道症状；还有神经系统症状，如嗜睡、头晕、色弱等，临床较少见。一旦发现洋地黄中毒，应立即停用洋地黄及利尿剂，同时补充钾盐。

4. 利尿剂　应用利尿剂可以减少水钠潴留，减轻心脏负荷，尤其是当使用洋地黄类药物后而心力衰竭仍未完全控制或伴有明显水肿者，加用利尿剂常有助于心力衰竭的纠正。急性心力衰竭或肺水肿患者可选用快速强效利尿剂，如呋塞米（速尿）等；慢性心力衰竭一般选择噻嗪类与保钾性利尿剂联用，并采用间歇疗法维持疗效，以防电解质紊乱。

5. 血管扩张剂　扩张小动脉可减轻心脏后负荷，增加心排出量；扩张小静脉可使回心血量减少，减轻心脏前负荷。二者均能改善心功能，治疗力心衰竭。常用药物有：

（1）卡托普利　为血管紧张素转换酶抑制剂，可增加心排血量。小剂量开始，$0.5mg/kg$，每日 $2 \sim 3$ 次；根据病情可逐渐加量至 $2mg/kg$，最大耐受量为 $5mg$，分 $3 \sim 4$ 次口服。

（2）酚妥拉明　为肾上腺素受体阻滞剂，主要扩张小动脉。剂量为每分钟 $2 \sim 6\mu g/kg$，用 5% 葡萄糖稀释后静滴。

（3）硝普钠　可同时扩张小动脉和小静脉。剂量为每分钟 $0.2\mu g/kg$，用 5% 葡萄糖稀释后静滴，以后每隔 5 分钟可增加 $0.1 \sim 0.2\mu g/kg$，直至获得疗效或血压有所降低，最大剂量不超过 $4 \sim 5\mu g/(kg \cdot min)$。如血压过低，应立即停药，并给新福林 $0.1mg/kg$ 静注。

6. β肾上腺素受体激动剂　心力衰竭伴低血压时选用。多巴胺一般 $5 \sim 10\mu g/(kg \cdot min)$ 静滴，开始滴速宜慢，必要时剂量可适当增加，一般不超过 $20\mu g/(kg \cdot min)$；多巴酚丁胺一般剂量为 $0.5 \sim 2\mu g/(kg \cdot min)$ 静滴，逐渐加量，有效量为 $2 \sim 10\mu g/(kg \cdot min)$。

第三节　急性呼吸衰竭

呼吸衰竭（respiratory failure）是儿科常见急症，指各种原因引起的呼吸中枢和（或）呼吸器官病变，导致通气、换气功能障碍，使动脉血氧分压降低和（或）二氧化碳分压增高，并导致一系列生理功能改变和代谢紊乱的一种临床综合征。小儿呼吸衰竭多为急性呼吸衰竭，是导致儿童心跳呼吸骤停的主要原因，具有较高的死亡率。近年来，随着对小儿呼吸生理的深入了解和医疗技术的进步，小儿呼吸衰竭的治疗效果已较过去明显提高。

【病因】

引起小儿呼吸衰竭的病因很多，以肺部疾病占首位，尤以呼吸道炎症最为多见，其中以各种重症肺炎、哮喘、毛细支气管炎最为常见，急性喉炎、喉头水肿、气管异物也可引起急性呼吸衰竭。另外，胸廓病变如脓胸、胸部压伤等，中枢神经系统病变如脑炎、脑膜炎等，神经－肌肉病变如吉兰－巴雷综合征、低血钾等，均可引起急性呼吸衰竭。

【病理生理】

呼吸衰竭的基本病理生理改变为肺的通气和（或）换气功能障碍，导致机体缺氧和 CO_2 潴留，进而影响脑、心、肝、肺、肾等重要脏器，造成细胞能量代谢障碍、电解质紊乱和酸碱平衡失调等一系列病理生理改变。

危重呼吸衰竭的最严重后果是血液 pH 值下降，这是 CO_2 潴留和低氧血症的共同结果。危重呼吸衰竭引起的严重酸中毒是导致死亡的重要原因。

【临床表现】

呼吸衰竭的症状和体征皆由低氧血症和高碳酸血症所致，可累及全身各系统，同时还存在原发病的临床特征。

1. 呼吸系统的表现　周围性呼吸衰竭表现为呼吸困难。早期呼吸多为浅速，后期呼吸无力，但呼吸节律整齐。凡呼吸减至 8~10 次/分，提示呼吸衰竭严重。一旦减至 5~6 次/分，则几分钟之内呼吸即可停止。

周围性呼吸衰竭严重时往往伴有中枢性呼吸衰竭。中枢性呼吸衰竭表现为呼吸节律不齐，早期多为潮式呼吸，晚期出现抽泣样呼吸、叹气样呼吸等。

2. 低氧血症的表现

（1）发绀　当 SaO_2 低于 85%、PaO_2 低于 50mmHg 时，即可出现发绀，以口唇、唇周和甲床等处最常见，但贫血严重时可不出现发绀。

（2）神经系统表现　早期有头痛、烦躁不安、激惹。严重时可以发生脑水肿、颅内压增高，出现意识障碍、昏迷、惊厥，甚至死亡。

（3）循环系统表现　心率增快、心音低钝、心排出量增加、血压增高。严重时可致心律失常、心排出量减少、血压下降，出现休克甚至心跳骤停。

（4）消化系统表现　严重缺氧可致消化道出血、肠麻痹及肝功能受损。

（5）肾功能损害　出现蛋白尿、少尿或无尿，尿中可有白细胞、红细胞及管型。严重缺氧可引起肾小管坏死、肾衰竭。

3. 高碳酸血症表现　主要表现有头痛、烦躁、摇头、多汗、意识障碍、皮肤潮红、瞳孔缩小、脉搏增快、血压升高。严重时发生脑水肿，出现肢体颤动、惊厥、昏迷。

4. 水、电解质平衡紊乱　血钾多偏高。由于缺氧，细胞膜通透性增加，钠泵功能失调，钾向细胞外弥散。高碳酸血症细胞内外离子交换增多也是高血钾的原因之一。

【诊断】

主要根据原发病、临床表现及血气分析结果做出诊断。

诊断依据：①临床存在引起呼吸衰竭的原发病。②有不同程度的呼吸困难和青紫。③动脉血气分析是诊断呼吸衰竭最可靠的依据。$PaO_2 < 60mmHg$（7.99kPa），$PaCO_2 > 45mmHg$（5.99kPa）为呼吸功能不全；$PaO_2 < 50\ mmHg$（6.67kPa），$PaCO_2 > 50\ mmHg$

（6.67kPa）为呼吸衰竭。呼吸衰竭分为两型：Ⅰ型呼吸衰竭为 $PaO_2 < 50$ mmHg（6.67kPa），$PaCO_2$ 正常；Ⅱ型呼吸衰竭为 $PaO_2 < 50$ mmHg（6.67kPa），$PaCO_2 > 50$ mmHg（6.67kPa）。

【治疗】

呼吸衰竭的处理原则为改善呼吸功能，维持 PaO_2、$PaCO_2$ 正常或接近正常，及时进行辅助呼吸，纠正酸碱失衡，积极治疗原发病。

1. 一般治疗　将患儿置于舒适的体位，对于重症呼吸衰竭需呼吸支持者，采用俯卧位可能对通气及患者预后更为有利。胸部物理治疗，如给以翻身、拍背、吸痰等，使气道保持通畅，减少呼吸道阻力和呼吸做功。

2. 治疗原发病　如对先天性心脏病心衰肺水肿所致呼吸功能不全，应采用强心药和利尿剂；对于哮喘持续状态，应采取抗炎、解除气道痉挛等措施；有肺部感染者选用合理的抗感染治疗等。

3. 氧疗与呼吸支持　保持呼吸道通畅，给予适当氧疗是治疗呼吸衰竭的关键。

（1）给氧　呼吸衰竭早期即应给以吸氧。常用鼻导管或面罩给氧；对于新生儿和小婴儿，头罩吸氧能获得较高浓度和较均匀的氧吸入，同时也便于精确估计吸入的氧浓度。应注意吸入氧的加温和湿化，以利呼吸道分泌物的稀释和排出。

（2）气管插管与机械通气　机械通气已成为治疗小儿呼吸衰竭的主要手段。严重的呼吸衰竭常需采取机械通气。

4. 纠正酸碱失衡和电解质紊乱　对呼吸性酸中毒者，主要通过改善通气予以纠正；对合并代谢性酸中毒（PH < 7.2）者，在通气功能良好的前提下，且在血气分析监测下，可适当补充碳酸氢钠，但切不可过量。呼吸衰竭时常有高血钾、低血钠、低血氯等，而呼吸衰竭纠正后常有低血钾，应根据具体情况及时补充。

5. 药物治疗　对中枢性呼吸衰竭者，可用呼吸兴奋剂，如尼可刹米、洛贝林等。对微循环障碍者，可用血管活性药物，如酚妥拉明、东莨菪碱等。为增加患儿的应激能力，可用地塞米松或氢化可的松，疗程为 3 ~ 5 天。

第四节　小儿惊厥

 案例 15 - 2

患儿，男，2 岁，因 "发热 1 天，伴惊厥 1 次" 入院。1 天前患儿无明显诱因出现发热，体温波动在 38℃ ~ 40℃，在发热 8 小时左右后，患儿突然出现抽搐，表现为双眼凝视，口吐白沫，双手握拳，呼之不应，无口唇、面色苍白及青紫，持续约 10 分钟后缓解，于当地医院肌肉注射 "退热针"（具体药物不详）后体温降至正常，未再抽搐，伴流涕，精神食纳尚可，大小便无异常。既往无抽搐史。查体：T 38.2℃，P 110 次/分，R 22 次/分，神清，反应可，双瞳孔等大等圆，对光反射灵敏，咽充血，扁桃体Ⅰ度肿大，颈软，心肺无异常，腹胀不软，肝脾未扪及，肢暖，四肢肌力、肌张力正常，双侧病理征阴性。

考虑该患儿的诊断和诊断依据是什么？需做哪些检查？给出治疗措施。

惊厥（convulsion）是由各种原因导致的大脑神经元突然异常放电，引起全身或局部骨骼肌群出现强直或阵挛性抽搐，常伴有意识障碍。惊厥是儿科最常见的急症，发生率为成人的 10~15 倍，且年龄越小，发生率越高。

【病因】

引起惊厥的原因很多，常分为感染性与非感染性两大类。

1. 感染性病因

（1）颅内感染 各种病原微生物引起的脑炎、脑膜炎、脑脓肿等。

（2）颅外感染

①热性惊厥：是小儿惊厥最常见的原因。

②中毒性脑病：常并发于严重感染性疾病，如败血症、重症肺炎、细菌性痢疾、百日咳等。

③其他：如破伤风、Reye 综合征等。

2. 非感染性病因

（1）颅内疾病 颅脑损伤、癫痫、颅内占位性病变（如肿瘤、囊肿）、先天发育畸形（如脑发育异常、脑退行性变）等。

（2）颅外疾病

①中毒性疾病：各种原因引起的中毒，如药物、食物、植物、农药、杀鼠药、CO、重金属中毒等。

②代谢性疾病：如低血钙、低血镁、低血糖、低血钠、高血钠等。

③心源性疾病：如阿－斯综合征（心源性脑缺血综合征）、溺水等。

④肾源性疾病：泌尿系统疾病引起的高血压脑病、尿毒症等。

⑤遗传性疾病：如苯丙酮尿症、半乳糖血症、肝豆状核变性等。

【临床表现】

1. 典型惊厥 发病急骤，患儿突然意识丧失，头向后仰，眼球固定上翻或凝视，口吐白沫，牙关紧闭，全身骨骼肌不自主、持续地强直性收缩，甚至出现角弓反张，肢体及躯干有节律地抽动，重时呼吸受抑制，可伴大小便失禁，发作时间可由数秒至数分钟不等。之后深呼吸，肌肉松弛，抽搐缓解，呼吸恢复，但不规则、浅促，发作后多入睡或哭泣，醒后可出现头痛、疲乏，对发作无记忆。若抽搐部位局限恒定，常有定位意义。

2. 不典型惊厥 婴幼儿惊厥多不典型，常呈肢体和躯干的局限性运动性发作、阵挛抽动，有时仅表现为双眼上翻、凝视或斜视、屏气。发作持续时间不等，可数秒钟至数分钟。新生儿惊厥更不典型，发作时呈呼吸暂停、双眼直视、眼睑抽搐，伴流涎、吸吮和咀嚼等动作，还可有似游泳或踏自行车样的复杂动作，不易被发现。

3. 热性惊厥（febrile seizures，FS） 是小儿时期最常见的惊厥性疾病。发病年龄在3个月~5岁，体温在38℃以上时突然出现惊厥，排除颅内感染和其他导致惊厥的代谢性和器质性疾病，既往无无热惊厥史，即可诊断为热性惊厥。临床可分为单纯性热性惊厥和复杂性热性惊厥两型。

热性惊厥的概念与发病机制

我国过去将热性惊厥称为高热惊厥，1999年的第九届全国小儿神经病学术会议将高热惊厥正式更名为热性惊厥。目前，全国自然科学名词审定委员会公布的医学名词也已经将该病称为热性惊厥。1980年，美国国家卫生研究院提出的热性惊厥定义是：3个月至5岁儿童发生的惊厥，伴有发热但无颅内感染等特定原因，凡是过去曾经发生过无热惊厥者，其伴有发热的惊厥也应排除在热性惊厥之外。

热性惊厥的发病机制目前尚未完全明确。近年研究发现，其可能与年龄、发热、感染及遗传等因素有关。其中感染（70%以上与上呼吸道感染有关）是发热的原因，发热（>38℃）是惊厥的条件，遗传因素（31%~42.9%的患儿有热性惊厥家族史）是惊厥的倾向，与年龄（起病年龄多为6个月~5岁，高峰年龄为1~2岁，约90%在6个月~3岁起病）相关的发育阶段是惊厥的内在基础，血钙、铁含量及神经生物化学异常是可能的促发因素，这些因素共同作用，引起热性惊厥发作。

（1）**单纯性热性惊厥** 又称典型热性惊厥。特点为：①多见于6个月~5岁小儿，6岁后罕见，患儿往往体质较好；②病初体温骤升期发生，常发生在>39℃时；③发作呈全身性，时间短（<15分钟），次数少（一次热程发作<2次），恢复快；④发作前后无神经系统异常症状和体征，预后良好；⑤可有热性惊厥家族史或既往发作史；⑥原发病以急性上呼吸道感染最常见。

（2）**复杂性热性惊厥** 少数热性惊厥呈不典型表现，称复杂性热性惊厥。特点为：①初发年龄<6个月或>5岁；②起初为高热惊厥，发作数次后，低热甚至无热时也可发生惊厥；③发作呈全身性或局灶性，持续时间长（>15分钟），或反复多次发作（一次发热过程多次发作）；④发作前有神经系统异常体征，发作后有一过性脑功能障碍，热退2周后脑电图异常；⑤可有癫痫家族史。

知识链接

惊厥复发及热性惊厥发生癫痫的危险因素

约30%的患儿出现惊厥复发，其复发的危险因素包括：①首次发作年龄<18个月；②首次发作即为复杂性热性惊厥；③惊厥发作前发热时间短；④有明确的热性惊厥或癫痫家庭史。日本学者福山辛夫强调两项：①生后6个月内发病；②双亲中一方有热性惊厥史。只要具有其中一项，复发几率即达50%。

有少数热性惊厥患儿预后不好，反复发作后可发生癫痫，能使热性惊厥患儿发生癫痫的危险性增加的各种因素称为癫痫危险因素，主要包括：①父母或同胞癫痫病史；②复杂性热性惊厥；③首次热性惊厥前已有神经系统发育迟缓或异常。具有以上2~3个危险因素者，7岁时癫痫发生率平均达9%以上，而无危险因素者的癫痫发生率<1%。

4. 惊厥持续状态　惊厥持续30分钟以上或反复发作惊厥，发作间期意识未恢复者，称为惊厥持续状态。

【诊断】

惊厥仅是一个症状，因此在急救的同时，应尽快寻找病因，做出病因诊断。

1. 询问病史　应详细询问惊厥发作的细节情况，如发生年龄、发生季节、有无发热、意识状态、有无先兆、发作形式、持续时间、发生的具体时间、发作后表现及伴随症状、有无惊厥家族史及药物或食物中毒史、治疗经历等。

2. 体格检查　应仔细做全面的体格检查，注意意识状态、生命体征、有无皮肤色素异常、皮疹、瞳孔变化、眼底改变、神经系统阳性体征、小儿智力发育、社会适应能力等。

3. 辅助检查　除血、尿、便常规外，还应根据需要选择性地做血生化（血糖、血钙、血镁、血钠等）、脑脊液检查、眼底检查、颅脑超声、脑电图、CT、MRI等检查。

单纯性热性惊厥与复杂性热性惊厥的区别见表15-2。

表15-2　单纯性热性惊厥与复杂性热型惊厥的区别

	单纯型 FS	复杂型 FS
占 FS 的比例	70%	30%
初发年龄	6个月~5岁	<6个月，6个月~5岁或>5岁
惊厥发作形式	全身性发作	全身性发作或局灶性发作
惊厥持续时间	多短暂，常<15分钟	时间长，>15分钟
一次热程发作次数	仅1次，偶有2次	24小时内可反复发作
神经系统症状体征	阴性	可阳性
惊厥持续状态	少有	较常见
热退后2周脑电图	正常	异常
预后	良好	不好，可发展为癫痫

【治疗】

治疗原则为迅速控制惊厥、查找病因、预防惊厥复发。

1. 一般治疗 保持安静,避免一切不必要的刺激。保持呼吸道畅通,及时清除咽喉部分泌物,头偏向一侧,以免误吸而发生窒息。吸氧,以减少缺氧造成的脑损伤。用纱布包裹压舌板垫放在上下磨牙之间,以防舌咬伤。监测生命体征,及时发现病情变化,及早处置。

2. 迅速控制惊厥

(1) 穴位止惊 取穴人中、合谷、百会、涌泉等进行针刺或按压。

(2) 药物止惊

①地西泮(安定) 为惊厥首选药物。每次 0.3 ~ 0.5mg/kg,最大剂量为年长儿 ≤10mg,幼儿 ≤5mg,新生儿 ≤3mg,快速静脉注射,5 分钟起效,作用时间短,15 分钟后可重复使用。

②劳拉西泮 为惊厥持续状态时的首选药。每次 0.05 ~ 0.1mg/kg,最大剂量 ≤4mg,缓慢静脉注射,疗效更好,作用时间长,可间隔 15 分钟后重复 1 ~ 2 次。劳拉西泮降低血压及抑制呼吸的副作用较地西泮小。

③氯硝西泮 适用于惊厥持续状态。每次 0.01 ~ 0.05mg/kg,缓慢静脉注射。

④苯巴比妥钠 为新生儿惊厥时的首选药物。首次量 10mg/kg,缓慢静脉或肌内注射,15 分钟内见效,止惊效果好,维持时间长,必要时可于 20 ~ 30 分钟后再给 10mg/kg,多于 12 小时后使用维持量 4 ~5mg/(kg·d)。

⑤水合氯醛 10% 制剂每次 0.4 ~ 0.6mL/kg,用生理盐水稀释 1 ~ 2 倍后由胃管给药或灌肠。本药作用较快,但持续时间较短,必要时 30 分钟重复一次。

⑥苯妥英钠 适用于惊厥持续状态经以上治疗无效时。首剂 15 ~ 20mg/kg 静脉注射,维持量为每天 5mg/kg,静脉注射,共 3 天。

3. 对症治疗 有脑水肿及颅内压升高者,给予降颅压处理;发热者给予降温处理;保证水分及营养,维持机体水、电解质平衡,给予支持治疗。

4. 病因治疗 针对病因治疗是控制惊厥的关键,应尽快找出引起惊厥的病因,以预防惊厥复发。

知识链接

热性惊厥的预防

间断性短程用药:原则是对无复发或无癫痫危险因素者,不使用预防性药物。用药指征包括:①每次发作时间较长者(15 分钟以上);②有 2 项或 2 项以上 FS 复发或发生癫痫的危险因素者;③复发性 FS,即有 2 次或更多次 FS 发作史者。平时不用药,一旦有发热立即用安定 1mg/(kg·d),分 3 次口服,连服 2 ~3 天,或直到本次原发病体温恢复正常为止。

　　长期连续用药：适用于间歇预防无效者。常用丙戊酸 10 ~ 20 mg/(kg·d)，分 2 次口服；或苯巴比妥 3 ~ 5mg/(kg·d)，分 1 ~ 2 次口服。疗程一般 1 ~ 2 年，连续 2 年无发作，再缓慢减量。

目 标 检 测

一、选择题

1. 治疗小儿充血性心力衰竭最常选用的药物是
   A. 毛花苷丙　　　　　　　 B. 地高辛　　　　　　　 C. 多巴胺
   D. 多巴酚丁胺　　　　　　 E. 钙剂

2. 新生儿破伤风控制惊厥应首选
   A. 苯巴比妥　　　　　　　 B. 地西泮　　　　　　　 C. 氯丙嗪
   D. 苯妥英钠　　　　　　　 E. 水合氯醛

3. 足月新生儿出生后 1 分钟 Apgar 评分 3 分，复苏后出现嗜睡，频繁惊厥。为控制惊厥，首选药物是
   A. 地西泮　　　　　　　　 B. 苯巴比妥钠　　　　　 C. 副醛
   D. 水合氯醛　　　　　　　 E. 异丙嗪

4. 小儿肺炎合并心力衰竭的诊断，以下哪项不正确
   A. 突然烦躁不安　　　　　 B. 心率 >180 次/分　　　 C. 腹胀
   D. 呼吸 >60 次/分　　　　 E. 肝肋下 ≥3cm

5. 急性呼吸衰竭的诊断依据为
   A. PaO_2 >20mmHg，$PaCO_2$ <80mmHg，SaO_2 >85%
   B. PaO_2 <60mmHg，$PaCO_2$ >40mmHg，SaO_2 <85%
   C. PaO_2 <60mmHg，$PaCO_2$ >40mmHg，SaO_2 >85%
   D. PaO_2 <50mmHg，$PaCO_2$ >50mmHg，SaO_2 <85%
   E. PaO_2 <50mmHg，$PaCO_2$ >50mmHg，SaO_2 >85%

6. 诊断儿童心跳呼吸骤停的依据不包括以下哪项
   A. 意识突然丧失
   B. 大动脉搏动消失
   C. 心音消失或严重心动过缓
   D. 呼吸停止或严重呼吸困难
   E. 瞳孔缩小

7. 小儿惊厥最常见的病因是
   A. 低钙血症　　　　　　　 B. 化脓性脑膜炎　　　　 C. 中毒性脑病

D. 热性惊厥　　　　　　　　E. 婴儿痉挛症

8～10题　患儿，男，8个月，因突发高热39.6℃，抽搐1次而来急诊。查体：神清，精神可，身上有少许皮疹，前囟平，咽部充血，扁桃体Ⅱ度肿大，心、肺、腹未见明显异常，无病理反射。

8. 抽搐的可能原因是

A. 中枢神经系统感染　　　B. 热性惊厥　　　　　　　C. 中毒性脑病

D. 婴儿手足搐搦症　　　　E. 低血糖

9. 下列与诊断无关的是

A. 年龄8个月　　　　　　B. 突发高热　　　　　　　C. 神志清楚

D. 无脑膜刺激征　　　　　E. 身上有皮疹

10. 入院后10小时，体温上升到40.5℃，又发生惊厥。在下列抢救措施中，哪一项暂时不需要

A. 保持呼吸道通畅　　　　B. 气管插管　　　　　　　C. 吸氧

D. 肌注或静注安定　　　　E. 采取降温措施

二、思考题

1. 简述心肺复苏的步骤。

2. 如何鉴别单纯性热性惊厥和复杂性热性惊厥？

附　录

附录一　2005年九市城区7岁以下儿童体格发育测量值（$\bar{x} \pm s$）

年龄组	男										女									
	体重		身高		坐高		头围		胸围		体重		身高		坐高		头围		胸围	
	$\bar{x}$	s	$\bar{x}$	s	$\bar{x}$	s	$\bar{x}$	s	$\bar{x}$	s	$\bar{x}$	s	$\bar{x}$	s	$\bar{x}$	s	$\bar{x}$	s	$\bar{x}$	s
出生	3.33	0.39	50.4	1.7	33.5	1.6	34.5	1.2	32.9	1.5	3.24	0.39	49.7	1.7	33.2	1.6	34.0	1.2	32.6	1.5
1个月～	5.11	0.65	56.8	2.4	37.8	1.9	38.0	1.3	37.5	1.9	4.73	0.58	55.6	2.2	37.0	1.9	37.2	1.3	36.6	1.8
2个月～	6.27	0.73	60.5	2.3	40.2	1.8	39.7	1.3	39.9	1.9	5.75	0.68	59.1	2.3	39.2	1.8	38.8	1.2	38.8	1.8
3个月～	7.17	0.78	63.3	2.2	41.7	1.8	41.2	1.4	41.5	1.9	6.56	0.73	62.0	2.1	40.7	1.8	40.2	1.3	40.3	1.9
4个月～	7.76	0.86	65.7	2.3	42.8	1.8	42.2	1.3	42.4	2.0	7.16	0.78	64.2	2.2	41.9	1.7	41.2	1.2	41.4	2.0
5个月～	8.32	0.95	67.8	2.4	44.0	1.9	43.3	1.3	43.3	2.1	7.65	0.84	66.2	2.3	42.8	1.8	42.1	1.3	42.1	2.0
6个月～	8.75	1.03	69.8	2.6	44.8	2.0	44.2	1.4	43.9	2.1	8.13	0.93	68.1	2.4	43.9	1.9	43.1	1.3	42.9	2.1
8个月～	9.35	1.04	72.6	2.6	46.2	2.0	45.3	1.3	44.9	2.0	8.74	0.99	71.1	2.6	45.3	1.9	44.1	1.3	43.9	1.9

续表

年龄组	男 体重 $\bar{x}$	s	身高 $\bar{x}$	s	坐高 $\bar{x}$	s	头围 $\bar{x}$	s	胸围 $\bar{x}$	s	女 体重 $\bar{x}$	s	身高 $\bar{x}$	s	坐高 $\bar{x}$	s	头围 $\bar{x}$	s	胸围 $\bar{x}$	s
10个月~	9.92	1.09	75.5	2.6	47.5	2.0	46.1	1.3	45.7	2.0	9.28	1.01	73.8	2.8	46.4	1.9	44.9	1.3	44.6	2.0
12个月~	10.49	1.15	78.3	2.9	48.8	2.1	46.8	1.3	46.6	2.0	9.80	1.05	76.8	2.8	47.8	2.0	45.5	1.3	45.4	1.9
15个月~	11.04	1.23	81.4	3.2	50.2	2.3	47.3	1.3	47.3	2.0	10.43	1.14	80.2	3.0	49.4	2.1	46.2	1.4	46.2	2.0
18个月~	11.65	1.31	84.0	3.2	51.5	2.3	47.8	1.3	48.1	2.0	11.01	1.18	82.9	3.1	50.6	2.2	46.7	1.3	47.0	2.0
21个月~	12.39	1.39	87.3	3.5	52.9	2.4	48.3	1.3	48.9	2.0	11.77	1.30	86.0	3.3	52.1	2.4	47.2	1.4	47.8	2.0
2.0岁~	13.19	1.48	91.2	3.8	54.7	2.5	48.7	1.4	49.6	2.1	12.60	1.48	89.9	3.8	54.0	2.5	47.6	1.4	48.5	2.1
2.5岁~	14.28	1.64	95.4	3.9	56.7	2.5	49.3	1.3	50.7	2.2	13.73	1.63	94.3	3.8	56.0	2.4	48.3	1.3	49.6	2.2
3.0岁~	15.31	1.75	98.9	3.8	57.8	2.3	49.8	1.3	51.5	2.3	14.80	1.69	97.6	3.8	56.8	2.3	48.8	1.3	50.5	2.2
3.5岁~	16.33	1.97	102.4	4.0	59.2	2.4	50.2	1.3	52.5	2.4	15.84	1.86	101.3	3.8	58.4	2.2	49.2	1.3	51.3	2.4
4.0岁~	17.37	2.03	106.0	4.1	60.7	2.3	50.5	1.3	53.4	2.5	16.84	2.02	104.9	4.1	59.9	2.3	49.5	1.3	52.1	2.4
4.5岁~	18.55	2.27	109.5	4.4	62.2	2.4	50.8	1.3	54.4	2.6	18.01	2.22	108.7	4.3	61.5	2.4	49.9	1.2	53.0	2.6
5.0岁~	19.90	2.61	113.1	4.4	63.7	2.4	51.1	1.3	55.5	2.8	18.93	2.45	111.7	4.4	62.7	2.4	50.1	1.3	53.7	2.8
5.5岁~	21.16	2.82	116.4	4.5	65.1	2.5	51.4	1.3	56.6	3.0	20.27	2.73	115.4	4.5	64.4	2.4	50.4	1.3	54.8	3.0
6.0~7.0岁	22.51	3.21	120.0	4.8	66.6	2.5	51.7	1.3	57.6	3.3	21.55	2.94	118.9	4.7	65.8	2.4	50.7	1.3	55.7	3.1

注：摘自中华儿科杂志，2007，45（8）：609.

附录二　2005 年九市郊区 7 岁以下儿童体格发育测量值 ($\bar{x}\pm s$)

年龄组	男 体重		身高		坐高		头围		胸围		女 体重		身高		坐高		头围		胸围	
	$\bar{x}$	s	$\bar{x}$	s	$\bar{x}$	s	$\bar{x}$	s	$\bar{x}$	s	$\bar{x}$	s	$\bar{x}$	s	$\bar{x}$	s	$\bar{x}$	s	$\bar{x}$	s
出生	3.32	0.4	50.4	1.8	33.5	1.7	34.3	1.3	32.8	1.5	3.19	0.39	49.8	1.7	33.0	1.7	33.7	1.3	32.4	1.6
1 个月 ~	5.12	0.73	56.6	2.5	37.7	1.9	38.0	1.4	37.4	2.0	4.79	0.61	55.6	2.2	36.9	1.8	37.2	1.2	36.6	1.8
2 个月 ~	6.29	0.75	60.5	2.4	40.1	1.8	39.8	1.3	39.8	2.0	5.75	0.72	59.0	2.4	38.9	1.9	38.8	1.3	38.7	1.9
3 个月 ~	7.08	0.82	63.0	2.3	41.5	1.9	41.1	1.4	41.3	2.1	6.51	0.76	61.7	2.2	40.5	1.8	40.1	1.2	40.2	2.0
4 个月 ~	7.63	0.89	65.0	2.3	42.5	1.9	42.2	1.3	42.2	2.1	7.08	0.83	63.6	2.3	41.5	1.8	41.2	1.3	41.1	2.0
5 个月 ~	8.15	0.93	67.0	2.2	43.5	1.8	43.2	1.2	42.9	2.1	7.54	0.91	65.5	2.4	42.5	1.9	42.1	1.3	41.8	2.1
6 个月 ~	8.57	1.01	69.2	2.5	44.6	1.9	44.2	1.3	43.7	2.1	7.98	0.94	67.6	2.5	43.5	1.8	43.1	1.3	42.6	2.1
8 个月 ~	9.18	1.07	72.1	2.6	45.9	1.8	45.2	1.3	44.5	2.1	8.54	1.05	70.5	2.7	44.9	1.9	44.0	1.3	43.5	2.2
10 个月 ~	9.65	1.10	74.7	2.8	47.2	2.1	46.0	1.3	45.3	2.1	9.00	1.04	73.2	2.7	46.1	1.9	44.7	1.3	44.2	2.0
12 个月 ~	10.11	1.15	77.5	2.8	48.4	2.1	46.4	1.3	46.2	2.0	9.44	1.12	75.8	2.9	47.3	2.1	45.2	1.3	44.9	2.0
15 个月 ~	10.59	1.20	80.2	3.1	49.7	2.1	46.9	1.3	46.9	2.1	9.97	1.13	78.9	3.1	48.8	2.1	45.8	1.3	45.8	2.0
18 个月 ~	11.21	1.25	82.8	3.2	51.0	2.2	47.5	1.2	47.8	2.0	10.63	1.20	81.7	3.3	50.2	2.2	46.4	1.3	46.7	2.2
21 个月 ~	11.82	1.36	85.8	3.4	52.5	2.2	47.9	1.3	48.3	2.1	11.21	1.27	84.4	3.3	51.5	2.2	46.8	1.3	47.3	2.1
2.0 岁 ~	12.65	1.43	89.5	3.8	54.1	2.3	48.4	1.3	49.2	2.2	12.04	1.38	88.2	3.7	53.2	2.3	47.3	1.3	48.1	2.2
2.5 岁 ~	13.81	1.60	93.7	3.8	55.9	2.3	49.0	1.3	50.3	2.3	13.18	1.52	92.5	3.7	55.0	2.3	47.9	1.3	49.1	2.2

续表

年龄组	男										女									
	体重		身高		坐高		头围		胸围		体重		身高		坐高		头围		胸围	
	$\bar{x}$	s	$\bar{x}$	s	$\bar{x}$	s	$\bar{x}$	s	$\bar{x}$	s	$\bar{x}$	s	$\bar{x}$	s	$\bar{x}$	s	$\bar{x}$	s	$\bar{x}$	s
3.0岁~	14.65	1.65	97.2	3.9	57.0	2.3	49.3	1.3	50.9	2.2	14.22	1.66	96.2	3.9	56.2	2.2	48.3	1.3	50.0	2.2
3.5岁~	15.51	1.77	100.5	4.0	58.4	2.2	49.7	1.3	51.7	2.3	15.09	1.82	99.5	4.2	57.6	2.3	48.8	1.3	50.7	2.3
4.0岁~	16.49	1.95	104.0	4.4	59.8	2.4	50.1	1.3	52.5	2.3	15.99	1.89	103.1	4.1	59.1	2.3	49.0	1.2	51.4	2.4
4.5岁~	17.46	2.17	107.4	4.3	61.3	2.4	50.3	1.3	53.4	2.5	16.84	2.07	106.2	4.5	60.4	2.4	49.4	1.3	52.1	2.4
5.0岁~	18.46	2.32	110.7	4.6	62.7	2.4	50.6	1.3	54.2	2.6	17.85	2.35	109.7	4.6	61.9	2.5	49.6	1.4	52.8	2.6
5.5岁~	19.58	2.72	113.6	4.7	63.9	2.6	50.9	1.4	55.0	2.8	18.83	2.49	112.7	4.7	63.2	2.5	49.9	1.3	53.6	2.7
6.0~7.0岁	20.79	2.89	117.4	5.0	65.5	2.6	51.1	1.4	56.0	2.9	20.11	2.87	116.5	5.0	64.7	2.6	50.1	1.4	54.5	3.0

注: 摘自中华儿科杂志, 2007, 45 (8): 609.

附录三　血液一般检测正常值

项目	年龄	正常值	
		法定单位	旧制单位
红细胞	新生儿	$(5.2\sim6.4)\times10^{12}/L$	$(5.2\sim6.4)\times10^9/mm^3$
	婴儿	$(4.0\sim4.3)\times10^{12}/L$	$(4.0\sim4.3)\times10^9/mm^3$
	儿童	$(4.0\sim4.5)\times10^{12}/L$	$(4.0\sim4.5)\times10^9/mm^3$
血红蛋白	新生儿	$180\sim190g/L$	$18\sim19g/dL$
	婴儿	$110\sim120g/L$	$11\sim12g/dL$
	儿童	$120\sim140g/L$	$12\sim14g/dL$
细胞压积	1 天	$0.48\sim0.69$	$48\%\sim69\%$
	2 天	$0.48\sim0.75$	$48\%\sim75\%$
	3 天	$0.44\sim0.72$	$44\%\sim72\%$
	~2 个月	$0.28\sim0.42$	$28\%\sim42\%$
	$6\sim12$ 岁	$0.35\sim0.45$	$35\%\sim45\%$
白细胞	新生儿	$20\times10^9/L$	$20000/mm^3$
	婴儿	$(11\sim12)\times10^9/L$	$11000\sim12000/mm^3$
	儿童	$(8\sim10)\times10^9/L$	$8000\sim10000/mm^3$
白细胞分类			
中性粒细胞比例	新生儿~婴儿	$0.31\sim0.40$	$31\%\sim40\%$
	儿童	$0.50\sim0.70$	$50\%\sim70\%$
淋巴细胞比例	新生儿~婴儿	$0.40\sim0.60$	$40\%\sim60\%$
	儿童	$0.20\sim0.40$	$20\%\sim40\%$
单核细胞比例	$2\sim7$ 天	0.12	12%
	其后	$0.01\sim0.08$	$1\%\sim8\%$
嗜酸性粒细胞比例		$0.005\sim0.05$	$0.5\%\sim5\%$
嗜碱性粒细胞比例		$0\sim0.0075$	$0\%\sim0.75\%$
嗜酸性粒细胞数目		$(50\sim300)\times10^6/L$	$50\sim300/mm^3$
网织红细胞比例	新生儿	$0.03\sim0.06$	$3\%\sim6\%$
	儿童	$0.005\sim0.015$	$0.5\%\sim1.5\%$
血小板		$(100\sim300)\times10^9/L$	$(100\sim300)\times10^3/mm^3$
HbA		>0.95	$>95\%$
HbA_2		<0.02	$<2\%$
HbF	1 天	$0.63\sim0.92$	$63\%\sim92\%$
	5 天	$0.65\sim0.88$	$65\%\sim88\%$
	3 周	$0.55\sim0.85$	$55\%\sim85\%$
	$6\sim9$ 周	$0.31\sim0.75$	$31\%\sim75\%$
	$3\sim4$ 个月	$0.02\sim0.59$	$2\%\sim59\%$
	6 个月	$0.02\sim0.09$	$2\%\sim9\%$

附录四 儿童营养素推荐摄入量

1. 能量和蛋白质的 RNIs 及脂肪供能比

年龄（岁）	能量 RNI（kcal/d）		蛋白质 RNI（g/d）		脂肪占能量百分比（%）
	男	女	男	女	
0 ~	95kcal/kg·d		1.5~3g/（kg·d）		45~50
0.5 ~	95kca（/kg·d）		1.5~3g/（kg·d）		35~40
1 ~	1100	1050	35	35	35~40
2 ~	1200	1150	40	40	30~35
3 ~	1350	1300	45	45	30~35
4 ~	1450	1400	50	50	30~35
5 ~	1600	1500	55	55	30~35
6 ~	1700	1600	55	55	30~35
7 ~	1800	1700	60	60	25~30
8 ~	1900	1800	65	65	25~30
9 ~	2000	1900	65	65	25~30
10 ~	2100	2000	70	65	25~30
11 ~	2400	2200	75	75	25~30
14 ~17	2900	2400	80	80	25~30

2. 几种常量和微量元素的 RNIs 或 AIs

年龄（岁）	钙 AI（mg/d）	铁 AI（mg/d）		碘 RNI（μg/d）	锌 RNI（mg/d）	
0 ~	300	0.3		50	1.5	
0.5 ~	400	10		50	8	
1 ~	600	12		50	9	
4 ~	800	12		90	12	
7 ~	800	12		90	13.5	
		男	女		男	女
11 ~	1000	16	18	120	18	15
14 ~	1000	20	25	150	19	15.5
18 ~	800	15	20	150	15	11.5

3. 脂溶性和水溶性维生素的 RNIs 或 AIs

年龄（岁）	维生素 A RNI (mg RAE/d)		维生素 D RNI (ug/d)	维生素 E AI (mg α-TE/d)	维生素 B₁ RNI (mg/d)		维生素 B₂ RNI (mg/d)		维生素 B₁₂ AI (μg/d)	维生素 C RNI (mg/d)	叶酸 RNI (μg DFE/d)	烟酸 RNI (mg NE/d)	
	男	女			男	女	男	女				男	女
0 ~	400 (AI)		10	3	0.2 (AI)		0.4 (AI)		0.4	40	65 (AI)	2 (AI)	
0.5 ~	400 (AI)		10	3	0.3 (AI)		0.5 (AI)		0.5	50	80 (AI)	3 (AI)	
1 ~	500		10	4	0.6		0.6		0.9	60	150	6	
4 ~	600		10	5	0.7		0.7		1.2	70	200	7	
7 ~	700		10	7	0.9		1		1.2	80	200	9	
11 ~	700		5	10	1.2		1.2		1.8	90	300	12	
14 ~	800	700	5	14	1.5	1.2	1.5	1.2	2.4	100	400	15	12
18 ~	800	700	5	14	1.4	1.3	1.4	1.2	2.4	100	400	14	13

注：RNI, 推荐摄入量；AI, 适宜摄入量；RAE, 视黄醇活性当量；α-TE, α-生育酚活性当量；DFE, 叶酸当量；NE, 烟酸当量。本表摘自中国营养学会公布的中国居民膳食营养素参考摄入值。凡表中数字缺如之处表示未制定该参考值。

主要参考文献

[1] 于洁. 儿科学. 6 版. 北京：人民卫生出版社，2010.

[2] 王卫平. 儿科学. 8 版. 北京：人民卫生出版社，2013.

[3] 胡亚美，江载芳. 诸福棠实用儿科学. 8 版. 北京：人民卫生出版社，2014.

[4] 任立红，崔岚魏，王玮，等. 儿科学学习纲要. 北京：人民军医出版社，2008.

[5] 郑惠，黄华. 儿科学. 7 版. 北京：人民卫生出版社，2014.

[6] 石淑华. 儿童保健学. 3 版. 北京：人民卫生出版社，2014.

[7] 刘湘云，陈荣华，赵正言. 儿童保健学. 4 版. 南京：江苏科学技术出版社，2011.

[8] 申昆玲，姜玉武. 儿科学. 3 版. 北京：北京大学医学出版社，2013.

[9] 陈吉庆，周国平. 儿科疾病诊断流程与治疗策略. 北京：科学出版社，2008.

[10] 林丽萍，季芙红. 儿科学. 西安：第四军医大学出版社，2013.

[11] 李兰娟，任红. 传染病学. 8 版. 北京：人民卫生出版社，2013.

[12] 赵祥文. 儿科急诊医学. 3 版. 北京：人民卫生出版社，2010.

[13] 徐书珍，初建芳，于永锋. 儿科疾病症状鉴别诊断学. 北京：军事医学科学出版社，2012.

[14] 刘奉，张彤. 儿科学. 武汉：华中科技大学出版，2015.

[15] 沈晓明，王卫平. 儿科学. 7 版. 北京：人民卫生出版社，2008.

[16] 中华医学会儿科分会呼吸学组，《中华儿科杂志》编辑委员会. 儿童支气管哮喘诊断与防治指南
     （2008 年修订）. 中华儿科杂志，2008，46（10）：745 – 753.

[17] 中华医学会儿科分会心血管学组，《中华儿科杂志》编辑委员会. 儿童心力衰竭诊断与治疗建
     议. 中华儿科杂志，2006，44（10）：753 – 755.

[18] 王洪涛. 儿童保健与疾病诊疗. 武汉：湖北科学技术出版社，2008.

[19] 邢本香. 临床康复学. 上海：复旦大学出版社，2009.

[20] 彭文伟. 传染病学. 6 版. 北京：人民卫生出版社，2005.

[21] 中华医学会儿科学分会急诊学组. 儿童心肺复苏指南. 中国儿童急救医学杂志，2012，2（19）：
     112 – 113.